Dr. Christian Zippel

BRING DEN MÜLL RAUS

Radikal Ausmisten in neun Schritten

3. Auflage

Cape Tribulation, Queensland, Australia
Neujahr 2017

----

*Erweitert & überarbeitet für die 3. Auflage
am Fuße des Fujiyama, Japan
Sakura 2024*

*... veröffentlicht am 12.07.2024
zum World Simplicity Day, anlässlich des
Geburtstages von Henry David Thoreau*

„Je weniger der Mensch braucht,
desto mehr nähert er sich den Göttern,
die gar nichts brauchen."
Sokrates

Weißt Du, was gut für Dich wäre?
So 'ne richtig schöne Depression.

Hast Du Lust? Weißt Du denn, was das Gute daran ist? Leider bleiben die Meisten darin stecken. Haben Angst davor, sie durchzuziehen. Verstehen nicht, was die Depression ihnen sagen will, was sie womöglich auch Dir sagen will: dass es Zeit ist, den Druck (englisch „pressure") zu reduzieren. Den Druck durch zu viel Stress und Müll. Durch alles in Deinem Leben, was nicht zu Dir passt, was nicht wirklich Du bist. Doch damit ist jetzt Schluss. Anstatt davon erdrückt zu werden, schmeißen wir das nun alles raus, springen mitten hinein ins De-Pressuring – und dieses Buch ist Dein Guide. Es geleitet Dich, bis Dein Leben simpel und schön ist, kraftvoll und klar so wie der Sonnenaufgang direkt vor mir am Fujiyama.

Sieben Jahre sind vergangen

... seit die Erstauflage von „Bring den Müll raus" veröffentlicht wurde. Viel ist seitdem passiert: viel Feedback, viel gesehen, viel gelernt. Danke dafür. In dieser Zeit habe ich mich umfassend mit Psychosomatik, komplexer Dynamik, nicht-linearen Systemen und der Chaostheorie beschäftigt; parallel dazu gecoacht und therapiert.
Über die Jahre hat sich unmissverständlich herauskristallisiert, was der mieseste und hartnäckigste Müll ist, den viele Menschen mit sich herumschleppen – und davon will ich Dir jetzt berichten. Direkt auf den ersten Seiten, denn gestern ist etwas passiert. Solltest Du nur diese eine Lektion aus dem Buch mitnehmen, dann hat es sich bereits gelohnt. Es ist etwas, womit sich fast alle auf diesem Planeten herumschlagen, sich quälen, bremsen und blockieren. Es ist der Grund dafür, dass sie kompensieren, krank werden und keine Liebe finden, dass Diäten scheitern und es mit dem Geld nicht so richtig klappt. Und selbst bei denen, die „alles" haben, kommt das meist nicht richtig an. Sie können es nicht fühlen. Denn meist ist „es" gar nicht echt.

„Es" ist Müll.
Und „alles" ist gar nicht so wichtig.

„Was das für ein Müll ist?", magst Du nun fragen. Nein, Du kannst ihn nicht anfassen, ja nicht einmal sehen ... und deswegen auch nicht einfach rausschmeißen wie einen Pizzakarton. Und doch ist er real ... mehr als real. Und er ist überall. Er hypnotisiert die Gesellschaft, Deine Familie, Freunde und Dich. Bist Du bereit dafür, zu erfahren, um welchen Müll es sich handelt?

Wirklich?
Die meisten Menschen sind es nämlich nicht.

Warum nicht?
Sie haben Angst davor.

Wovor?
Sie haben Angst davor: sie selbst zu sein.

Der größte Müll auf dem Planeten – in Deinem System, in Deinem Kopf, in Deinem Leben – ist nämlich der: dass Du denkst, jemand anders sein zu müssen ... so wie alle sein zu müssen ... sein zu müssen, wie andere es von Dir erwarten:

- *brav*
- *beliebt*
- *perfekt*
- *angepasst*
- *angestellt*
- *bodenständig*
- *besitzorientiert*
- *vorsorgend*
- *verheiratet*
- *versichert*
- *impotent*

Du solltest jedoch nicht alles glauben, was Du denkst. Gestern erst hat sich ein Bekannter von mir aufgehängt. #steven

Ein feiner Kerl. Hilfsbereit. Lächelnd. Firma. Familie. Er hatte all das. Hat gemacht, was andere von ihm erwarten. Hat sich nie beklagt. Doch all das: war eine Maske. Und dann hat er einen Strick am Dachbalken seines Schlafzimmers befestigt, das andere Ende zu einer Schlinge gebunden, sich diese um den Hals gelegt und ist vom Stuhl gesprungen – der vielleicht ehrlichste Schritt seines Lebens.

Jährlich machen das knapp eine Millionen Menschen. Hand an den Hals, falls Du auch schon einmal daran gedacht hast. Hier am Fuji gibt es sogar einen berühmt-berüchtigten Selbstmordwald, in dem schon Tausende ihr Leben beendet haben. Der melancholische Japaner, mit dem vollgekritzelten Notizbuch und der Campingausrüstung, der neben mir aus dem Zug gestiegen ist, ... ist geradewegs daraufzugestapft.
*Circa alle 30 Sekunden begeht jemand Selbstmord. Wenn Du dieses Buch liest, wirst Du knapp 30 Sekunden pro Seite brauchen. Sei Dir dessen bewusst: Bei jeder Seite, die Du hier liest, tötet sich ein Mensch. Seit Du begonnen hast, waren es schon drei: vergiftet, verblutet, erschossen *peng*. Die wahren Ziffern sind unklar, viele davon hängen im Dunkeln, verschwinden von Kreuzfahrtschiffen oder lenken schlicht in den Gegenverkehr *rumms*.*

Warum?
Weil sie Müll im Kopf haben
... und nicht nur dort.

Steven hatte Angst davor, er selbst zu sein.
Steven ist tot.

Und jetzt kommst Du ...

Dieses Buch unterscheidet sich

... von anderen Minimalismus-Ratgebern, weil es nicht nur im Besitz ausmistet, sondern im gesamten Leben. Es wurde von einem Doktor der Philosophie verfasst, dessen Forschungsschwerpunkt Fitness, Freiheit und Minimalismus vereint. Nicht nur theoretisch, sondern auch praktisch. Er selbst hat im Rahmen eines Minimalismus-Experiments alles rausgeschmissen – und berichtet in diesem Buch darüber. Zudem ist er Schriftsteller, Coach und Therapeut mit über zwanzig Jahren Erfahrung. Veröffentlicht hat er bisher fünfzehn Bücher:

- Der Wille zur Kraft
- HFT. Hochfrequenztraining & Autoregulation
- rosenrot – oder die Illusion der Wirklichkeit
- Existiert der Mond, wenn keiner hinschaut?
- Leider geil, fett & faul
- Body Basics
- 80/20 Fitness
- Schön & Stark
- Natural Doping
- Animal Moves
- Bring den Müll raus
- Langhantel Basics
- HET. Hocheffizient trainieren
- Ein Adler fängt keine Fliegen
- Unbeugsam ist nur der Wille

Entsorge Dein Leben!

Nein, damit wird nicht zum Freitod aufgerufen, selbst wenn der Dich abrupt von allen Sorgen befreien würde. Im Gegenteil: Dieses Buch will Dich zum Freileben motivieren. Zum Ent-sorgen aller Sorgen. All Deine Sorgen sind auch an irgendetwas gekoppelt und das schmeißen wir jetzt raus. Wir räumen auf:

- in Deinem Geist
- in Deinem Körper
- in Deinem Besitz
- in Deinem sozialen Umfeld
- in Deiner Arbeit
- in Deinen Finanzen
- in Deiner digitalen Welt
- in Deiner Familie

Und solltest Du umfassend ausmisten, ja gar komplett neu starten wollen, dann hilft Dir ...

- Das 1x1 des Auswanderns

Warnung!
Für die mitunter radikalen Einschnitte im Leben, die auch nur irgendwie in Zusammenhang mit diesem Buch stehen, übernimmt der Autor keinerlei Haftung. Sie geschehen auf eigenes Risiko und das ist gut so. Da wo das Risiko auf uns wartet, befindet sich der Pfad ins Paradies – da entspringt der Flow und gründet die Erkenntnis, dass Fokus, Freiheit und Leichtigkeit nur einen Mülleimer weit entfernt sind.

Impressum

Originalausgabe 2017, erweitert und überarbeitet 2024
Lektorat: Patrick Bernard Riedl
Cover: Sascha Heupel
ISBN Taschenbuch: 9789403855097
Das Buch erscheint auch als ebook.
Produktion/Druck: Bookmundo, Niederlande – dort wird es „on demand" gedruckt (auf Bestellung) und auch nur dann, schont Ressourcen.

AMOR FATI Publishing
22/42 Moo 5, Bophut
84320 Koh Samui, Thailand
info@armor-fati.world

Info & Kontakt
holistic-teacher.info
facebook.com/chzippel

INHALTSVERZEICHNIS

*„Wer von seinem Tag nicht zwei Drittel
für sich hat, ist ein Sklave."*
Friedrich Nietzsche

ARM IST NICHT, WER WENIG HAT

... sondern wer mehr haben will. Das wusste bereits der Stoiker Seneca im antiken Rom. Sein Lieblings-Rivale Epikur, der Hedonist, sah es kaum anders:

> *„Wenn Du jemanden reich machen willst, gib ihm nicht mehr Geld, sondern nimm ihm von seiner Begierde."*

Und Diogenes, der „Hund", – der radikal allem Überfluss abschwor und für den Reichtum nichts weiter als die Kotze des Glücks war – äußerte sich gewohnt frech:

> *„Die Sklaven dienen ihren Herren,*
> *die Nichtsnutze ihren Begierden."*

Ja, vor knapp zweitausend Jahren war die Philosophie noch quicklebendig und auf das Wesentliche fokussiert. Sie war simpel, pragmatisch und klar.
Über die Jahrhunderte ist diese Quintessenz des selbstbestimmten, freien und erhabenen Lebens verschwunden, unter Tonnen von Müll, falschen Freunden, verkopften Abstraktionen und naiven Glaubensvorstellungen. Allesamt Ballast, morsche Balken, trügerischer Morast. Heute haben nur noch wenige verstanden, worum es im Leben geht. Und so frage ich auch Dich, liebe Leserin, lieber Leser:

Was ist wirklich wichtig im Leben?
Brauchst Du alles andere überhaupt?

Oder ist vieles davon vielleicht sogar schlecht für Dich?
... belastend, bremsend, blockierend?

Immer mehr reflektierte Menschen wählen in Zeiten der ZUVIELISATION die freiwillige Beschränkung an materiellen Dingen – den MINIMALISMUS –, um freier und leichter zu leben: zu arbeiten, reisen, forschen, wachsen, lieben und tanzen. Sie nennen sich DIGITALE NOMADEN. Mit leichtem Gepäck reisen sie um die Welt, arbeiten digital und vernetzen sich global. Ein Lifestyle mit Risiken und Potenzial.
Was muss man schon wirklich haben und mit sich schleppen, wenn man es doch an jeder Straßenecke findet? Wenn man kaum mehr braucht als Kreditkarte, Kleidung, Zahnbürste und Smartphone/Laptop? Wenn man sich nicht durch MEHR HABEN, sondern durch MEHR LEBEN besser fühlt?
Irgendwann kommt der Moment, an dem einem bewusst wird, dass zu viel Haben das Leben einschränkt, und dass man umso günstiger, freier und leichter leben kann, je weniger man hat und braucht.

Stilvoll & Schlicht

... ist das neue Motto. Sammeln, Raffen und Protzen haben ausgedient. Wer sich auf das Wesentliche besinnt, der braucht nicht viel, der ist schnell glücklich. Alles, was wir wirklich zum Überleben brauchen, gibt es fast zum Nulltarif: Sonne, Luft, Wasser ... ja selbst Nahrung und Bett sind für den Minimalisten von heute fast überall schnell und günstig zu finden. Wer braucht schon überteuerte Blubberbrause und aufgeschäumtes Nobelsushi, wo doch Grüner Tee, Rührei mit Pilzen oder Spaghetti aglio e olio viel natürlicher sind und besser schmecken und fast nichts kosten.
Dabei handelt es sich keineswegs um Arme-Leute-Essen. Es steckt Würde im Schlichten. Anmut im Bedürfnislosen. Gerne erinnere ich mich an die Erlebnisse mit einem befreundeten Grünwalder Multimillionär, der zu all dem aufgedonnerten Neureichen-Schnickschnack nur die Nase rümpfen

konnte. Entspannt fuhr er mit seinem alten, aber stilvollen Wagen durch die Straßen und bestellte stets die einfachsten Getränke und Speisen im Lokal – auch wenn er sich den Laden hätte kaufen können.

Überfluss, Protzen und Blingbling ... Ist das nicht Kompensation? Wer mit sich im Reinen ist, der genießt das Einfache, Simple, Ursprüngliche, Natürliche.

Wer jetzt auch noch spielerisch das dafür notwendige Geld verdient, dem steht nichts mehr im Wege. Ich selbst habe im Rahmen eines Experiments den Absprung gewagt und lebe nun seit vielen Jahren frei, rund um den Planeten, mit unter zehn Kilo Handgepäck.
Im Moment sitze ich mit meinem kleinen Laptop im Sand am Strand vor Cape Tribulation, dem Kap der Trübsal, in Australien. Der Name leitet sich daher ab, dass James Cook hier um 1770 mit seinem Schiff auf Grund lief. Über einen Monat lang mussten seine Mannschaft und er sich freikämpfen, um wieder eine handbreit Wasser unter dem Kiel zu haben. Dafür musste er nicht nur viele Nerven, sondern auch eine Menge Ballast über Bord werfen.

Diese Geschichte

... die hier in Australien jedes Schulkind kennt, ist mehr als nur symbolisch. Sie lehrt:

Um Bewegungsfreiheit und Leichtigkeit zu erlangen, muss man Ballast abwerfen!

So haben es auch Generationen von Einwanderern aus aller Welt getan, um hier auf dem wilden roten Kontinent ihr Glück zu finden. Dafür haben sie nicht nur ausgemistet, sondern ihre gesamte vorherige Existenz hinter sich gelassen

(oder zumindest eine Gefängniszelle). In der sogenannten „alten Welt“ tendieren viele auch heute noch zum Sammeln, Raffen und Konservieren. „Haben ist besser als Brauchen“, ist das Motto. Anstatt das zu verurteilen, kann man es auch verstehen. Schlussendlich ist das Ganze historisch begründet. Die noch frischen Wunden des krisen- und kriegsgebeutelten 20. Jahrhunderts sorgten dafür, dass individuelle Freiheit hintangestellt werden musste, um das kollektive Überleben zu gewährleisten. Aus diesem Grund stand für die Nachkriegsgeneration vor allem ein Programm auf der Agenda: HABEN – mit dem Ziel, grundlegende materielle Sicherheit wiederzuerlangen.
So leicht es also fällt, das kollektive Raffen unserer direkten Vorfahren zu verurteilen, sollten wir vielmehr dankbar sein, für ihre Vorarbeit, die es uns heute ermöglicht, freier und leichter zu leben. Sie haben die Gesellschaft wieder aufgebaut und stabilisiert, damit wir sie als Sprungbrett nutzen können.
Zeitgleich müssen wir aber auch die Verantwortung unserer Generation annehmen, die Grenzen und Probleme des materiellen Wahns erkennen und rechtzeitig einen neuen Kurs einschlagen, den großen Sprung auch wagen ... in die, für viele ungewohnte, Leichtigkeit des freien, minimalistischen Seins.
Aufgewachsen in Zeiten der Globalisierung, des leichten Reisens und der digitalen Vernetzung sollten wir nun bereit sein, den Speckgürtel des Habens abzuwerfen, um wesentliche Ressourcen wie Lebensenergie, Kreativität und Zeit freizulegen. Wir tauschen den starren Reichtum des Habens durch den dynamischen Reichtum des Lebens. Das ist nicht leicht, so sind wir nicht aufgewachsen und das kann verunsichern. Umso wertvoller ist es, sich hierbei leiten zu lassen und gegenseitig zu unterstützen – durch Lesen, Austausch und Coachings.

Unsere Agenda ist klar

Statt bis zur Selbstvernichtung zu Raffen und sinnlos zu Schaffen, setzen wir auf Selbstverwirklichung und Vernetzung, auf Ganzheitlichkeit und Erleben. Konventionen, Religionen und Grenzen halten uns nicht auf. Wir sind supranational, dezentral, digital und vernetzt. Wir investieren in Bildung und nicht in Gebilde. Wir setzen auf Mobilität, statt in Im-mobilien zu flüchten. Wir verzichten auf Überfluss und erkennen die Verantwortung für unseren Planeten.
Dabei musst Du selbst kein Weltenbummler sein. Überflüssig rastloses Reisen hat noch niemandem geholfen. Viele flüchten dadurch nur vor sich selbst #vergeblich und belasten damit die Umwelt. Auch von zuhause aus kannst Du minimalistisch, stilvoll und schlicht leben. Dein Verzicht auf überflüssige Produkte bremst die überflüssige Produktion des ganzen Mülls, den die Fabriken über den Erdball speien, nur um Fake-Bedürfnisse zu befriedigen, die ohne die Werbung nicht da wären. Was für eine globale Müllmaschine. Sei Dir bewusst:

Die meisten Produkte auf diesem Planeten sind Müll
– schon bevor sie ausgepackt werden.

Unser größtes Problem

Wir verstehen nicht, dass wir längst genug haben. Frei nach Tyler Durden machen wir Jobs, die wir hassen, um Dinge zu kaufen, die wir nicht brauchen, um Leute zu beeindrucken, die wir nicht leiden können. Tyler klaut bei Nietzsche, wenn er sagt:

„Alles was Du besitzt, besitzt irgendwann Dich."

Er hat völlig recht, wenn er feststellt:

> *„Du bist nicht dein Job! Du bist nicht das Geld auf Deinem Konto! Nicht das Auto, das Du fährst! Nicht der Inhalt Deiner Brieftasche! Und nicht Deine blöde Cargo-Hose!“*

Doch was sind wir dann?
Wer oder was bist Du?
Was definiert Dich?

Wenn ich solche Fragen stelle, lies nicht einfach nur darüber hinweg. Nimm Dir ein paar Minuten Zeit. Meditiere, reflektiere und diskutiere darüber. Mach Notizen – gerne direkt im Buch. Zum Beispiel kannst Du gleich hier Schlagworte über die Seite verteilen, die Dich definieren: Cinderella, Mönch, Punk, Trader, Oneironaut, Blogger ... Los geht's:

Was also sind wir?

Wir sind, was übrig bleibt, sobald wir das Überflüssige, Mittelmäßige und Oberflächliche entfernen; all die Dekoration, Fassade und Kompensation.
Wir sind ein pulsierendes Herz und ein freier Geist in einem geschmeidigen Körper. Wir sind unsere Taten, Fähigkeiten, Interessen und Beziehungen. Wir sind die Quintessenz unseres nackten Seins (worum sich dieses Buch dreht). Und je besser wir hier differenzieren, das Schlechte ausmisten und das Gute verstärken, desto freier, reiner und erhabener leben wir. Desto authentischer werden wir und desto einfacher fällt es uns, alles Minderwertige, Mittelmäßige und Überflüssige loszulassen.

Erfüllung ist somit keine Frage von: noch mehr.
Sie entsteht durch ein: passt schon. #verzicht

Und das, verehrte Leserin, lieber Leser, ist auch schon der Knackpunkt – der dieses Buches und Deines Lebens. Der, an dem die meisten scheitern, weil nur wenige auf diesem Planeten über ausreichend innere Stärke verfügen. An etwas festzuhalten mag bereits Kraft erfordern, Loslassen jedoch erfordert noch weit mehr. Das ist nur für die Stärksten unter uns ... Für Dich und mich, und deswegen drehen wir den Spieß nun um: Anstatt den Dingen hinterherzujagen und uns daran zu klammern. Lassen wir sie allesamt los, lächeln, entspannen uns und behalten nur – was absolut existenziell wichtig ist.

Das Magische daran: Je mehr wir loslassen und uns entspannen, desto mehr kommen viele wunderbare Wesen und Dinge von ganz allein zu uns oder wollen von sich aus bleiben – weil auch sie sich dort endlich mal entspannen und sie selbst sein können.

Szenenwechsel

Im antiken Griechenland galt das Ideal, stets nur so viel zu arbeiten, wie zum guten Leben nötig war. Den Rest des Monats widmete man sich dem Höheren und Schöneren – dem Treffen und Philosophieren in der Therme, bei Tisch oder am Tresen, der Bildung und Kunst, dem Sport, Wandern und Forschen in der Natur.
Heute dreht das Nachkriegsprogramm des Sicherns und Raffens frei: Wer genug zum Leben hat, kauft sich einfach noch mehr und noch größere Sachen, macht dadurch Schulden und muss sich noch mehr verdingen, um auch diese abzuzahlen. So ackert man sich empor, tauscht alle Lebenszeit gegen höheren Verdienst und gönnt sich in Folge noch höhere Ausgaben, die wiederum mit noch größeren Verpflichtungen einhergehen und so weiter – bis das wahre Leben völlig auf der Strecke bleibt. Aber naja ... zumindest hat man mehr als der Nachbar. #status #angst #neid

Das Problem dabei

Das Hamsterrad sieht von innen wie eine Karriereleiter aus. Und wer sich hineinbegibt, der hat kaum eine Alternative als der Dynamik zu folgen, der muss ganz schön rennen, nur um auf der Stelle zu bleiben. Zudem laufen alle anderen mit und setzen schon zum Überholen an. Daher kommt das Wort „Konkurrenz“, vom lateinischen „concurrere“: nebeneinander laufen/rennen. #stress
Alle wären gern glücklicher und erfolgreicher als es „die anderen“ sind. Das ist schwer möglich, denn gemeinhin halten wir die anderen für glücklicher und erfolgreicher, als sie tatsächlich sind. Und so hetzen wir hinter Illusionen her. Vorauseilenden Trug- und Schattenbildern, die wir genau deswegen auch nie einholen können – weil sie nicht real sind.

Die traurige Realität im Hamsterkäfig: Das Rad dreht sich schlicht und einfach mit. Umso schneller, je mehr Mühe man sich gibt. Und unabhängig davon, wie sehr man sich abstrampelt ... man kommt doch nicht vom Fleck. Der einzige Unterschied zwischen den Schichten ist, dass das eine Hamsterrad rostet, quietscht, eiert und das andere golden glänzt, kugelgelagert und mit Samt besetzt läuft.
Die Illusion der Unteren: „Die da oben sind glücklich, weil sie alles haben und nichts dafür tun müssen."
Die Illusion der Oberen: „Die da unten müssten nur härter arbeiten, statt nur vor dem Fernseher rumzugammeln, dann würde es ihnen auch besser gehen."

Als Coach und Therapeut kenne ich beide Schichten gut. Die Wahrheit ist: Alle beiden strampeln sich ab, haben Probleme, Ängste, Verpflichtungen und Blockaden, und das nicht zu knapp – von Panikattacken und Albträumen bis hin zu Depression, Sucht, Impotenz und Burnout. Ihnen allen fehlt es am Wichtigsten: Energie, Lebensfreude, Leichtigkeit und Zeit. Oft geht es „denen da oben" sogar schlechter. Ihre Probleme sind komplexer, der Ballast umfassender, die Schulden höher, der Kalender voller, die Dämonen düsterer und die Privatsphäre geringer. Ihr Leben ist vollgestopft bis in die letzte Ecke. Doch materieller Überfluss führt nicht selten zu seelischer Leere.
Schlussendlich ist das Leben im Hamsterrad für niemanden schön. Zudem versteht kaum jemand, wofür wir selbiges den putzigen Nagetieren unterjubeln: als Beschäftigungstherapie, und um davon abzulenken, dass sie in einem Käfig leben.

Der einzige Unterschied:
Hamster machen es zum Vergnügen.
Menschen nehmen es auch noch ernst.

Zeit, um auszusteigen

All diese Strand-Gedanken in Australien rufen mir meinen damaligen Artikel „Bring den Müll raus“ wieder vor Augen. Er wurde innerhalb weniger Wochen über 50.000 mal gelesen und rief turbulentes Feedback hervor. Nicht wenige misteten danach radikal aus und begannen leichter und freier zu leben. Auch wurde er in meinem pragmatischen Philosophiebuch „Leider geil, fett & faul“ aktualisiert eingeflochten.

Untertitel: „Warum uns der Körper auf den Geist geht und wie wir den Schweinehund zum Schoßhund machen“. Gibt es auch als Hörbuch, bei Spotify kannst Du kostenlos reinhören.

Nun sitze ich hier – wo der älteste Regenwald der Welt das Great Barrier Reef küsst – mutterseelenallein, habe den kilometerlangen Strand für mich und das nicht ohne Grund: Grelle Schilder warnen vor den tödlichen Quallen und bis zu sechs Meter langen Krokodilen im knietiefen Wasser vor mir, und den nicht minder kurzen Schlangen und mannshohen gehörnten Vögeln, den Kasuaren, im Mangrovensumpf und Urwald hinter mir – ein kleiner, gefühlter Streifen Sicherheit ist dieser Sand für mich, keine zehn Meter breit. Hier in Australien gibt es kleinere Süßwasser- und größere Salzwasserkrokodile: Freshies (von „Freshwater“ für Süßwasser) und Salties. Der Unterschied wurde mir gestern von einem Ranger erklärt:

> *„Wenn das Krokodil vor Dir flüchtet, ist es ein Freshie. Wenn es auf Dich zukommt, ein Saltie.“*

Bei Letzteren passen wir ins Beuteschema: lebend, fleischig und kleiner als das Kroko selbst. Meist jedoch sieht man es

gar nicht kommen. Sie sind geduldige Meister im Lauern und Ignorieren, bis ihr Moment gekommen ist. Dann können sie auf kurze Distanz schneller als ein Rennpferd sprinten und sich über ihren Schwanz bis zu zwei Meter aus dem Wasser katapultieren – wie ich es selbst schon erleben durfte. Wenn sie zupacken und die massiven Kiefer aufeinander klappen, klingt es, als würde man zwei Backsteine aufeinander schlagen. Nicht lange ist es her, dass eine Touristin, ein paar Strände weiter südlich, im knietiefen Wasser von einem lauernden Saltie gepackt und ins Meer gezogen wurde, vor den Augen ihres Freundes. Dabei wollte sie sich nur kurz die Hände waschen ... Und einmal wieder sollte meine Großmutter recht behalten: Zu viel Hygiene ist auch nicht gesund.
Mir ringt diese ungezähmte Natur eine gehörige Portion Respekt ab. Ich bin wachsam, stehe unter Strom. So fühlt es sich an, wenn man nicht mehr an der Spitze der Nahrungskette steht und barfuß durch die Mangroven watet, um zu einem fast unberührten Strand zu gelangen – und doch ist es jeden Schritt wert. Als Belohnung erhalte ich einen der schönsten und meditativsten Schreibtage meines schlichten, aber zugleich freien und erfüllten Lebens im frisch geschlüpften Jahr – nur eine Woche nach Silvester. Genau so darf das neue Jahr starten, simpel, kontrastreich, kraftvoll. Bist auch Du bereit, in ein neues Leben zu starten?

Hier im Sand sitzend

... habe ich beschlossen, aus dem ursprünglich kleinen Artikel ein Buch zu machen. Der Ranger warnte mich davor, hier zu sein ... und sollte ich doch hier sein, dann davor: unachtsam zu sein. Direkt auf dem Riff im Wasser vor mir lebe ein knapp fünf Meter langes Krokodil. Bei Niedrigwasser könne man beobachten, wie es die ein oder andere Schildkröte knackt.

Bei höherem Wasser solle man sich nicht heranwagen, dann lauere es nah am Strand auf das ein oder andere Säugetier. (Damit war wohl ich gemeint.) Und doch war ich frei zu gehen. Das ist das Schöne an Australien. Hier gibt es kaum Verbote, allenfalls Schilder:

„Hier starben Menschen. Sei vorsichtig."

Deutschland ist eher zögerlich und risikoscheu (mit der weltweit höchsten Rate an Operationen und Versicherungen). Nur noch übertrumpft durch die Berge von Gesetzen, Regeln und Vorschriften. Ich bin kein Freund von Sicherheit. Risiko ist praktischer. Und radikales Handeln führt zuverlässiger zum Ziel. Doch was bedeutet das überhaupt: radikal?

„Radix" kommt aus dem Lateinischen

... und heißt so viel wie „Wurzel". Wenn ich also RADIKALE SCHRITTE empfehle, bedeutet das nur, dass ich die Probleme gerne an der Wurzel packe und sie vollständig herausreiße – wie bei Unkraut oder einem faulenden Zahn. Denn was geschieht sonst? Wenn man nur die Triebe abschneidet oder an den Blättern zupft?
Die Probleme kommen wieder zurück und zwar stärker und hartnäckiger. Mit jedem halbherzigen Versuch, eine schlimme Situation zu bessern, wird sie nur noch schlimmer. Sie wird verschlimmbessert. Also halte Dich an die alte Indianerregel:

„Akzeptiere nie eine kurzfristige Lösung
für ein langfristiges Problem."

Und meine Ergänzung: Wenn Du etwas nicht mehr akzeptieren willst und es sich nicht beheben oder eindämmen lässt, dann schmeiß es raus – aber radikal! Dieses Buch hier wird

Dich dabei begleiten, auf allen Ebenen des Lebens. Schritt für Schritt werden wir Dich komplett ent-sorgen.

Der ursprüngliche Artikel und die 1. Auflage

... umfassten vier Aspekte: Geist, Körper, Besitz, Soziales. Für die 2. Auflage hatte ich das Thema „Arbeit“ hinzugefügt. Für die 3. Auflage wird das Buch nicht nur überarbeitet, sondern in weiten Teilen neu geschrieben. Hinzu kommen Abschnitte zu den Themen: Digitales und Finanzen. Besonders freue ich mich über die zwei Bonuskapitel von Aline Hasler und Sascha Heupel – wodurch das Buch von fünf auf neun Schritte anwächst.
Aline schreibt über das „Ausmisten in Deiner Familie“. Sie ist Schulleiterin, geschieden und hat drei Kinder. Davor war sie erfolgreiche Fitness-Wettkampf-Athletin. Aktuell promoviert sie an der Uni zum Thema „Persönlichkeitsentwicklung in der Schule“.
Sascha ist Coach, Existenzieller Therapeut und Experte zum Thema „Auswandern“. Er vermittelt Dir, was Du beachten musst, solltest Du nicht nur ausmisten, sondern komplett alles hinter Dir lassen wollen.

Kommentare und Ergänzungen aus meinem Alltag und der therapeutischen Praxis erscheinen kursiv.

A propos RADIKAL – da fällt mir ein eindringliches, wenn auch etwas ekliges Beispiel ein. Es vermittelt, warum Radikalität so wirksam ist. Als kleiner fußballspielender, skateboardfahrender Rabauke legte ich mich fast täglich auf die Fresse (sagt man das heute noch so?).
Meine Ellenbogen, Knie und Hände waren oft aufgerissen, blutig, schorfig und das war mir egal. Ebenso wie der Schmutz, der sich in den Wunden sammelte. Unschön war jedoch, dass sich dort zusehends Warzen bildeten, ausgelöst durch die entsprechenden Viren. Und so startete eine jahrelange Odyssee, denn für meine Mutter war das alles zu viel.
Wir waren bei verschiedenen Ärzten und testeten so allerlei. Schockten die Dinger durch gefrorenen Stickstoff, bimsten sie mit dem Stein, beschmierten sie mit Verumal und pulten daran herum. Aber nichts half, im Gegenteil: Es wurden mehr.
Als wir in einem tiefbayrischen Dorf und bei Vollmond an der Haustür einer Wunderheilerin standen und sie mit mysteriösem Singsang die Warzen beschwor, wusste ich: „So langsam wird es kritisch."
Zeitgleich konnte ich mir ein Grinsen kaum verkneifen. Denn inzwischen war ich ein ausgewachsener Teenager mit tumultartigen Testosteronschüben und den ersten Stoppeln am Kinn. Ich war um die 15, hörte Punkrock, trank Bier und hatte die Haare wie Tingeltangel Bob. „Radikal" war mein Hobby und so stand ich eine Tages vor dem Badezimmerspiegel – und beäugte die Rasierklinge in meiner Hand. Ich prüfte ihre Schärfe an meinem Fingernagel, betrachtete die größte Warze an meinem linken Ellenbogen, setzte an ... und schnitt sie ab. Das Blut spritzte an den Spiegel. Ich grinste und dachte: „Geht doch." Dann nahm ich mir alle anderen vor und schabte die Wunden aus: erst am linken, dann am rechten Ellenbogen, dann an den Knien und am Schluss an den Händen.

Es war eine ziemliche Sauerei, alles voller Blut. Ich wusch mich, trocknete die kleinen Wunden mit Toilettenpapier, klebte Hansaplast drauf und ging angeln.
Das wars. Die Warzen waren weg und kamen auch nicht wieder. Eine Frage jedoch ging mir nicht aus dem Sinn:

> *„Warum kann ein pubertierender Teenager etwas in zehn Minuten bewerkstelligen, was studierte Ärzte in zehn Jahren nicht schaffen?"*

In diesem Moment wurde mir erstmalig bewusst, dass in unserem Gesundheitssystem etwas nicht stimmt, dass viele darin nur Symptombehandlung betreiben – und das betrifft nicht nur die Ärzte. Wer jedoch wirklich etwas ändern will, der macht das am besten selbst und zwar radikal. #fertig

Einen Sommer später liefen wir der bayrischen Wunderheilerin wieder über den Weg. Ihr Blick wanderte aufmerksam über meine Hände und dann lächelte sie voller Genugtuung. Ich lächelte zurück und nickte verständnisvoll. Vielleicht sitzt sie gerade auch irgendwo und schreibt ein Buch. Nur halt darüber, wie sie einen vorlauten Bengel mit der magischen Kraft ihrer Worte geheilt hat.

„Ich werfe jeden Tag mehr auf den Scheiterhaufen des Unwesentlichen, – das Schöne bei diesem Tun ist, dass das Wesentliche dabei nicht kleiner, enger wird, sondern gerade mächtiger und großartiger.“

Franz Marc

WILLKOMMEN IM REICH DER ENTROPIE

Chaos ist der Normalzustand – das weiß jeder Junggeselle. Für Physiker ist es gar Gesetz, welches auf den 2. Hauptsatz der Thermodynamik zurückgeht. Es besagt, dass die Entropie (das Maß der Unordnung) des Gesamtsystems beständig zunimmt.

Jedes Mal, wenn Du etwas reinigst

... kannst Du den Müll nie wirklich beseitigen. Du kannst ihn nur woanders hinverfrachten. Wenn Du Schmutz vom Boden aufwischst, dann ist er nicht einfach weg. Er landet im Abwasser und verteilt sich noch mehr, sobald Du es wegschüttest. Vorher war er auf einer überschaubaren Fläche verteilt, nun hast Du ihn im Schweiße Deines Angesichts aufgewischt und damit den Boden in Ordnung gebracht, aber dafür das Abwasser noch schmutziger gemacht. #sauerei
Zudem hast Du mehr Sauerstoff als sonst eingeatmet, Kohlenstoffdioxid wieder abgegeben sowie vorab aufgenommene Nahrungsenergie verstoffwechselt. Diese Energie hast Du nicht nur effizient für die Bewegung Deiner Muskulatur und die Aktivität von Geist und Nervensystem verbraucht, sondern auch eine ganze Menge verpulvert, durch unnötige, unbeherrschte Bewegungen, Reibungsenergie und Wärmeabgabe.
Durch Mühe konntest Du lokal Ordnung schaffen, auch wenn das global für noch mehr Unordnung sorgte. Viel Aufwand und Zerstörung für einen sauberen Boden, weshalb das Genie bekanntlich lieber das Chaos überblickt, statt alles nur noch schlimmer zu machen.

Während des Studiums

... hielt ich mich auch für so ein Genie, doch mit der Zeit wurde mir bewusst, dass diese meist auch ziemlich zerstreut sind, oft sogar lebensunfähig. Studienkollegen, WG-Mitbewohner und Konsorten, die sich besonders gehen ließen, lebten auch sonst eher Larifari, alles andere als kontrolliert und erfolgreich. Die Unordnung ihrer Umgebung hatte auch Körper und Geist infiziert. Sie ließen sich gehen, die Hygiene schleifen, futterten Schund, bewegten sich kaum und versauten das Studium. Sie versanken im Meer des Chaos. Selbst wenn sie den Mund öffneten, kam meist Müll heraus. Der einzig stabile Faden ihrer Existenz war der monatliche Wechsel aus dem Elternhaus – der oft genug die frühe Besinnung verhinderte.
Also war es an der Zeit, den Müll in die eigene Hand zu nehmen und für Ordnung zu sorgen. Jeden Tag aufs Neue. Wir alle sind Teilsysteme des Gesamtsystems und wenn wir nichts dagegen unternehmen und den Müll draußen halten, dann strömt er immer wieder zu uns zurück.
Das Leben spielt sich am Rand einer Müllkippe ab, die täglich wächst – in alle Bereiche unseres Lebens. Wir können sie nur fernhalten, wenn wir unseren eigenen Müll und den, der zu uns zurückströmt, regelmäßig wieder auf die Müllkippe werfen – und ewig putzt das Murmeltier, aber so sind die Regeln. #thermodynamik
Im Prinzip ist das die erste Aufgabe allen geordneten Lebens – vor all dem anderen Brimborium: BRING DEN MÜLL RAUS, oder Du wirst daran ersticken. Deswegen macht das auch Dein Körper. Und deswegen hat jedes funktionierende Haus Türen, Fenster, Mülleimer, Spülbecken und Toiletten. Sobald Letztere mal für ein paar Stunden versagen, etwa bei einem Stromausfall, spürt man schnell, wie ungemütlich schmutzig so ein Haus ohne fließend Wasser ist. Wenn man sich nicht mehr die Hände waschen, nicht mehr duschen

oder das Klo spülen kann. Solch eine defekte Müll-Abfuhr wird schnell zum Problem. Es blockiert umfassend. Man will sich etwas zu Essen schnippeln, hat aber noch schmutzige Hände. Muss sich eigentlich schick anziehen und los, ist aber total verschwitzt und kann sich nicht duschen. Die Konsequenzen solcher Blockaden sind umfassender als gedacht. „Mitgefangen, mitgehangen", ist auch so ein Prinzip, das uns bewusst macht, wie wichtig es ist, regelmäßig im sozialen Kontext auszumisten. Ähnliches gilt bei den Finanzen: Wer seine Verliereraktien nicht früh genug ausmistet, der verliert alles, was die Gewinneraktien einbringen (die ohnehin meist viel zu früh verkauft werden).
Derartige Beispiele gibt es für alle Bereiche unseres Daseins. Sie machen uns bewusst, dass Ausmisten, Flow, Erfolg und Lebensqualität miteinander korrelieren. Wir kommen nicht daran vorbei. Und genau dann greift ein weiteres Prinzip, das ich meinen Klienten beibringe:

If you can't change it – enjoy it.
Und das gilt nun auch fürs Ausmisten.

Statt uns dagegen zu sträuben und im Müll zu ertrinken, sollten wir es spielerisch angehen, ja eine Kunst daraus machen. Und mit dem wichtigsten Bereich fangen wir an ...

„Aufklärung ist der Ausgang des Menschen aus seiner selbstverschuldeten Unmündigkeit. Unmündigkeit ist das Unvermögen, sich seines Verstandes ohne Leitung eines anderen zu bedienen. Selbstverschuldet ist diese Unmündigkeit, wenn die Ursache derselben nicht am Mangel des Verstandes, sondern der Entschließung und des Mutes liegt, sich seiner ohne Leitung eines anderen zu bedienen.

Sapere aude! Habe Mut, Dich Deines eigenen Verstandes zu bedienen!"
Immanuel Kant

AUSMISTEN IN DEINEM GEIST

… ist nicht leicht, denn hinter Deiner Stirn, in den Windungen des Gehirns und den Tiefen des Geistes sammeln sich mit der Zeit allerlei Ideen, Vorstellungen und Konzepte an, die nichts weiter als Gedankenmüll sind.
Gedanken sind wie Farben. Man kann unendlich viele Bilder mit ihnen malen. Schöne Bilder, nützliche Bilder, motivierende Bilder, liebevolle Bilder, tiefgründige Bilder, ansprechende Bilder, bewegende Bilder, schockierende Bilder, entsetzliche Bilder, geschmacklose Bilder, hässliche Bilder und solche, die jeden Rahmen sprengen. Aber man darf die Farben nicht verurteilen, wenn einem das Bild nicht gefällt.
Es liegt in der Hand des Künstlers, was er daraus macht. Ein guter Künstler ist, wer sich im Griff hat, wer den Umgang mit Farben beherrscht und sie rein zu halten weiß. Er weiß, welche Farben miteinander harmonieren, welche nicht und welche unbrauchbar oder verwässert sind.

Je mehr auch Du zum Gedankenkünstler wirst, desto schöner, erfüllender und harmonischer werden all Deine geistigen Inhalte.

Es gilt ein ästhetisches Prinzip

… in unserer Welt: Schönheit! Was schön ist, ist auch stabil, leistungsfähig und erfolgreich. Oder wie es eine Werbetafel für eine Schönheitsklinik auf Koh Samui verspricht:

„More Beauty – More Money.“

Wissenschaftliche Untersuchungen haben nachgewiesen, dass besonders schöne, vom Körperbau symmetrische Athleten auch die besten Leistungen im Sport bringen.

Verständlich, mit schiefem Rücken lässt sich kaum Kraft übertragen. Ähnliches gilt für krumme oder verschieden lange Beine. Und wie symmetrisch der Körper ist, lässt sich tatsächlich bereits an der Symmetrie des Gesichtes ablesen.
Albert Einstein begutachtete physikalische Formeln anhand ihrer Schönheit: „Die kann nicht stimmen, sie ist zu hässlich“, soll er mal zu einem Kollegen gesagt haben. Anthony Zee hat ein spannendes Buch darüber geschrieben, inwiefern wissenschaftliche Erkenntnisse generell symmetrisch und ästhetisch sind: „Magische Symmetrie. Die Ästhetik in der modernen Physik“. Ebenso lesenswert: „Die Macht der Symmetrie. Warum Schönheit Wahrheit ist“, von Ian Stewart. Und die Schriftstellerin Bettina von Arnim hat es folgendermaßen auf den Punkt gebracht:

> *„Alle Wahrheit ist Schönheit und alles*
> *Unschöne ist Unwahrheit.“*

Um dies zu verstehen, reicht es aus, die Ästhetik einer einzelne Schneeflocke zu betrachten. Bereits ein solch kleines Wunder der Natur vereint Ordnung, Komplexität und Schönheit.
Alles, was funktionieren und bestehen soll, was erfolgreiches Prinzip werden soll, muss ebenso geordnet und schön sein. So auch in uns und in unserem Geist. Dazu ein paar Fragen:

- Wie steht es um Deine Gedanken? Sie sind überaus komplex. Doch sind sie auch geordnet? ... stilvoll und schön? Oder fliegen sie wild umher? ... und sind eher kompliziert?
- Ist Dein Geist stabil wie ein Fels in der Brandung – oder eher ein Spielball im Meer, der von den hereinströmenden Fakten, Meinungen und Versprechen hin- und hergerissen wird?

- Gleicht Dein geistiger Horizont der klaren Morgenröte oder dem dramatischen Flimmern einer überforderten Glühbirne?
- Ist Dein Verstand logisch geschult und scharf wie eine Rasierklinge oder eher löchrig und stumpf wie Scheibe Toast?
- Kannst Du Dich stundenlang auf eine Sache konzentrieren oder hast Du eher die Aufmerksamkeitsspanne einer Stubenfliege?
- Was glaubst Du? Woran orientierst Du Dich? Welchen Prinzipien und Werten folgst Du?
- Bist Du lösungsorientiert oder problemfixiert?
- Was bringt Licht in Dein Leben und Sinn in Dein Streben?

Ein jeder Mensch

... sucht sich im Laufe seines Lebens einen Gedanken – einen Fixpunkt –, an dem er sich festhalten und orientieren kann, einen Anker des Glaubens, ein Weltbild, eine Idee: ein PARADIGMA.

Alles andere – die gesamte weitere Welt – wird von der Perspektive dieses Paradigmas aus betrachtet. Alles, was nicht passt, wird relativiert und immer so weit in Frage gestellt, bis es mit dem eigenen Glauben und seinen Eigenheiten, seinen Zielen und Grenzen übereinstimmt. Amerikanische Kreationisten zum Beispiel sind fest davon überzeugt, dass alle Fossilien der Erde vor 4.500 Jahren durch eine große, von Gott geschaffene Sintflut entstanden sind.

Es handelt sich um christliche Freigeister oder auch Geistfreie, die die Bibel beim Wort nehmen. Für sie wurde die gesamte Welt mit allen Gestirnen, Tieren und Menschen vor 6.000 Jahren geschaffen. Genauer gesagt war es kurz vor dem Frühstück am Morgen des 23. Oktober 4004 vor Christi

Geburt – zumindest errechnete dies der englische Erzbischof James Ussher im 17. Jahrhundert anhand von biblischen Lebensläufen, Stammbäumen und Zuchtprotokollen. Den Kreationisten zufolge lebten bis zum Sündenfall alle Lebewesen friedlich miteinander – als Vegetarier versteht sich. Menschen wurden locker 900 Jahre alt und die Krater auf dem Mond entstanden bei einem Kampf zwischen Satan und Engeln, präsentiert von Gott und ohne Werbeunterbrechung. Das klingt vernünftig und bodenständig – im Vergleich zu anderen Glaubenslehren ...

Scientologen glauben

... unsere Seelen (sog. Thetane) seien außerirdischen Ursprungs und vor 75 Millionen Jahren vom galaktischen Tyrannen Xenu mitsamt ihrer Körper gefangen, auf die Erde transportiert, dort in Vulkane gestopft und mit Wasserstoff-Bomben in die Luft gesprengt worden. Warum?
Weil in seinem Herrschaftsbereich eine ziemliche Überbevölkerung herrschte (und womöglich die Wahlen bevorstanden).
Die aufgescheuchten und entleibten Seelen hat Xenu mit gewaltigen Staubsaugern einfangen lassen, sie einer Seelenwäsche unterzogen und in die nächstbesten Primaten verpflanzt. So ist der heutige, beseelte Mensch entstanden, der orientierungslos, ohne Bezug zu seinem Körper und sich auf der Erde fremd fühlend vor sich hinwuselt. Glaubst Du nicht? Selbst Hollywood-Stars sind dabei, zum Beispiel Tom Cruise, John Travolta, Kirstie Alley und der Musiker Beck. Am härtesten traf mich die Info, dass selbst Nancy Cartwright sich dazu bekennt – dabei hat sie so eine schöne Stimme. #frissmeineshorts
Wir sehen uns mit einer schockierenden Erkenntnis konfrontiert: Selbst eindrucksvolle Menschen können total verkorkst sein.

Die Illusion, dass man von einem solchen Menschen auch generell mehr erwarten könne als vom Durchschnittsprimaten, wird übrigens als HALO-EFFEKT bezeichnet.

Die ganze Xenu-Geschichte mag zwar abstrus klingen, doch in sich selbst: ist sie schlüssig. Vielen Menschen reicht das schon. Erzähl ihnen eine Geschichte, die in sich selbst schlüssig ist, und sie werden daran glauben. Dafür gibt es unzählige Beispiele:

- Reptilienmenschen
- Alienpyramiden
- Chemtrails
- Pizza-Welt
- Hohle Welt
- Neuschwabenland
- Mikrochips in Impfungen
- Nazis auf der Rückseite des Mondes

Ok, das Letzte stimmt, aber ansonsten wirst auch Du, reflektierter Leser, sicher denken, dass das alles Unfug ist (so wie die Mondlandung). Dabei glauben Millionen von Menschen weltweit an derartige Geschichten. Wunder Dich nicht. Wir alle glauben irgendwelchen Blödsinn.

Warum? Vor allem, weil auch unsere Mitmenschen (unsere Familie und unsere „Peer Group“) daran glauben. Wir synchronisieren unsere Gedanken mit den ihrigen. Und so werden wir darauf geprägt, das Gleiche zu glauben. Mitunter ist das aber auch verwirrend: Glaubst Du jetzt, dass ich an die Mondlandung glaube – oder nicht?

Glaubst Du

… an die unbefleckte Empfängnis oder handelt es sich schlicht um eine besonders kreative Ausrede für einen Seitensprung?

> *„Aber wie kannst Du plötzlich schwanger sein. Wir sind doch schon ewig nicht mehr intim gewesen?"*
> *„Das … äh … das war Gott…"*
> *„Wirklich?"*
> *„Jaja, ein Geschenk des Himmels."*

Vielleicht war es auch nur Gottfried, der Postbote, und das „fried" ist um des Friedens Willen untergegangen. Aber was soll's, lieber „all in", full invest, und gleich eine Religion daraus machen. Klingt absurd?
Ist aber normal. Wir alle investieren in Lügen – weil wir so Manches nicht ertragen können. Der Schmerz wäre zu groß und so erschaffen wir Geschichten. Geschichten, an die wir glauben wollen, ja glauben müssen, um unser Selbstbild aufrecht erhalten zu können (das wiederum auch nur eine Geschichte ist).
Deswegen gibt es Tausende von Religionen: weil die Realität für uns Menschen oft schwer zu ertragen ist – und so flüchten wir, in irgendeine Geschichte. Deswegen haben sich Religionen rund um den Planeten etabliert, meist in Kombination mit einem allmächtigen Papa oder sonst wie höheren Mächten – an die man wunderbar die Verantwortung abgeben kann.

Zumindest war das früher so. Heute gibt es Netflix, Instagram und Amazon. Das sind die heutigen Religionen, mit nicht minder wenigen Göttern. Und ja, keine Sorge: Deiner ist natürlich der einzig wahre.

*Das Lateinische „religare" heißt so viel wie „binden/anbinden". Woran sich die Leute also binden, das ist ihre Religion – und ihren Gottesdienst erbringen sie nun am Smartphone *ping*.*

Milliarden von Menschen

... glauben so allerlei, nur weil andere daran glauben, es in Büchern oder im Internet steht und in sich schlüssig ist. Sie glauben, innere Logik und die Worte anderer Menschen seien ein Beleg für Wahrheit. Dabei ist innere Logik nichts als Konsistenz in sich selbst, unabhängig des Bezugs zur wirklichen Welt. Darum merke Dir:

Die Worte anderer sind nichts als subjektiver Schein, ja Laut-Malerei, und gesellschaftliche Gemeinsamkeiten entstehen fast immer durch Prägung.

Oft genug sind die Geschichten nicht einmal logisch. Erkennst Du den Unterschied? Oder wird es Zeit, ein Buch darüber zu lesen ... über Logik?

Prägung? Ja, fast alle Gläubigen dieser Welt haben sich nie individuell für „ihre" Religion entschieden. Sie wurden in sie hineingeboren, wie auch ihre Eltern. Glücklicherweise in die richtige. Alle anderen sind verdammt.
Manche essen gar Menschenfleisch #derleibchristi, trinken das Blut ihres Erlösers und tränken ihre Neugeborenen. Wäre ihr Heiland am Galgen gestorben, würde nun ein solcher auf ihren Dächern prangen; es war jedoch ein Kreuz.
Wäre der lebensfrohe Zimmermann nicht nur auferstanden und hinaufgefahren in den Himmel, sondern würde er auch mal wiederkommen und einen traurig tranigen Gottesdienst besuchen, wäre er ganz schön betrübt darüber, was für eine

biedere Veranstaltung aus seinem einstigen Fischerverein geworden ist.

> *„Mir egal, wer Dein Vater ist, solange ich hier angel, läuft hier keiner übers Wasser."*

Verletzen Dich diese Zeilen? Falls ja … Warum fühlst Du Dich davon angegriffen? Hinterfrage den Impuls … Geh Deinen Emotionen auf den Grund. Und frag Dich, ob Du nach all den Verbrechen der katholischen Kirche tatsächlich noch Teil davon sein willst …

Allein wegen dieses kleinen Passus habe ich Hass und Häme von fanatischen Christen geerntet. Warum?
Je größer die Verdrängung und je fragiler der eigene Glaube ist, desto aggressiver verteidigt man ihn. Unbewusst spürt man, dass vieles hier nicht stimmen kann, und so brodelt es in einem. Nicht mehr viel … und das Kartenhaus kollabiert. Davor jedoch hat man Angst (man hat schon zu viel investiert, um falsch liegen zu dürfen), und wer dem Kartenhaus zu nahe kommt, der wird angegriffen.
Wer hingegen mit sich im Reinen und in seinem Glauben – woran auch immer – gefestigt ist, der lächelt und bleibt entspannt wie ein Elefant.

Weitere Fragen …

Woran glaubst Du, liebe reflektierte Leserin, lieber Leser?
Warum glaubst Du es? Weil Du so erzogen wurdest?

WEISST Du auch, was Du glaubst,
oder WILLST/MUSST Du es schlicht glauben?

Was versprichst Du Dir davon?

Lohnt es sich, dafür Scheuklappen aufzusetzen und die Freiheit des forschenden Geistes zu beschränken?

Ich sehe das eher wie Bertrand Russell und glaube, dass das gesamte Universum mitsamt allen unseren Erinnerungen, Theorien und Religionen vor 20 Minuten vom Gott Quitzlipochtli erschaffen wurde.

Glaubst Du nicht? Hm ...
Kannst Du mir denn das Gegenteil beweisen?

Von der Außenperspektive her betrachtet

... erscheinen abstruse Gedanken, Weltbilder und Paradigmen meist verrückt und schwer nachvollziehbar. Tatsächlich stehen aber auch vermeintlich solide Weltbilder auf tönernen Füßen. Der Mathematiker Kurt Gödel hat passend dazu seine zwei berühmten UNVOLLSTÄNDIGKEITSSÄTZE geschaffen:

- Der erste besagt, dass es selbst in nahezu komplett widerspruchsfreien Systemen unbeweisbare Aussagen gibt.
- Der zweite baut darauf auf und vermittelt, dass die Widerspruchsfreiheit eines Systems nicht innerhalb dieses Systems bewiesen werden kann.

Und das gilt für alle Gedankensysteme, von gänzlich abwegigen Theorien wie Merkel als Echse im Menschenkostüm, über etablierte Religionen wie Hinduismus, Islam oder Bodybuilding, bis hin zu logisch-wissenschaftlichen Systemen wie Mathematik, Quantenmechanik und Urknall-Theorie.
All das schwebt irgendwie in der Luft. Wirklich nachweisen oder umfassend erklären lässt sich davon nichts. Objektive Realität existiert nicht. Das ist auch der Grund dafür, dass es

kein endgültig gesichertes Wissen im Universum gibt und Menschen sich regelmäßig in die Haare krieg-en, wenn es um Deutungshoheit und vermeintliche Wahrheiten geht – ja, selbst in der Wissenschaft.

Im Prinzip sind die alle gar nicht so verschieden: Der Pfarrer weiß, was er glaubt. Der Wissenschaftler glaubt, was er weiß. Ich selbst finde dieses Thema derart spannend, dass ich mich einige Jahre lang damit im Rahmen meiner Promotion in Wissenschaftstheorie und Naturphilosophie bei Professor Harald Lesch damit auseinandergesetzt habe.

Endgültig belegen geht also nicht

Aber: Thesen und Theorien lassen sich widerlegen. FALSIFIZIEREN heißt das im wissenschaftstheoretischen Sprachgebrauch – und das ist mächtig!
Der Philosoph und Wissenschaftstheoretiker Karl Popper hat sich eingehend damit befasst und es in seinem Konzept des KRITISCHEN RATIONALISMUS zusammengefasst. Dieser besagt, dass ich mich irren und Du recht haben kannst, und dass wir beide uns der Wahrheit nähern, sie aber nie erreichen werden.
Nehmen wir als Beispiel folgende Aussage: „Es gibt nur weiße Schwäne." In Europa würde das fast jeder als Wahrheit ansehen. Tatsächlich ist es aber ein (Irr-)Glaube, denn in Australien gibt es schwarze Schwäne, auch Trauerschwäne genannt. Dadurch wurde die ursprüngliche Aussage falsifiziert und erweitert: „Es gibt weiße und schwarze Schwäne."
Beweisen lässt sich dies jedoch nicht. Dafür müsste man alle Schwäne aller Planeten in allen Universen zu allen Zeiten prüfen – und das ist unmöglich. Wir werden es also nie wirklich wissen, uns der Wahrheit aber immer weiter nähern, je mehr wir forschen und falsifizieren. Deswegen steht seitlich auf meinem Hals tätowiert: NIHIL VERUM, lateinisch

für: „Nichts ist wahr." Wenn Du, liebe aufmerksame Leserin, lieber kritischer Leser, Deinen Geist von Müll freihalten willst, dann merk Dir diese Worte:

NIHIL VERUM.
Nichts ist wahr.

Sei kritisch

Immer. Falsifiziere – wo auch immer möglich.
So kannst Du zumindest die offensichtlichen Unwahrheiten ausmisten. Das funktioniert nach folgendem Schema:

1. Jemand behauptet etwas. Horst Kevin zum Beispiel sagt: „XY hat das Gras weggeraucht."
2. Du schaust nach einer Möglichkeit, das Gegenteil zu beweisen: XY war überhaupt nicht am Ort des Geschehens und kann es kaum gewesen sein.
3. Dann zählst Du eins und eins zusammen, erkennst, dass Horst Kevin rechenunfähiger als sonst ist und sich gerade im Betrachten seiner Handfläche verliert. Ziemlich sicher hat er etwas mit dem verschwundenen Gras zu tun (und erfindet eine Geschichte, um von seinen eigenen Problemen abzulenken).
4. Ganz sicher kannst Du Dir dennoch nicht sein: Er könnte auch Pilze gefuttert oder einen Schlaganfall haben. Das Gras könnte hinter den Kühlschrank gefallen sein. Vielleicht schlummerst Du aber auch gerade in Deinem Bett (oder im Koma) und träumst ...

Das geschieht mitunter in psychedelischen Reisen: Man verliert den Bezug zur Realität. Versteht, dass alles womöglich nur ein Traum ist, eine Geschichte, die wir uns selbst erzählen – mitsamt all unseren Unzulänglichkeiten, Zwängen und

Problemen. Eine riskante, aber auch wertvolle Erfahrung, um sich mental zu befreien. Das ist der therapeutische Wert von Chaos.

Sei Dir bewusst: Schlussendlich sind das alles nur Geschichten ... auch und vor allem die, die wir selbst uns erzählen (meist aus psychologischen Gründen). Und dann sind da noch die Geschichten der anderen. Viel zu schnell lassen wir uns verführen, belabern, einwickeln und verstricken. Schütze Dich davor, auch mithilfe des folgenden Prinzips:

Folge jenen, die nach der Wahrheit suchen.
Zweifle an denen, die sie gefunden haben.

Sind wir erst einmal

... in einer Geschichte drin, dann ergibt sie auch einen Sinn. Und (nun wird es psychologisch) solange wir vor irgendetwas fliehen wollen (etwas in Bezug auf uns selbst oder die Realität nicht wahrhaben wollen): wollen wir auch daran glauben. Es lenkt uns ab.

Schau mal genauer hin, bei den besonders Gläubigen in Deinem Bekanntenkreis, und Du wirst erkennen: Je fanatischer sie glauben, desto krasser verdrängen sie eigene Unzulänglichkeiten – z.B. den Drang Kinder zu missbrauchen. #sackrileg

Das erklärt, warum rationales Argumentieren, ja selbst gegen die absurdesten Weltvorstellungen, nicht funktionieren kann: Weil es den Betroffenen überhaupt nicht um die Story an sich geht, sondern nur um die Möglichkeit, der eigenen Realität zu entfliehen – so wie ein Zimmermann, der sich nicht eingestehen kann, dass seine Frau von einem anderen geschwängert wurde.

Im Corona-Lockdown ließ es sich gut beobachten: Je weniger die Menschen hier mit sich selbst im Reinen waren, desto anfälliger wurden sie für die abstrusesten Geschichten. Das ist ein Gradmesser für die (In-)Stabilität einer Gesellschaft. Und die Tatsache, dass wir uns im Postfaktischen Zeitalter befinden, zeugt davon, wie global der kollektive Drang zur Realitätsverdrängung inzwischen geworden ist.

Argumente helfen in solch einem Setting also überhaupt nicht. Das Einzige, was wirklich hilft, ist den aus der Realität Flüchtenden zu stabilisieren, ihn fit zu machen, mit sich selbst ins Reine zu bringen, aus der Opferperspektive zu erlösen und ihn mit der Welt und ihrer natürlichen Dynamik zu versöhnen. Eine umfassende, ganzheitliche Therapie – leider in dem Umfang und für die meisten kaum zu bewerkstelligen. Die einzig wirksame Lösung wäre es, die Gesellschaft von klein auf entsprechend ganzheitlich auszubilden – in Familie, Gesellschaft, Kindergarten, Medien, Schule ...

Die gesamte westliche Welt, einschließlich Deutschland, hat das in den letzten Jahrzehnten versäumt.

Wie steht es bei Dir?
... in Deinem Freundeskreis und Deiner Familie?

Das Gesagte

... gilt für so ziemlich alle abstrusen Geschichten, an die Menschen so glauben (wollen/müssen). Und so nutzen sie ihr Gehirn, den Ursprung ihrer Intelligenz, um offensichtlichen Blödsinn zu verteidigen. Das ist die Krux am Denken: Wenn man nur genug Gehirnschmalz investiert, lässt sich alles „logisieren" – so dass es:

- in sich schlüssig erscheint
- für alle offenen Fragen eine Antwort liefert
- erklärt, warum die anderen verblendet sind
- und wo ihre Denkfehler liegen

Ja selbst für Logiklöcher findet sich schnell ein Brocken Glaube, der sie gut zu stopfen weiß. Auf diese Löcher sollst Du künftig achten, sie nicht durch naiven Glauben stopfen, sondern falsifizieren, kritisch ansetzen, nachforschen, hinterfragen und Du wirst sehen – fast alles bricht in sich zusammen. Und das darfst Du dann auch radikal rausschmeißen.

Warum Menschen dennoch bevorzugt naiv glauben und ihre Geschichten vehement verteidigen, das verstehst Du nun besser ... und auch, warum es kaum Sinn macht, dagegen zu argumentieren.

Vier weitere Gründe

... warum Menschen glauben wollen/müssen:

- Angst
- Masse
- Faulheit
- Dummheit

Sie haben ANGST davor, etwas nicht zu verstehen – also lieber n' bisschen falsch, als gar nicht: „Jaja, schon verstanden." „Mhm, seh ich auch so." „Weiß ich doch." #isklar

MASSENPSYCHOLOGIE führt dazu, dass fast alle Menschen glauben, was auch fast alle anderen glauben. Gustave Le Bon hat das fulminant in seinem Werk „Die Psychologie der

Massen“ beschrieben. Und die moderne Wissenschaft unterfüttert das. Zum Beispiel tendieren viele Menschen dazu, offensichtlich falsche Informationen anzugeben, nur weil alle anderen es auch machen. Wenn der Phoenix auf dem Cover dieses Buches Dir als rot erscheint, alle anderen im Raum aber felsenfest behaupten, dass er blau ist, dann würdest Du mit hoher Wahrscheinlichkeit auch dazu tendieren, ihn als blau zu bezeichnen; und irgendwann – sollte der Druck von außen hoch genug sein – würdest Du ihn vielleicht sogar blau sehen. Farbe ist schließlich nur eine Konstruktion Deines Gehirns, also ohnehin nicht real. Und wir alle: sehen, was wir sehen wollen ... und sollen. Glaubst Du alles nicht?
Tatsächlich wurde es mehrfach in Studien bestätigt (der soziale Druck muss nur hoch genug sein), und es geschieht tagtäglich auf allen nur erdenklichen Ebenen des Lebens – des Wahrnehmens, Meinens und Erzählens. Wir beugen uns der Masse und passen unsere Meinung dem Konsens an. Das ist der Hauptgrund dafür, dass Diktaturen so gut funktionieren.

Verstanden?
#jawollmeinführer

FAULHEIT verleitet Menschen dazu, nach einfachen Erklärungen zu suchen. Kritisches Denken und Falsifizieren sind anstrengend, zudem wird die Suche nach Wahrheit nie enden. Viele sind jedoch schon von ihrem Alltag überfordert – und denen bleibt kaum etwas anderes übrig, als beim Thema „Weltbild“ das Sparprogramm zu buchen. Meist tun sie das auch auf allen anderen Ebenen, durch Fast Food, Clickbait-Posts, Zweckbeziehungen und Plastikprodukte.

Was war nochmal Trumpf?
#stumpf

DUMMHEIT erlaubt ihnen, all das Vorhergenannte auch zu tun: Der Angst zu gehorchen, sich der Masse unterzuordnen und faul zu sein. #höhö

Glücklicherweise ist Dummheit fast nie angeboren, sondern fast immer psychologisch und systemisch bedingt. Sie wird geprägt und erwählt. Sie ist flexibel.

Je tiefer man sich

... in eine Geschichte/ein Paradigma verrennt, desto mehr immunisiert und zementiert es sich. Deswegen werden Weltbilder nur selten überwunden; wie Thomas Kuhn in seinem Werk über „Die Struktur wissenschaftlicher Revolutionen" festgehalten hat: Eher sterben sie aus, mit ihren Menschen.
Die Überwindung von Weltbildern geschieht selten individuell; meist wechseln sie mit den Generationen. So ein Paradigmenwechsel ist auch kein Pappenstiel. Wessen Weltsicht zerbricht, mit dessen Wirklichkeit geschieht, was mit einem Puzzle geschieht, wenn es aus dem 10. Stock geworfen wird.
Das pure Chaos nach dem Aufschlag. Nichts ist mehr, wo es hingehört. Alles verliert seinen Bezug, seinen Sinn, ergibt kein zusammenhängendes Bild mehr. Konsistent Denken, Handeln und Glauben werden unmöglich. Und wem der Glaube fehlt – der vermag nicht einmal mehr Zwerge zu versetzen.
Viele geraten in einem solchen Moment in einen Schockzustand, werden apathisch und es ist fraglich, wie viel geistige Erschütterung ein Mensch verträgt, der seine Stabilität von äußeren Weltbildern abhängig macht (anstatt von inneren Werten). Deswegen sind Angst und Aggression oft so groß; es sind Schwestern. Rund um den Planeten führen sie Krie-

ge – Glaubenskriege. Viele würden sich lieber den Kopf abreißen, als sich einzugestehen, dass das Weltbild darin Müll ist. Hätten sie Popper gelesen, wären sie entspannter. Und viele spüren ja auch, dass sie nicht alles glauben dürfen, doch woran sollen sie sich orientieren?

Woran solltest Du Dich orientieren?

Ohne einen festen Bezugspunkt würde der Mensch schnell verrückt werden. Er muss etwas haben; etwas das ihm den Anschein von Gewissheit und Sicherheit verleiht, etwas das ihm vermittelt: Deine Existenz ist nicht sinnlos ... und was Du da täglich machst, geht in die richtige Richtung.

Aber so etwas gibt es nicht.

.

.

.

Oder doch?

Was ist uns wirklich gewiss?
Woran glaubst Du?

Was hat Bedeutung für uns?
... für Dich?

Für mich ist es vor allem eines

... etwas Simples, Lebensnahes, Pragmatisches. Etwas, das ich täglich fühle, spüre, tanze, liebe, teile, lebe:

Der Glaube an Entwicklung, Evolution, Gemeinschaft und das eigene Potenzial!

Das Vermögen, sich selbst zu einem starken, smarten und stabilen Menschen zu entwickeln. Würdevoll, kompetent und konstruktiv. Einem, der Körper und Geist vereint, spielerisch weise wird, sich über die tierischen und gesellschaftlichen Schwächen erhebt, und dabei vor Kraft und Kreativität nur so strotzt. Derart fähig, glücklich und nützlich, dass er auch die Mitmenschen und Gesellschaft prägt – und damit die Welt insgesamt zu einem besseren Ort macht.

Erst an sich zu denken

... und dann an Mitmenschen und Gesellschaft, mag egoistisch scheinen, aber es ist der beste Weg für alle. Will man die Gemeinschaft voranbringen, so muss man erst zu sich selbst finden, Potenzial realisieren, stabil werden und Kraft tanken – um dann auch über sich hinauswachsen zu können. So wie auch ein Bogenschütze die Sehne erst spannen und den Pfeil zu sich selbst ziehen muss, um ihn kraftvoll und konzentriert (durch Loslassen!) auf sein Ziel schießen zu können.
Viele Menschen wollen selbst-los helfen. Das ist gut gemeint, aber nicht gut gemacht, denn sie schießen, ohne den Bogen zu spannen. So sind sie nicht nur selbstlos, sondern auch wirkungslos.
Nur wer mutig nach innen schaut, sich authentisch ausdifferenziert und zu einem selbstbewussten Menschen mit Prioritäten, Werten und Fähigkeiten wird, nur der kann sich

auch im Außen konstruktiv in die Gesellschaft integrieren. So wie auch nur jener Ertrinkende retten kann, der vorher schwimmen gelernt hat. Merk Dir diese beiden Schritte. Sie entscheiden über Deine Zukunft:

1. Ausdifferenzieren – Dich selbst.
2. Integrieren – in die Gemeinschaft.

Dann weißt Du immer und überall: Wer Du bist,
was Du kannst und dass andere Dich brauchen.

Dann glaubst Du an Dich, Deinen Wert und Deine Fähigkeiten. Dann weißt Du, wer Du bist. Was wichtig, richtig und möglich ist. Wie Du helfen kannst: prozess- und lösungsorientiert, statt dramageil und problemfixiert.
Orientiere Dich daran – und Du wirst nicht nur die Welt zu einem besseren Ort machen, sondern Dich auch darin aufgehoben fühlen #authentizität #anerkennung #urvertrauen. Merke: Wenn Du zu einem Teil des Ganzen wirst, dann wird alles auch ein Teil von Dir.

Stell Dir das vor wie bei den Organen in Deinem Körper: Sie alle haben sich ebenfalls ausdifferenziert: das Gehirn denkt, das Herz pulsiert, die Leber entgiftet, die Nieren reinigen, der Knackpo zieht Blicke an usw. Gemeinsam bilden sie einen wundervoll magischen Körper – in den sie sich integriert haben, passend zu ihrer Aufgabe, wie verschiedene Zahnräder im Getriebe einer komplexen Maschine.
Wenn auch Du das für Dich schaffst – anstatt wie ein wirkungs- und orientierungsloser Zellhaufen durchs Plasma zu wabern – dann wirst Du Dich entsprechend ausdifferenzieren und akkurat in die Gemeinschaft integrieren. Dann wird sie Dich schätzen, schützen, nähren, stabilisieren – und das fühlt sich verdammt gut an. Dann hast Du eine Rolle, eine Bestimmung, eine Berufung … Dann wirst Du aufblühen und

zu einem wunderschönen Menschen werden – authentisch, hilfreich, selbstbewusst.
Je weniger Du das schaffst, desto mehr wirst Du Dich wie ein Fremdkörper fühlen; weder schön noch ausdifferenziert noch integriert. Und dann?
Dann fühlst Du Dich irgendwie wertlos ... unerfüllt und leer. Und deswegen willst Du MEHR – ohne zu wissen, warum und wofür. Einfach MEHR, gegen das Gefühl von LEER. #besitz #macht #spaß #sex #geld #kalorien
All das fühlt sich erst einmal gut an, für den Moment – doch dann verpufft die Wirkung schon wieder. Also brauchst Du mehr ... Und so werden orientierungslose Menschen süchtig. Wohlstandssüchtig, eifersüchtig, geltungssüchtig. Ihre Gier nach Mehr kennt keine Grenzen – ebenso wie die an ihrer Seele nagende Minderwertigkeit. Mit der fängt alles an, nicht selten dank der Eltern. Deswegen wollen sie alles haben, unendlich viel verdienen, mehr als die anderen, besser sein als der Nachbar, den Raum für sich beanspruchen und einfach nur wachsen, wachsen, wachsen – ohne Sinn, Herz und Verstand.

Weißt Du, wie man das im Körper nennt?
#krebs

Ach, wie viel Müll und Ballast

... schwirrt doch durch unsere Köpfe: Wahnvorstellungen, falsche Ideale und Irrglaube nisten sich in uns ein. Es sind Parasiten. Verbeißen sich in uns wie Zecken. Legen unseren Geist in Ketten. Hindern uns daran, uns frei zu entfalten.
Ich weiß nicht, welcher Gedankenmüll sich bei Dir im Laufe der Jahre angesammelt hat. Ich kann Dir nur raten, hier gehörig aufzuräumen, Kahlschlag zu machen. Schmeiß alles raus, denn nichts ist wahr. Dann breite es vor Dir aus, mach Notizen, falsifiziere, denke nach und frag Dich:

Was davon dient Dir und der Menschheit wirklich
... und wo ist es umgekehrt?

Was ist wichtig, konstruktiv und richtig?
Was verbindet die Menschen, was entzweit sie?
Was erfüllt Dich und lässt Dich wachsen?
Was schafft Lösungen statt Probleme?
Was ist kritisch, vernünftig, rational?

Nimm Dir dafür ausreichend Zeit – sie wird nicht verschwendet sein. Denn hier, in Deinem Geist, fängt alles an. Hier schlummert Dein größtes Potenzial.

Wie ein Fallschirm

... arbeitet der Geist nur, wenn er offen ist. Er sollte geschmeidig sein, sich leicht entfalten und spielerisch lenken lassen. Jedes gestopfte Loch, jede Verstrickung, jeder Makel macht sich im Flug der Gedanken bemerkbar. Du solltest hier schleunigst für Ordnung sorgen. Solange Du nämlich im Geist nichts veränderst, wird sich gar nichts verändern ... wirst Du Dich nicht verändern ... wird sich Deine Welt nicht verändern.

Deine Realität ist ein Produkt Deiner Gedanken.

Veränderst Du Deine Gedanken, dann veränderst Du auch Deine Realität. Das ist Deine große Macht und sie liegt gänzlich in Deiner Hand, hinter Deiner Stirn: in Deinem Gehirn. Dale Carnegie dazu:

> *„Zwei Männer sahen durch die Gitter in die Ferne:*
> *Der eine sah nur Schmutz, der andere die Sterne."*

Nun führe Deine Hand an Deine Stirn, atme tief ein und sag:

> *„Das ist die Lösung für all meine Probleme.*
> *Der Schlüssel zum Paradies."*

Mehr brauchst Du nicht: Denke nach und werde frei, reich, glücklich, stabil (und lies Napoleon Hill). Atme erneut ein und wiederhole es. Falls Du allein bist oder Dir die anderen egal sind, dann schrei es:

> *„Das ist die Lösung für all meine Probleme.*
> *Der Schlüssel zum Paradies!"*

Spürst Du die Kraft? Die erfrischende Zuversicht und Power, die sogleich in Dir aufsteigt?

Erinnere Dich

... an das Eingangszitat von Immanuel Kant:

> *„Sapere aude! Habe Mut, Dich Deines eigenen Verstandes zu bedienen!"*

Also schmeiß alles raus, was Dich geistig bremst und belastet. Radikal. Ent-sorge Dich. Erinner Dich an meine Warzen. Schneid alles raus. Kotz es aus. Und danach schab die Wunden aus. Es hat hier nichts zu suchen. Es schadet Dir und der Welt, vergiftet Dich. Weg damit. Ignorier den Gedankenmüll nicht einfach. Nur weil Du ihn nicht sehen kannst, heißt es nicht, dass er nicht da ist ... dass er Dein Denken, Verhalten und Wahrnehmen nicht infiziert.
Gedankenmüll ist eine Krankheit. All der Schund im Internet und in den anderen Medien: die Hetze, Werbung und Manipulation ...

Viele dachten, die Pest sei ausgerottet, dabei hat sie nur das Medium gewechselt, ist mit der Zeit gegangen und digital geworden.
Lass Dich davon nicht anstecken, nicht hypnotisieren, beachte es nicht einmal. Schärf lieber Deinen Fokus, Deinen kritischen Blick. Du brauchst einen klaren, aber auch geschmeidigen Verstand, um in dieser Welt bestehen, verstehen, helfen, lieben, lachen, tanzen und wachsen zu können – also werde gesund.

Geistig gesund.

Dir ist hoffentlich bewusst

... dass fast alle Krankheiten und Leiden auf diesem Planeten psychosomatisch bedingt sind. 80 Prozent aller Menschen leiden aktuell unter psychischen Problemen oder waren schon einmal davon betroffen. Also reinige Deinen Geist, entsorge Dich, entspann Dich und werde gesund!
Schau auch ruhig hinter das Sofa, unter den Teppich und in die Ecken. Kehre ihn aus, den Moder und Staub, den Schmutz des kleingeistigen und kleinkarierten Denkens: die Vorurteile, Engstirnigkeiten und Kleinlichkeiten. Wie sagte Nietzsche so schön:

> *„Gegen das Kleine stachelig zu sein,*
> *ist eine Weisheit für Igel.“*

Meine Empfehlung als Doktor: Scheiß auf den Scheiß. Das hast Du doch gar nicht nötig. Du wirst nur dann ein besserer Mensch werden, wenn Du von all dem Nichtigen ablässt. Von all dem, was Dich stört, kastriert und Deine Entfaltung blockiert. Das ist ein gewichtiger Teil von Dir, in Dir – Hass, Missgunst, Neid. Ein Teil, den Du ausmerzen und überwinden willst, der eines aufrechten Menschen unwürdig ist. Das bist nicht Du, liebe wundervolle Leserin, lieber Leser. Wann auch immer Dich etwas geistig nervt, quält oder stört, sag Dir:

> *„Das bin nicht ich!“*
> – und dann lass es los.

Oft hilft bereits

... sich nicht mehr daran zu klammern, an das Drama, das Unwürdige, den Kindergarten. Lass es los. Lass es Dir entgleiten. Hör auf Dich zu stressen, Dich zu verausgaben. Lehn Dich zurück und lass das Schiff sinken. *blub*
Hör auf Tyler Durden. Als ich noch eine Wohnung hatte, hing sein Spruch in meinem Lesezimmer:

> *„No fear. No distractions. The ability to let that which does not matter truly slide.“*

Also befreie Deinen Geist von kruden Meinungen, Geschwurbel und Gedankenschlamm; ebenso von Wut, Neid und Rachegelüsten. Wer sich daran festklammert, der hält das glühende Stück Kohle nur noch fester. Aber so lässt der Schmerz nicht nach ... Da hilft nur eins: Loslassen! Vergiss es. Schließ damit ab, scheiß drauf, lern Deine Lektion und schau nach vorn.
Für alles im Leben gilt – und das lernen meinen Klienten direkt zu Beginn:

Entweder ist es ein Test
– oder ein Fest.

Ist es ein Fest, dann ist es wundervoll und Du kannst es genießen. Ist es ein Test, dann wird es Dich mitunter hart fordern, oft härter als Du denkst, und Du wirst leiden. Doch Du hast Dich, Deine Fähigkeiten, Mitmenschen und Dein Potenzial. Mach Dir klar:

Das Leben reicht Dir die Hand
– sobald Du anfängst, es zu tanzen.

Und dann, wenn Du die Herausforderung annimmst, Deine Hausaufgaben machst und die Hindernisse überwindest – dann wirst Du den Test bestehen; mit einem Grinsen. Und dann wird Dir bewusst, dass es zwar ganz schön ist, das Leben zu genießen, noch viel schöner aber ist es: daran zu wachsen.

Sobald Du Dir dieses Mindset

... einprogrammiert hast, wirst Du die Feste genießen und die Teste noch mehr. Also wirst Du alles genießen.

Das Leben genießen,
und daran wachsen.

Noch so ein Mantra aus meinem Repertoire als Coach und Therapeut. „Ziemlich viele“, magst Du vielleicht denken. Dachte ich auch einmal.
Tatsächlich aber haben sich exakt diese Glaubenssätze als besonders wirksam erwiesen – mitunter wirksamer als Psychoanalyse und Antidepressiva. Warum?
Die kleinen Sätze wirken wie eine positive Gehirnwäsche. Sie entscheiden darüber, wie wir die Welt und ihre Herausforderungen wahrnehmen. Ob wir damit tanzen oder darunter leiden. Und alles, was wir dafür tun müssen, ist sie ständig zu wiederholen. So können wir sie UNS EINPRÄGEN und damit UNSERER WIRKLICHKEIT AUFPRÄGEN – bis wir irgendwann tatsächlich daran glauben, die Welt genau so sehen

und entsprechend darin handeln. Erinnere Dich: Deine Wirklichkeit – also die Art und Weise, wie Du die Welt siehst, fühlst, darüber denkst und auch welche Handlungsmöglichkeiten Du darin für Dich erkennst sowie wahrnimmst – ist eine Konstruktion Deines Gehirns. Eine Geschichte, die Du Dir selbst erzählst. Und wenn Du Deine Gedanken änderst, dann änderst Du auch Deine Wirklichkeit und damit die Welt. Ich wiederhole, warum positive Glaubenssätze so mächtig sind:

Indem wir sie UNS EINPRÄGEN, können wir sie UNSERER WIRKLICHKEIT AUFPRÄGEN – bis wir irgendwann tatsächlich daran glauben, die Welt genau so sehen, mit all den neuen Möglichkeiten, und entsprechend konstruktiv darin handeln.

Neue Möglichkeiten schenken uns Macht. Die Macht, selbst in ausweglosen Situationen handlungsfähig zu sein. Auch dank diesem Mantra:

Wenn Dir etwas nicht gefällt, dann ändere es. Falls Du es nicht ändern kannst, dann ändere Deine Einstellung.
#frankl(y)speaking

Sei Dir stets bewusst: Die Opferperspektive ist eine Einstellung, eine Wirklichkeit, eine Geschichte (die sich Menschen erzählen, um die Verantwortung abzugeben) – und die kann man ändern. Wer das schafft, für den wird alles andere einfach. Dann ist er vom Beifahrersitz ans Lenkrad gewechselt und kann endlich auch die Handbremse lösen. #angstfrei

„Müssen“ soll man nicht sagen

Das ist eine der Grundregeln für die Autoren von Ratgebern. Hier aber passt es: Du musst lernen, selbst zu denken. Kritisch zu denken. Rational zu denken. Und Du musst lernen, die Verantwortung für Deine Gedanken zu übernehmen. Du musst lernen, alles zu hinterfragen. Alles, was andere denken, posten und verzählen. Besonders das Negative, Destruktive, Manipulierende, Dramatische. Alles, was kranke Geister tagtäglich so auskotzen, auf allen nur erdenklichen Kanälen. Wenn das jemand in echt machen würde, körperlich, direkt vor Dir: Würdest Du dann ganz nah herangehen und Deine Nase in sein Erbrochenes stecken? Nein? Warum tust Du es dann im Internet? Vielleicht teilst Du es sogar, kommentierst, hetzt und verbreitest Vorurteile, miese Laune und Fake? Frag Dich immer:

Tue ich damit gerade etwas Gutes?
Oder mache ich es damit nur schlimmer?

Falls ja, frag Dich mal warum? Was ist da los in Dir? Die Antwort ist klar: Gedankenmüll – Frust, Flucht, Desinformation, Hilflosigkeit #opferperspektive. All das hat Dich angesteckt, aufgestachelt, infiziert, hypnotisiert. Raus damit!

Ja, ich weiß

... will nichts schönfärben. Die Welt ist am Straucheln. Krieg, Klima, Hass, Inflation, Migration #blablabla. Schau Dir die Geschichte an und mach Dir klar: Das war schon immer so. Es ist der Normalzustand. Take it or leave it #likesteven. Viel wichtiger ist eine andere Frage:

Bist Du Teil der Lösung oder des Problems?
Ist es ein Test oder bist Du schon durchgefallen?

Mach Dir bewusst, dass Du verantwortlich bist für das, was Du denkst, schreibst, sagst, teilst, machst und glaubst. Gibst Du hier Deine Autonomie auf, dann gibst Du auch Dich selbst auf.

Wer keine eigene Meinung hat,
dessen Meinung ist wertlos.

Aber wenn wir das so stringent beurteilen würden, dürfte wohl kaum ein Mensch wählen gehen. Es geht ohnehin kaum jemand ernsthaft wählen, weil auch kaum jemand weiß, was wichtig und richtig ist – nicht einmal die Politiker.

Warum? Weil zwar alle an ihrer Karriere, ihrem Konto und Knackpo arbeiten, aber kaum jemand an seiner Philosophie.

Weißt Du es denn?

Bist Du Dir über Deine Werte, Ziele und Prioritäten bewusst? ... über die Einzigartigkeit und den Wert Deines Lebens?
Sei Dir im Klaren darüber, dass Dein Leben nicht selbstverständlich ist und es jeden Moment zu Ende sein kann. Stell Dir vor, eine mächtige Instanz hätte ein Todesurteil über Dich verhängt.

*Tatsächlich ist genau das bereits geschehen. Das Leben hat Dich zum Tode verurteilt. In dem Moment, als Du geboren wurdest, wurde Dein Todesurteil unterzeichnet. Seitdem läuft Deine Uhr rückwärts. Täglich sterben Deine Stunden, Minuten, Sekunden *tick* *tick* *tick*. #javarreck*
Im Prinzip hast Du also eh nichts zu verlieren. Weil Du auch nichts wirklich hast – nichts, was Dir nicht wieder genommen werden wird. Exakt diese Erkenntnis hatte mich als

Jungspund schlagartig befreit. Davon befreit: auch nur irgendetwas sammeln, haben, erreichen oder besitzen zu müssen. Ist ja eh bald wieder weg. Wozu also der ganze Stress? #angst #ego #minderwertigkeitskomplex

Und nun mach Dir bewusst, warum Du am Leben bleiben willst ... was Du erreichen und was bewegen willst? Solltest Du denn am Leben bleiben? Bist Du von Wert für den Planeten, die Gesellschaft oder zumindest Deine Mitmenschen? Was bedeutet das überhaupt: Wert?
Denk da mal nicht drüber nach. Und frag Dich, ob all Deine Ziele auch wirklich würdevolle, konstruktive Ziele sind. Ziele mit Herz und Fuß. Ziele, die Dich der Vollkommenheit näher und die Gesellschaft weiter bringen. Ziele, die einen aufrichtigen Menschen auszeichnen und nicht beschmutzen.

Wenn man derart kompromisslos

... im eigenen Geist aufräumt, dann wird am Ende nicht viel übrig bleiben. Das ist aber nicht schlimm. Nein, es ist schön – und damit schließt sich der Kreis zur Ästhetik.
Qualität entsteht nicht durch Quantität, sondern durch das Wegmeißeln dessen, was der Qualität im Wege steht – wie beim Carrara-Marmor, der einst Michelangelos David gefangen hielt. Auch ein Bodybuilder muss sich des überschüssigen Körperfetts entledigen, um die Pracht seiner Muskulatur zu befreien. Und ebenso wie der Körper erst wirklich schön, gesund und funktional wird, der sich von seinem überschüssigen Fett (und den darin gespeicherten Giften) befreit, so wird es dem ergehen, der es versteht, auch seinen Geist zu entschlacken und von überflüssigem, ja schädlichem Ballast zu befreien.

Bist Du dabei?
Los geht's!

SCHRITT NUMMER EINS

Nimm Dir eine Auszeit, such Dir einen ruhigen Ort – die Badewanne, den Wald, das Wochenendhaus oder eine einsame Insel – und reflektiere über Dein geistiges Innenleben.

Miste hier ordentlich aus!

Stell alles in Frage und überlege bei jedem einzelnen Gedanken, jedem Wunsch und jeder Perspektive: Bin das wirklich ich? Sehe ich das wirklich so? Oder ist das Müll, Gift, ein Parasit – und wurde mir von außen aufgeprägt?

Frage Dich:
Wer bin ich wirklich?
Was glaube und denke ich?
Was hoffe, tue und will ich?

Blätter erneut durch die vorherigen Seiten, markiere alle für Dich interessanten Fragen und beantworte sie; am besten schriftlich.

LESETIPPS

- „Wahrheit ist die Erfindung eines Lügners: Gespräche für Skeptiker."
  Der Medienwissenschaftler Bernhard Pörksen im Gespräch mit dem Physiker, Kybernetiker und Philosophen Heinz von Foerster. Letzterer gilt als Mitbegründer der erkenntnistheoretischen Schule des RADIKALEN KONSTRUKTIVISMUS. Lohnenswerte Lektüre. Sie wird Dir bewusst machen, dass die Wirklichkeit um Dich herum Deine Wirklichkeit ist – von Dir konstruiert (ebenso wie Deine Wahrheit).

Ebenso lesenswert:

- Paul Watzlawick: „Wie wirklich ist die Wirklichkeit?"
- Gerhard Roth: „Das Gehirn und seine Wirklichkeit"

Mach gerne einen Haken beim jeweils gelesenen Buch und notiere daneben das Datum.

Nur Eines ist noch mächtiger als Denken und Falsifizieren, um den Geist zu reinigen: MEDITATION. Kennst Du, oder? Vielleicht kennst Du sogar folgenden Spruch:

> *„Meditiere mindestens eine Stunde pro Tag. Und falls Du keine Zeit hast – dann meditiere zwei Stunden."*

Klingt erst einmal nach einem Widerspruch, ähnlich den berühmten KOANS, buddhistischen Weisheitsrätseln nach dem Motto: Was ist das Geräusch nur einer Hand, die klatscht? Oder: Warum scheißen die Vögel auf Buddhas Kopf? Vielleicht hast Du aber auch nur Lust auf ein Zenwich – eins mit allem.

Tatsächlich jedoch liegt in diesem Spruch eine tiefere Weisheit. Sie verweist auf das Problem vieler Menschen und fast all meiner Klienten: Sie haben ja nicht einmal eine Stunde Zeit für das tägliche Training, geschweige denn für das Lesen. Wie sollen sie da auch noch zusätzlich eine Stunde meditieren? Das sei doch verlorene Zeit, in der sie bloß tatenlos herumsäßen.

Erst einmal verständlich ... Damit verkennen sie jedoch gänzlich, was Meditation zu schaffen vermag. Die Gehirne moderner Menschen im fMRT oder PET-Scan leuchten auf wie amerikanische Weihnachtsreklame. Chronisch überreizt, überfordert, entzündet. Die Neuronen brennen – und das nicht nur am Tag. Auch in der Nacht kann kaum jemand abschalten. Das Gehirn feuert durch. Regeneration am Arsch. Und wofür das alles: für Müll.

*Der Müll in Deinem Leben spiegelt sich in Deinem Gehirn wider und versetzt es in Flammen. Lässt es lichterloh brennen. Und was machst Du: schüttest noch mehr hinzu *wusch* – und verwechselst es mit Leben. Du Homo Fomo bist es so gewohnt. Dabei ist es nur Angst, Stress, Flucht und Kompensation. #fire*

*Meditation ist Dein Feuerlöscher. Der kühlende Bergsee. Spiegelklar und glatt. Balsam für die geschundene Seele. Dein Blau für das Rot. Erfrischend und tief nimmt er Dich auf. Empfängt Dich jederzeit – wie, wo und wer auch immer Du bist. Energetische Klarheit, Reinheit, Weisheit. Einfach durchatmen und hineinsacken lassen ... *hach* #water*

> *„Now you put water into a cup*
> *... it becomes the cup."*

Klar, nach ein paar Minuten wirst Du nicht viel davon spüren. Waldbrände löscht man auch nicht mit dem Zahnputzbecher. Da braucht es schon ein bisschen mehr ... Routine, Verständnis, Gelassenheit. Dann jedoch, wenn das neuronale Inferno in Dir erlischt und die Flammen unter Kontrolle gebracht wurden, dann wirst Du ein wohliges Gefühl der Ruhe, Klarheit und Stabilität erleben. Dann kannst Du das Feuer für Dich arbeiten lassen – als Licht oder Feuerstelle, im Kamin, Motor oder Ofen –, statt darin zu verbrennen. All das vermag Meditation – und noch weit mehr, denn sie ist OMnipotent:

Sie bringt uns in unsere Mitte.

Sie hilft uns loszulassen, nirgends anzuhaften, zu erkennen, dass wir alles Wichtige bereits sind und haben ... hier und jetzt. Dass es keinen Zwang gibt, uns zu stressen. Keinen Sinn macht, gierig zu sein, neidisch, eifersüchtig oder jähzornig. Dass es überflüssig ist, sich zu ängstigen, abzuwerten, zu quälen. All der Kindergarten, das Theater, die Raupen-Beschäftigungstherapien, der Konkurrenzdruck und das Drama ... all das ist im Prinzip: überflüssig. Wir KÖNNEN es machen (als Herausforderung und Abwechslung, zum Spaß), aber wir MÜSSEN es nicht. Wir müssen nur sterben. Alles andere ist unsere Wahl. Es ist Deine Wahl ... und Deine Qual.

Ja, auch Deine Qual ist Deine Wahl. Brauchst Du denn all das, was Dich quält? Brauchst Du es wirklich ... also wirklich, wirklich – oder bildest Du Dir das nur ein?
Du glaubst, dass Du das, was Dich quält, nicht einfach loslassen kannst? Es sei ja da – obwohl Du es nicht willst. Aber stimmt das auch? Meiner Erfahrung nach klammern sich die Betroffenen nicht selten doch an ihr Problem:

- *Der aggressive, betrügende Mann wird nicht verlassen – weil er ein ansonsten gemütliches, finanziell freies Leben ermöglicht.*
- *Der Job wird nicht gekündigt, obwohl der stressige Chef einen bis zur Neurodermitis treibt – weil Einkommen und Sicherheit daran gekoppelt sind.*
- *Der zeternden Mutter wird nicht Einhalt geboten – weil man sich nicht aus der Perspektive der behüteten Tochter lösen will, und dann ja tatsächlich erwachsen werden müsste (mit 38 Jahren).*
- *Der offiziell Querschnittsgelähmte (der es geschafft hat, wieder stehen und gehen zu können) will sich nicht von seinem Rollstuhl trennen und „kann" keiner erfüllenden Tätigkeit nachgehen – weil er Angst hat, seine finanzielle Unterstützung zu verlieren.*

Geschichten, die wir uns erzählen ...

Nun überleg Dir, was Dich quält und ob Du wirklich derart unentrinnbar daran gekettet bist. Oder ob Du schlicht zu faul, ängstlich und nicht kompromisslos genug bist – um das Problem radikal zu lösen?
Mein Prinzip in solchen Fällen: Dominiere die Situation und sorge für klare Verhältnisse. Falls das nicht klappt oder es den Stress nicht wert ist, dann schmeiß das Kind mitsamt dem Bade raus – und die Wanne gleich mit #alles #radikal ...

und dann #neustart. Solange Du dazu noch fähig bist, beweist Du Dir und der Welt: dass Du noch Leben in Dir hast. Falls nicht: bist Du schon tot – und verdrängst das mit Müll. Merke: Dein Leben ist genau das, was Du daraus gemacht hast. Einerseits, indem Du verwirklicht hast, was Du wolltest. Andererseits, indem Du nicht verhindert hast, was Du nicht wolltest. Und Du kannst jederzeit alles verändern. Alles. Jederzeit. Verändern. Und wenn Du etwas absolut nicht verändern kannst – dann aber Deine Einstellung dazu. Dein Leben. Deine Entscheidung. Deine Verantwortung. #aufwachen
Exakt das haben mir über fünfundzwanzig Jahre fast täglichen Meditierens beigebracht:

- *Selbsterkenntnis*
- *Selbstwirksamkeit*
- *Kompromisslosigkeit*

Viele glauben, Meditieren sei nur etwas für Sanfte, Weiche und Impotente. Das Gegenteil ist der Fall: Meditieren ist für positiv Aggressive, für solche, die erkennen: wer sie sind, was sie wollen und was überflüssig ist.
Meditieren reinigt unsere Seele von all dem Schmutz, Stress, Schlamm und Schmodder dieser Welt. Es sorgt für einen klaren Blick und eine tiefenentspannt, krass klare „Fuck off"-Einstellung gegenüber Frust, Fake, Drama und Müll. Wer keine Zeit dafür hat, der stresst sich im Mangel, der hat die Kontrolle verloren. Hat keine Ahnung vom Leben und von Prioritäten. Tiefblau fließt die meditative Energie durch Dich hindurch wie ein mächtiger Strom reinen Gletscherwassers – direkt aus dem Urquell des Universums. Sie erfüllt Dich, erfrischt Dich, reinigt Dich, belebt Dich – und macht Dich zu einem unermesslich reichen Menschen.
„Was Reichtum ist?", das habe ich schon viele gefragt. Die meisten wissen es nicht. Viele hängen ein Preisschild daran.

Doch wer meditiert, für den ist die Antwort offensichtlich. Reichtum ist: wenn es Dir reicht. Somit kannst auch Du zum reichsten Menschen der Welt werden – noch in dieser Sekunde. #tick

Hat's geklappt? Reicht es Dir?
... Nein?

Na, dann hast Du noch Ungereimtheiten, Mangel und Stress in Dir. Womöglich glaubst Du, dass die Lösung all Deiner Probleme im Außen liegt, in Deiner Karriere, im Hustlen, Verdienen, Haben, Raffen und Mehr ... Ich kann Dir versichern, dass das nicht funktioniert. Ich kenne viele vermögende Menschen, unzählige Millionäre, Multi-Millionäre, sogar einen Milliardär – aber nur die wenigsten davon sind reich.

Warum nicht?
Weil es ihnen „noch nicht" reicht.

„Noch nicht"? Ja, das „noch nicht" ist die Story, die sie sich verzählen – ihre Selbstlüge, die sie nicht schlafen lässt. Nachts wälzen sie sich in ihren Betten aus Sehnsüchten, Verpflichtungen und Geschäften. Unerfüllt und gestresst, nicht selten krank – mitten im Schlaraffenland. So verstrickt sind die vermeintlich Reichen in ihren Ketten aus Gold. Wer hingegen regelmäßig meditiert, der ist wahrhaft frei, reich und entspannt.

- *Frei – weil er nichts muss.*
- *Reich – weil es ihm reicht.*
- *Entspannt – weil er sich nicht stresst.*

Er schläft den Schlaf der Geerdeten und Gerechten, selbst auf einer hölzernen Pritsche, in der Hängematte am Strand – oder auch in einer Villa. Villa?

Ja, regelmäßig Meditierende verdienen stets mehr als sie brauchen. So befinden sie sich nie im Mangel und werden im Laufe ihres Lebens zusehends vermögend (wie das zusammenhängt, erfährst Du im Kapitel zu den Finanzen).
Meditation kann aber noch mehr, als Dich nur reich machen. Sie hilft Dir auch, zu erkennen: wer Du bist – abzüglich aller Prägung von außen. Abzüglich von dem, was Eltern, Medien und die Gesellschaft in Dich hineinstopfen. Auch mir machte sie bewusst, dass es für mich nur einen Weg gibt: so zu leben, wie es sich für mich richtig und schön anfühlt – meiner Natur entsprechend.
Selbst bin ich primär introvertiert, deswegen geh ich gern angeln und habe Philosophie studiert. Am glücklichsten bin ich am Wasser, beim Training oder mit einem Buch in der Hängematte. Dazu eine Kokosnuss oder eine Tasse Tee und der Moment ist perfekt. Was das kostet? Quasi nichts. Die Nuss fällt vom Himmel, Verlage schicken mir Bücher kostenlos (in der Hoffnung, ich schreibe eine Rezension) und das Abendessen schwimmt vor mir im Meer. Das reicht.
Was Menschen ansonsten so glauben zu wollen, berührt mich null (Unterwäsche zum Beispiel). Deshalb habe ich auch nie ein bürgerliches Leben angefangen, stresse mich nicht, will nichts haben, muss weder Karriere machen noch irgendwo dazu gehören. Ich empfinde mich als gänzlich unbedeutenden Menschen – weshalb ich noch nie meinen Geburtstag gefeiert habe oder irgendetwas anderes in Zusammenhang mit mir. Bin lieber aktiv, beim Forschen, im Flow, in der Natur. Halte es wie Miyamoto Musashi:

> *„Think lightly about yourself*
> *and deeply about the world."*

Als die Abizeugnisse ausgegeben wurden und alle mit ihren Familien dortstanden, sich fotografierten und feierten, war ich gerade auf einem Heidebach als Kajakführer unterwegs.

Nach dem abgeschlossenen Studium war es ähnlich, nur mit dem Unterschied, dass ich gerade als Fechtlehrer tätig war. Und als meine Eltern sich schon auf die feierliche Verleihung der Doktorwürde freuten, meinte ich nur, dass ich da wohl segeln gehen werde. Auf dem Weg zur Adria holte ich die Doktorurkunde ab, während meine Freunde im Auto warteten, legte sie ins Handschuhfach und vergaß sie dort. Genutzt habe ich sie nie, mich ohnehin nie irgendwo beworben.

Arbeiten nur für Geld … für eine bürgerliche Existenz, die mich null interessiert … so verworren war mein Kopf glücklicherweise nie – dank Meditation und Philosophie.

„Und Sicherheit?", wirst Du nun fragen. „Meine Sicherheit ist der Tod", antwortet die Philosophie. Was auch passieren mag, er wird mich jederzeit empfangen, in seine kuscheligen Arme nehmen und mich vollends absorbieren. Zurückführen in den Schoß des Universums, hin zu Mutter Natur und in die allumfassende Energie. Ganz ehrlich: Ich freu mich drauf. #cominghome
Und wer sich innerlich derart stabil und sicher fühlt, was braucht der noch außen? – frage ich Dich … und lade Dich ein: ebenso zu fühlen.
Sieh Deinen Tod als Sicherheit; als die einzig gewisse, wahrhaftige Sicherheit und sie kostet nichts – außer Deinem Ego und seinen Illusionen #letgo. Und dazu sparst Du Dir so allerlei menschliche Kinder-Versicherungen.
Aber ja, vielleicht hast Du auch Angst davor … Viele wollen ihre Angst nicht überwinden. Sie klammern sich daran wie an einen Haufen Scheiße, damit sie jammern können: „Das Leben stinkt." Sie verbarrikadieren sich hinter vier Wänden und schreien: „Hilfe, ich bin gefangen", oder: „Die anderen haben mich eingesperrt." Aber das stimmt alles nicht. Ego-Zirkus, Kleinkinder-Verhalten. Fakt ist: Das Leben ist wundervoll #granatenstark. Es tanzt nur so vor Wundern, Rätseln

und Möglichkeiten. Damit sollten wir uns beschäftigen. Das Universum ist ein magischer Ort voller Raum, Zeit und Potenzial. Ein jeder von uns ist da nur ein Korn Sand am Strand. Wer das für sich erkannt hat, der kann sein Leben jederzeit leichtnehmen, jederzeit loslassen. Gibt ja genug ... Menschen sind nicht gerade Mangelware auf der Erde. Eher Mängelware. Sie verfügen über das smarteste Gehirn im uns bekannten Universum – und beschmutzen es doch durch Fake, Drama, Kommerz und Kompensation, durch stumpfe Kriege und naive Religion.

Was für ein Kindergarten
– und warum das alles?

Weil wir chronisch gestresst sind, überfordert sind, biologisch nicht gemacht sind für dieses Überall, Jederzeit und Vielzuviel der Zuvielisation. Und dann passiert immer das Gleiche: Das Gehirn brennt durch. Der Mensch verfällt auf das Niveau eines Kleinkinds und will nur noch: haben, raffen, fressen, schreien, kämpfen, weglaufen, Mama/Papa (Gott), die Verantwortung abgeben.
Die einzige Lösung: Ausmisten – raus mit dem Müll, mit dem ganzen Bullshit, der Deinen Geist, Deine Energie und Dein Leben vergiftet – und Meditieren. Deine Mitte finden. Deinen inneren Reichtum entfalten. Nicht mehr im Mangel leben – und somit aufhören, den Planeten zu stressen. Dafür schreibe ich dieses Buch – und danke Dir, dass Du es liest.

Keine Sorge, Du musst das alles nicht so stringent sehen oder kannst das auch anders händeln. Ich will Dir nur vermitteln, dass ein gewichtiger Teil meiner Freiheit und Stabilität, meines Reichtums und Glücksgefühls damit einhergeht, dass ich viel weniger bin, habe und mache, als ich könnte.

Ganz im Sinne von Henry David Thoreau, dem Vorreiter des Minimalismus, zu dessen Geburtstag diese 3. Neuauflage veröffentlicht wird:

> *„Der Reichtum eines Menschen bemisst sich an der Zahl der Dinge, auf die er verzichten kann."*

Meditation hat mir dabei geholfen, mich von Müll zu distanzieren und mein Inneres zu ordnen. Es hat mir geholfen zu erkennen, wie groß das Universum ist und wie klein ich bin, wie bedeutungslos ich bin ... und deswegen im Alltag auch nicht über mich nachdenken muss, keinen Besitz brauche, nicht auf Nummer Sicher gehen oder vor-sorgen muss. So wichtig bin ich einfach nicht – nur ein Hund, der am Strand mit den Wellen spielt, eine der unzähligen Fliegen an der Windschutzscheibe des Lebens. Täglich arbeite ich daran, mehr vom Überflüssigen abzustreifen und dem Wesentlichen näher zu kommen – so wie Bruce es uns beigebracht hat:

> *„It's not daily increase but daily decrease.*
> *Hack away the unessential."*

Warum ich all das erzähle?
In vielen meiner, sich selbst quälenden und im Kreis drehenden, Klienten sieht es gänzlich anders aus. Sie haben „intensiven Selftalk", „destruktive Selbstgespräche", „Chaos im Kopf". Derartiges kannte ich nur aus der Teenagerzeit: „Du musst was Besonderes sein", „groß und stark werden", „galaktischen Sex haben" und so weiter ... wovon kleine Jungs halt so träumen.
Als ich tiefer in das Innenleben meiner Klienten eintauchte, wurde klar, dass sie weit krasseren Selftalk hatten und das sogar als (angeblich) Erwachsene:

- *„Du bist nichts. Eine Schande für die Familie.*
- *„Du bist eine Göttin, alle anderen sollen kriechen."*
- *„Du bist zum Kotzen und zu fett."*
- *„Alle hassen Dich, hinter Deinem Rücken lachen sie über Dich."*
- *„Wenn sie so blöd sind und Dir das Geld geben, ist das schon in Ordnung. Sie haben es nicht anders verdient."*
- *„Ritz Dir alles auf, damit sie sehen, wie kaputt Du bist."*
- *„Niemand will Dich."*
- *„Du bist etwas ganz Besonderes, einzigartig. Alle anderen sind Idioten. Sie werden es schon noch erkennen."*
- *„Frauen sind Schmutz, die wollen alle nur Dein Geld. Keine könnte Dich je lieben."*
- *„Männer sind die Pest, sie sind an allem Schuld. Das Patriarchat ist überall und macht mich krank."*
- *„Du verdienst Glück oder Liebe überhaupt nicht."*
- *„Lass Dich von allen ficken, dann werden sie [die Eltern] schon sehen, was sie davon haben."*
- *„Dein Kind wird missgebildet sein, so wie Du."*
- *„Dein Erfolg ist nicht echt. Du bist ein Heuchler, ein Lügner, bald werden sie es erkennen."*
- *„Den Krebs hast Du verdient."*
- *„Ohne den Schnaps bist Du nichts. Er gibt Dir Sicherheit und Kraft."*
- *„Häng Dich auf und sie werden Dich endlich wahrnehmen, ja bewundern."*
- *„Du musst Deinen Mann stehen. Niemand wollte, dass Du ein Mädchen wirst."*

Viele dieser Stimmen kommen direkt aus dem Mund der Eltern (manchmal wird der Ursprung jedoch verdrängt, um das idealisierte Image der geliebten Mutter oder des makellosen Vaters nicht anzukratzen oder die Erzeuger werden komplett dämonisiert, um in der Opferperspektive zu baden). Andere Stimmen kommen aus den Medien, von Dritten oder man hat sie sich selbst eingebrockt – und wenn sie erst einmal da sind und man sie nicht wieder unterbricht, dann nisten sie sich hartnäckig ein. Sie etablieren und wiederholen sich, täglich, stündlich ... ja, mitunter minütlich.
Und das ist erst der Anfang: Nicht wenige meiner Klienten waren innerlich zerrissen, hatten komplett widersprüchliche Stimmen und Tendenzen. Männer forderten absolute Treue – und betrogen ihre Frau: „Für mich gelten andere Regeln." Frauen hielten eifersüchtig an ihrem Partner fest – hassten ihn aber auch: „Dieser Wichser, wehe er fasst eine andere an." Andere wollten zwanghaft abnehmen und diäteten stringent – fraßen sich abends aber wieder voll: „Jetzt ist es eh schon zu spät." Einer wurde Mönch – und berichtete von masochistischen Träumen jede Nacht (was er gesagt hat, zitiere ich lieber nicht).

Kennst Du den Film „Split"? Falls nicht, schau ihn Dir an ... oder auch das Lied „Hi Ren" auf Youtube.

Seit der ersten Woche des Corona-Lockdowns behandle ich solch innerlich zerstrittenen Wesen auch im Rahmen digitaler Coachings/Therapien. Es startete mit einer chinesischen Diamantenhändlerin, die mich für eine ganzheitliche Therapie in Goa gebucht hatte. Ich war da. Sie aber saß in China fest, die Flughäfen waren dicht, die Straßen gesperrt. Doch ihr Leidensdruck war hoch ... und so konnte sie mich dazu überreden, täglich per Telegram mit ihr zu arbeiten. Ich selbst hing dann auch fest, im indischen Lockdown; glücklicherweise nur für ein Jahr. #masala

Im gegenseitigen Austausch (einmal täglich sendete ich Nachrichten, Fragen, Vorschläge, Hausaufgaben, Anmerkungen – und sie hatte 24 Stunden, um darauf zu reagieren) trat hervor, wie viele widersprüchliche, mitunter derbe autoaggressive Stimmen sie in sich hatte. Das pure Chaos ... Da räumten wir auf:

- *brachten den Müll raus #ausmisten*
- *trafen radikale Entscheidungen #kompromisslos*
- *versöhnten sie mit der Vergangenheit #loslassen*
- *verankerten positive Glaubenssätze #perspektive*
- *etablierten konstruktive Gewohnheiten #fitness*
- *definierten sie über innere Werte #selbstbild*
- *stärkten ihre sexuelle Power #polarität*
- *lasen und besprachen Bücher #bildung*
- *ordneten ihre Finanzen #management*
- *planten ihre Zukunft #vision*
- *... und sie lernte meditieren #ommm*

Sobald das geschafft war, regulierte sich alles Weitere wie von selbst. (Denn all die anderen Probleme waren nur Symptome. Symptome verschwinden, wenn man die Ursachen behebt, so wie gammliges Wasser abläuft, sobald man den Stöpsel zieht. Die meisten Menschen, Ärzte, Coaches und Therapeuten rühren aber nur im Schmutzwasser herum, analysieren es, schmeißen Tabletten rein und hängen Duftbäume darüber.)
Sie konnte nun ohne Beißschiene schlafen, die Medikamente absetzen, auswandern, sich mit der Familie aussöhnen und ihr Leben neu ausrichten ... endlich studieren, was sie wollte, wo sie wollte und was ihrer Natur entsprach.
Ich war überrascht, wie gut das funktionierte. All die Jahre zuvor schwor ich auf 1:1 Betreuung im echten Leben. Die umfasst meist aber nur ein bis zwei Wochen – und das ist

mächtig. Noch wirkungsvoller ist jedoch, einen Menschen über mehrere Monate zu begleiten. Die eben besprochenen Punkte lassen sich nicht von heute auf morgen realisieren.

Die oben zitierten Aussagen stammen aus dieser Art der digitalen Therapie. Natürlich treten die wirklich tief liegenden autoaggressiven Gedanken nicht sofort zutage. Sie sind gewohnt, sich zu maskieren und zu verstecken – in Neckereien, freudschen Fehlleistungen, Kompensation und Psychosomatik (später dazu mehr). Doch mit wachsendem Vertrauen und nach ein paar Tagen oder Wochen wagen sie sich hervor und ich darf miterleben, was in anderen Menschen so vorgeht (mitunter die Hölle). Und nun schließen wir den Kreis, zurück zur Meditation: Wer regelmäßig meditiert, in dessen Kopf herrschen fast ausschließlich Ideen und Themen vor (wie Philosophie, Fitness & Physik), dazu Freunde/Familie und ansonsten eine tiefenentspannt wohlwollende Sicht auf das Schöne am Leben und die Welt im Gesamten. Man selbst verkommt zur Randnotiz. Keine Zweifel, keine Selbstgespräche. #zero

Meditieren hat mir genau das ermöglicht. Es hat mir geholfen: meine Natur zu erkennen, die inneren Stimmen zu ordnen, mich von mir selbst zu verabschieden und auf das Wesentliche zu besinnen.

Deswegen fiel es mir leicht, mich von all dem oberflächlichen Schnickschnack zu befreien, von all den kastrierenden und entwürdigenden Kompromissen. Wie Du später noch lesen wirst, habe ich das auf allen Ebenen getan: Besitz – nur falls es sich nicht vermeiden lässt. Drama – nein, danke. Anstrengende Menschen – Adieu. Businessangebote lasse ich links liegen. Mehr Geld würde mich kaum glücklicher machen, mir aber Aufmerksamkeit und Zeit rauben. Social Media – kaum. Lese lieber ein Buch, schaue dabei aus dem Fenster, trinke

Kaffee auf dem Marktplatz oder gehe im Wald spazieren. Und indem ich all das genauso mache – meiner Natur entsprechend, und obwohl die Gesellschaft einem vormacht, ganz andere Dinge seien wichtig #steven –, genau deswegen genieße ich mein Leben: das Forschen, Wachsen, Reisen, Lesen, Lieben, Schreiben, Schlafen, Schmunzeln, Therapieren, Experimentieren und Meditieren.

Ja, für Dich mag etwas ganz anderes richtig sein. Solltest Du aber genau jetzt noch nicht erfüllt, stabil und glücklich sein – dann hast Du es noch nicht gefunden.
Sicher bist Du über zwanzig oder gar vierzig Jahre alt. Und solltest Du Dich – Deine Erfüllung, Natur und Stabilität – noch nicht gefunden haben. Solltest Du Dich selbst noch nicht verwirklicht haben, nicht authentisch sein und im Flow befinden: Was, verdammt noch mal, hast Du dann all die Jahrzehnte über getan?
Vielleicht hast Du noch gar nicht richtig danach gesucht? Womöglich in der falschen Richtung? Nur da draußen, statt in Dir drinnen? Nicht ausreichend darüber meditiert?

Und mit diesen Fragen lasse ich Dich nun allein – in Deiner Mitte. Denn Medi(tation) bezieht sich auf Deine Mitte: das Gehen, Besinnen, Reflektieren in und auf Deine Mitte. Allein so wirst Du zum Medi-Ritter. Lao Tzu begleitet Dich und haucht in Dein Ohr:

„Manifest plainness.
Embrace simplicity.
Reduce selfishness.
Have few desires.“

Nun verstehst Du besser, weshalb Menschen, die keine Stunde am Tag zum Meditieren übrig haben, zwei Stunden meditieren sollen:

Damit sie in dem ganzen Wahnsinn anhalten und erkennen, wie überflüssig all das ist, was ihnen da täglich die Zeit raubt (ja, mitunter sogar die Seele und den Schlaf).

Wer regelmäßig meditiert, der erkennt das, der lässt die Zweifel und Stimmen seiner Prägung und Vergangenheit hinter sich, der spart sich den Stress, der macht weniger, der fabriziert kein Drama, der lässt los und hat die Hände frei. Der entspannt sich, lebt minimalistisch, verdient spielerisch und hat den Großteil des Tages für sich – für sein eigenes Leben und seine Berufung, seiner Natur entsprechend.

Meditation kann Dir all das geben:
Urlaub für die Seele. Entspannung fürs Gehirn.
Und solltest Du keine Zeit dafür haben
– dann mach es täglich.

MEDITATIONS-STRICHLISTE

Schnapp Dir den nächsten Monat, mach einen Strich pro Meditation und addiere die Zeit. Versuche, mindestens 30 Stunden in diesem Monat zu meditieren und schau – was das mit Dir macht.

Monat:

Strichliste:

Zeiten:

Gesamtzahl:

Gesamtzeit:

*„Wer stark, gesund und jung bleiben will, sei mäßig,
übe den Körper, atme reine Luft und heile sein Weh
eher durch Fasten als durch Medikamente."*
Hippokrates von Kos

IN DEINEM KÖRPER

... sammelt sich im Laufe der Jahre viel Müll an. Hast Du hier schon einmal ausgemistet? Weißt Du denn, wie das geht?

Ok, fangen wir mal ganz von hinten an: Weißt Du, warum moderne Menschen schlechter verrotten als andere Lebewesen? Kein Scherz, mit dem Problem schlagen sich so einige Friedhöfe herum.

Die Antwort: Weil Menschen voller Müll sind. Das belastet im Leben und konserviert nach dem Sterben. „Nicht verkehrt“, magst Du nun denken, schließlich will ein jeder von uns etwas hinterlassen. Doch dabei handelt es sich nicht nur um Botox, Silikon und Fett. Ein jeder von uns ist belastet mit schädlichen Molekülen, Organismen und Substanzen:

- Konservierungsstoffe
- Aluminium
- Hormone
- Medikamente
- Mikroplastik
- Farbstoffe
- Würmer, Pilze, Parasiten
- Herbi-, Pesti-, Fungizide
- ... weitere Toxine
- Schwermetalle

Hinzu kommen allerlei Drogen

... aus allerlei Gründen. Sie wirken schnell, putschen auf, machen glücklich und gesellig. Dank ihnen fühlen wir uns wunderbar. Sie lassen uns funktionieren und kaschieren unsere Schwächen. Senken die Hemmschwelle und steigern die Leistungsfähigkeit. Aber wenn sie das machen, tun sie nichts anderes, als dass sie täuschen. Sie täuschen eine Welt vor, die es nicht gibt. So täuschen wir andere, vor allem aber uns selbst. Merk Dir:

- Man ist nicht glücklich, wenn man für das entsprechende Gefühl eine Substanz benötigt.
- Man ist nicht lustig, interessant oder gesellig, wenn man diese Eigenschaften nur durch Hilfsmittel abrufen kann.
- Man ist weder konzentriert noch kreativ, wenn man dafür auf Nikotin, Koffein oder Kokain angewiesen ist.
- Man ist nicht stark und potent, wenn die Leistungsfähigkeit auf Doping oder Viagra zurückzuführen ist.
- Man ist weder stabil noch ausgeglichen, wenn man zum Runterkommen und Schlafen Narkotika (b)raucht.
- Und man ist weder unabhängig noch eigenständig, wenn man das alles nur konsumiert, um mit anderen etwas gemeinsam zu haben.

Merk Dir auch:

- All das kannst Du aber lernen und sein – sobald Du den Müll rausbringst und Deine Hausaufgaben machst.

Je mehr Du Dich

... auf äußere Mittel verlässt, desto abhängiger wirst Du – denn Abhängigkeit fördert Abhängigkeit. Unabhängig geht anders. Ebenso wenig lebst Du gesund, wenn Du Dir industriellen Fertigmüll hinter die Kiemen schiebst. #input #output #kaputt

Ein großes Problem beim Umgang mit unserem Körper besteht in unserer Kurzsichtigkeit. Wir sehen nur die kurzfristigen Auswirkungen und verdrängen die langfristigen Konsequenzen. Nur wenn Du auf Letztere schaust, wirst Du jedoch verstehen, was Deinem Körper schadet und was ihm hilft. Auch wenn das ganz schön nerven und sich uncool anfühlen mag, solltest Du lernen, langfristig zu denken. Frag Dich stets:

Was sind die langfristigen Konsequenzen meines Konsumverhaltens? Wie würden mein Befinden und Aussehen, meine Potenz, Leistungsfähigkeit und Gesundheit sich entwickeln, wenn es zur Norm wird?

Beispiel Anabolika: Kurzfristig macht es Dich groß, stark und geil. Du bist voll im Saft, strotzt nur so vor Kraft und das Testo läuft Dir aus den Ohren.
Genau deswegen aber fährt der Körper die Eigenproduktion herunter – Du selbst wirst dadurch impotenter. Zugleich weißt Du, tief in Dir drinnen, dass all die Power nicht von Dir, sondern aus einer Spritze kommt – was zu mentaler Abhängigkeit, Fragilität und Instabilität führt. Und damit nicht genug: Das Zeug bringt nicht nur Deine Muskeln zum Wachsen, sondern auch die Wahrscheinlichkeit für Krebs, Krankheit, Herzinfarkt, Nierenversagen, Mordgelüste und TOTalausfall.
Tatsächlich sterben Bodybuilder wie die Fliegen. Ich habe Freunde in der Szene und bekomme fast wöchentlich die Todesanzeigen mit. Insbesondere jene, die über die letzten zehn, zwanzig Jahre hochdosiert gestofft haben, posieren auf dünnem Eis.
Dennoch haben viele Angst davor, aufzuhören und abzusetzen. Nicht selten droht der Verlust der Identität, die stark an die eigene Kraft und Muskulösität gekoppelt ist – ganz zu schweigen vom eigenen Einkommen. #sackgasse

„Ok“, magst Du nun sagen, „bei mir ist das nicht so schlimm und ein paar mal wird ja wohl nicht schaden?!“
Ich aber frage Dich: Was auch immer es ist: Vaping, Wein, Viagra, Chips ... Bleibt es denn auch dabei? Hast Du das alles im Griff – oder hat es Dich im Griff?

Brauchst Du es, um abschalten zu können?
Um dem grauen Alltag zu entfliehen?
Um richtig Spaß haben zu können?
Um bessere Leistung zu bringen?
Um andere zu beeindrucken?

Alles verständlich, aber ist das wirklich eine Legitimation, um Deinen Körper vollzumüllen?

Ist nicht das meiste davon eine Form von Verdrängung: Wenn wir abschalten wollen, zur Abwechslung mal Spaß haben und entfliehen wollen, dann sagt uns das nichts anderes, als das wir mit einigen Aspekten unseres Lebens nicht zufrieden sind. Anstatt sie jedoch zu ändern, verdrängen wir sie, indem wir sie uns kurzfristig schön rauchen, saufen, schlucken oder fressen. Da Kurzfristiges jedoch nicht lange währt, machen wir es immer und immer wieder, bis es zur Gewohnheit, zur Sucht verkommt, uns vollständig beherrscht und unseren Körper nachhaltig schädigt, jegliche Entwicklung schon im Keime erstickt und schlussendlich genau das Leben zerstört – das es versüßen sollte.

Dieser Weg ist Müll.
Geh ihn nicht.

Stattdessen: Verändere Dein Leben so, dass Du es nicht mehr zu verdrängen brauchst ... so, dass Du nicht mehr kompensieren willst/musst. Leb gesund. Erkenne die langfristigen Konsequenzen Deines kurzfristigen Handelns.

Bring den Müll raus und lass ihn draußen. Körperhygiene ist nicht nur von außen Pflicht.

Sollte Dir Aufhören schwerfallen, dann stell Dir vor, wohin Sucht Dich im Extrem führen wird:

- *Wenn Du täglich, von früh bis spät, Kaffee trinkst, dann funktionierst Du wie ein Duracellhase. Du kannst wunderbar all Deine seelischen und energetischen Bedürfnisse ignorieren, solch Blödsinn wie Schlaf, Wellness, Liebe, Lesen, Hängematte und Waldspaziergänge. Und eigentlich klappt das ganz gut.*
  Ok, irgendwann wirst Du ausbrennen, kollabieren, ja vielleicht sogar Krebs bekommen, aber das ist in Ordnung. Die Natur holt sich schlicht zurück, was Du Dir und ihr nie gegeben hast: Ruhe. #dieewige
- *Wenn Du täglich rauchst, werden Du und alles um Dich herum entsetzlich stinken. Abstoßend, widerlich, unattraktiv. Vielleicht willst Du das aber auch, Distanz?*
  Deine Lunge ist zugeteert, jeder Atemzug fällt schwer. Dein Körper ist verräuchert, voller Tumore und krank. Operationen, Chemotherapie, Schmerzen und Leid – das sind noch die schönsten Momente für Dich. #hust #röchel #isoliert
- *Wenn Du täglich säufst, bist Du ein erstklassiger Verlierer. Realitätsflüchtling. Du pisst Dich ein, kotzt Dich voll und bekommst keinen klaren Satz mehr heraus. Dein Körper siecht nur noch vor sich hin. Impotent und voller Selbstzweifel gammelst Du rum, redest mit dem Fernseher und erstickst an Deinem Erbrochenen – was jedoch niemanden mehr interessieren wird, weil Du alle in Deinem Leben erfolgreich vergrault hast.*

- *Wenn Du täglich zu viel frisst, wirst Du immer fetter, stinkender, abstoßender. Deine Kleidung passt Dir ebenso wenig wie Du durch die Türe. Also bleibst Du im Bett, asozial, und verwächst mit der Matratze, bis Du an Herzverstopfung oder einem versehentlich inhalierten Mettbrötchen verreckst. Dann müssen sie Dich kotverschmiert per Kran aus dem Zimmer hieven. Weder passt Du in einen Sarg noch ins Krematorium, also landest Du als Sondermüll auf einer Deponie in Bangladesch.*
  Halt stop, doch nicht. Ein Museum für Amerikanische Kultur #oxymoron übernimmt Dich als Exponat. Die Menschheit ist stolz auf Dich.

Das ist natürlich stark untertrieben. In Wirklichkeit ist es viel schlimmer – vor allem für Dich, der Du darunter leiden wirst, und für alle, die Dich dann nicht mehr lieben, und dennoch auf Dich angewiesen sind: Familienmitglieder, Lebenspartner, Kinder. Denen machst Du das Leben zur Hölle – falls sie nicht längst gegangen sind. Vielleicht willst Du das aber auch so?
Hinter jedem chronisch selbstschädigenden Verhalten steckt eine Geschichte, eine Motivation, eine Botschaft, ein (sekundärer Krankheits-)Gewinn. Ist diese Jammerlappen-Geschichte, die Du Dir erzählst, wirklich stärker als Du? ... als das stolze, starke Tier in Dir ... als Dein positiv erhabenes Ich? Oder gehört sie nicht vielmehr auf den Müll?

Differenzieren sollten wir aber auch

Nicht alles ist für jeden schlecht. Ein starker, gesunder Körper verträgt ohne Probleme den ein oder anderen Rausch und Genuss – wenn er nicht zur Routine wird und zur Stärkung, Erforschung oder Entspannung beiträgt. #hormesis #befreiung #psychedelics

Starre Askese ist alles andere als spielerisch und nichts als Zwang, der zu Stress, Kompensation und Missbrauch führt #komasaufen #fressattacke #kirche. Genuss ohne Abhängigkeit ist nicht nur möglich, sondern auch natürlich. Doch Hand auf die Leber:

Schaffst Du das, lieber Leser? Frei von Abhängigkeit?
Kannst Du all Deine Stimulanzien auch von hier auf jetzt entbehren – für Tage, Wochen oder gar Monate?

Falls ja, bist Du frei.
Falls nein, solltest Du etwas ändern.
Falls unsicher: Teste es. #vierwochen

Bei all den niederen Dingen

... sollten wir stets die Fäden in der Hand halten und nicht umgekehrt. Auch sollten wir uns regelmäßig vor Augen führen, dass viele dieser Stimulanzien (Fraß-)Gifte sind. Peitschenhiebe, die unseren Körper aufschrecken lassen. An diesem Schock berauschen wir uns und genießen es, dass unser Körper endlich mal wieder ein Lebenszeichen von sich gibt (und verdrängen, dass er danach umso gestresster ist).
In diesem Moment des Hochgefühls spürst Du einen Bruchteil von dem Potenzial an Lebensgefühl, dass sich Dir eröffnen wird, sobald Du nicht nur den Müll rausbringst, sondern auch holistisch und authentisch wirst. Körper, Leben und Geist zusammenschweißt, und so Deine innere, brach liegende Kraft entfesselst.
Wenn Du bereits diese kleinen, künstlich erzeugten Momente der Leistungsfähigkeit und Lebendigkeit genießt – wäre es nicht wunderbar, wenn Du auch ohne äußere Stimulanzien voller Energie, Kraft und Konzentration wärst? Voller Gelassenheit, Stabilität und Selbstbewusstsein?

Was glaubst Du

… warum äußere Stimulanzien überhaupt in Deinem Körper wirken? Weil wir bereits Rezeptoren für körpereigene Stoffe haben, die denen der Stimulanzien ähneln. Vergleichbare Effekte vermag unser Körper selbst zu produzieren. Er hat genug körpereigene Drogen im Apotheken-Schrank der Botenstoffe. Frag dazu Dr. Josef Zehentbauer oder lies sein Buch über „Körpereigene Drogen“:

> *„Millionen Menschen versuchen, ihre Psyche und ihr Gehirn durch Psychodrogen oder Psychopharmaka zu beeinflussen, nehmen stimulierende Mittel, angstlösende oder bewusstseinserweiternde Drogen, Antidepressiva, Nikotin, Cannabis und Alkohol, Schmerz- und Schlaftabletten.*
> *In aufwendigen Forschungsarbeiten beschäftigt man sich seit langem mit der Frage, wie all diese Psycho-Drogen im menschlichen Gehirn wirken.*
> *Dabei stellte man fest, dass das menschliche Gehirn eigene Psychodrogen herstellt, beispielsweise schmerzstillende, morphinähnliche Stoffe (Endorphine) oder angstlösende, valiumähnliche Substanzen.*
> *Das jüngst entstandene Wissen um die körpereigenen endogenen Drogen ist eine Revolution in der Medizin. Nahezu alle körpereigenen Botenstoffe wurden in den Laboratorien der Pharmaindustrie auf der Suche nach immer neuen und wirksameren Medikamenten als 'Nebenbefunde' entdeckt.*
> *Diese Entdeckungen könnten aber bald zum Schaden der Pharmaindustrie gereichen, da der Mensch in der Lage ist, alle wichtigen Drogen selbständig in seinem Körper herzustellen, und letztendlich auf die Zufuhr exogener Drogen, also auf Medikamente oder auf Rauschdrogen, verzichten kann.*

Der Mensch ist sein eigener Drogenproduzent; er muss nur wieder lernen, wie er bedarfs- und wunschgerecht seine körpereigenen Drogen stimulieren kann. Die Palette von körpereigenen Drogen umfasst antriebssteigernde, antidepressive, schmerzstillende, beruhigende, anxiolytische, sexuell anregende, psychedelische, schläfrig machende oder euphorisierende Drogen. Nachgewiesen sind sogar die Immunabwehr steigernde oder herzstärkende körpereigene Drogen."

Kaum jemand weiß über sein eigenes Rauschpotenzial Bescheid; über das, was Glaube, Hoffnung, Wille, Spiel, Ekstase, Überwindung, Erschöpfung, Entbehrung und Verzweiflung alles aus uns herauskitzeln können.

Liebe Leserin, lieber Leser

... bist Du Dir bewusst, dass Du Deine Apotheke immer dabei hast – sie quasi selbst bist? Da gibt's also auch was ohne ratiopharm. #amarschdieräuber
Nun musst Du nur noch lernen, Deine Botenstoffe zu aktivieren – vom passiven Patienten zum selbstwirksamen Produzenten. Lernen: Konzentration, Kreativität, Heilung, Stärke und weitere nützliche Prozesse gezielt zu aktivieren.

Wie das funktioniert?
Wir sind bereits mittendrin. Der erste und wichtigste Schritt ist, vom Patienten und Konsumenten wieder zum Apotheker zu werden. Das schaffst Du, indem Du machst (was auch Schwerpunkt in LEIDER GEIL, FETT & FAUL ist):

- den Körper begeistern
- das Geistige verkörpern
- die Triebe steuern (das Tier in Dir)

Leider gibt es kaum Literatur zu diesem Thema – keine pragmatisch-sachliche, die nicht mit esoterischem Geschwurbel vermurxt ist. Unsere Gesellschaft befasst sich ebenso wenig damit. Auch die Pharmaindustrie macht keine Forschungsgelder locker. Komisch, dabei will sie uns doch helfen – so wie alle Ärzte, Therapeuten und Krankenhäuser. Sie wollen nur unser Bestes. Leider halten sie unser Geld für das Beste. Deswegen liebe Leserin, lieber Leser, gib nie die Verantwortung für Deine Gesundheit ab – alle anderen haben zuerst andere Prioritäten. Nicht nur Geld, sondern auch Angst.

Viele Ärzte haben Angst

... beschuldigt oder gar verklagt zu werden. Deswegen raten sie fast immer zu Medikamenten und Operationen, selbst wenn die in 8 von 10 Fällen kaum nötig sind. Warum?
Weil sie auf die Schnelle nicht wissen können, bei welchen Fällen Derartiges wirklich notwendig ist. Ressourcen und Zeit für eine umfassende Anamnese und Betreuung fehlen. Also gehen sie lieber auf Nummer Sicher. #gießkanne #dernächste
Hinzu kommt, dass wir in einem kapitalistischen System leben. Ärzte, Kliniken und Pharmafirmen sind Unternehmen. Gesundheit mag ihr Motto sein, Geld verdienen sie aber durch Kranke, vor allem durch chronisch Kranke. Die bringen chronisch Geld. Weil sie (angeblich) für immer krank sind, stetig Behandlungen brauchen und durchgehend auf Medikamente angewiesen sind. Lukrative Symptombehandlungen. Das rechnet sich. Und tatsächlich sind die Zahlen der chronisch Kranken noch nie so hoch gewesen – besonders in Dschörmani.

Die Deutschen sind Operations-Weltmeister

In keinem anderen Land der Welt wird häufiger zum Messer gegriffen (sogar schon in Fußgängerzonen). Der Durchschnittsdeutsche geht pro Jahr zwölfmal zum Arzt – bei mir ist das nicht einmal in zehn Jahren der Fall. Eine regelrechte Epidemie, befeuert durch gesellschaftlichen Niedergang, systemische Probleme, oberflächliche Diagnosen, mangelnde Eigenverantwortung, unzureichende Behandlungen und sinkende Grenzwerte.

Lesetipp: „Die Diagnose-Falle. Wie Gesunde zu Kranken erklärt werden" von Gilbert Welch.

Merke Dir bei jedem medizinischen Schritt: Andere Menschen verkaufen, beraten und behandeln nur – Du musst damit leben. Schlussendlich trägst allein Du die Konsequenzen und allein Du solltest entscheiden. Sei Dir bewusst: Diagnosen sind keine Schicksale. Oft sind es nur Interpretationen, Meinungen. Informiere Dich auch immer selbst. Verstehe das System – das der Medizin und das Deines Körpers, Deiner Gesundheit, Deines Lebens.
Viele Probleme sind systemisch und psychosomatisch bedingt. Versteh den Unterschied zwischen Ursachen- und Symptombehandlung. Hol Dir andere Meinungen ein. Lass Dir nichts aufzwängen. Und dann triff eine fundierte Entscheidung – stets dazu bereit, sie zu überdenken. #eigenverantwortung

Ein schwieriges Thema: Wenig ist anstrengender für einen Arzt als ein Patient mit zusammen gegoogeltem Fehlwissen und Wannabe-Diagnosen. Zeitgleich hat der Fließband-Doktor von heute aber auch nur selten die Zeit und das Verständnis für eine umfassend stichhaltige Anamnese, Diagnose und Therapie, die über Symptombehandlung hinausgeht.

Es sollte mehr Ärzte geben, die sich genau darauf spezialisieren. Selbständig. Hochpreisig. Nur ein Patient pro Tag – aber dafür richtig.
Du magst nun einwenden, dass das ja zu noch mehr Ärztemangel führt. Das ist aber nur von der Tapete bis zur Wand gedacht. Erklärung: Der Mangel ist ein Symptom. Das wahre Problem sind chronisch Kranke, die unentwegt zum Doktor rennen und das System völlig überlasten, weil sie a) zu viel Müll im Leben haben, b) verlernt haben, sich selbst zu heilen und c) sich niemand richtig um sie kümmert – wo wir wieder bei der Lösung wären: entstresste Ärzte, die sich Zeit nehmen und umfassend helfen, statt nur von Symptombehandlung zu Symptombehandlung zu hasten sowie Medikamente und Operationen zu verschreiben, die in Folge nur zu noch mehr Problemen führen. #nebenwirkungen[2]

Das gilt auch für mich

Im Rahmen meiner ganzheitlichen Therapien kümmere ich mich immer nur um einige, wenige Klienten – aber dafür umfassend.
Zugleich tue ich, was möglich ist, um das medizinische System nicht zu überlasten oder meine Ressourcen durch Symptombehandlung zu verschwenden. Deswegen habe ich so gut wie noch nie Medikamente genommen, nicht einmal Kopfschmerztabletten. Einmal Ibuprofen, als Test wie es sich auf Schmerzen auswirkt. Einmal Antibiotikum, nach einer schmutzigen Fleischwunde in einem Drittweltland. Das wars. Auf Betäubungen beim Nähen oder Zahnarzt verzichte ich. Bei Letzterem schaue ich alle drei bis fünf Jahre vorbei.
Auch mehrere mir angeratene Operationen habe ich nicht durchführen lassen (eigentlich alle, abgesehen von einem offenen Armbruch) – und das war richtig so. Von der geplatzten Faszie oder aufgerissenen Bauchwand bis hin zum

durchgerissenen Muskel. Der Körper hat gelernt, damit umzugehen bzw. es wieder so repariert, dass ich wunderbar damit leben und trainieren kann. Irgendwann bin ich nicht einmal mehr zum Arzt gegangen – solange ich nicht hingetragen wurde. Selbst nicht bei einem lädierten Kiefergelenk sowie diversen Brüchen von Rippen, Fingern und Nase (meist vom Kampfsport). Ebenso wenig bei einem Herzinfarkt; wäre auch schwierig gewesen auf über 6.000 Meter Höhe im Himalaya. Das Gewebe ist nun abgestorben, dennoch kein Grund, sich zu sorgen, aufschneiden zu lassen oder ein Leben lang Medikamente zu nehmen.
Ich möchte nicht gesund sterben, sondern nach einem erfüllten Leben – und das hatte ich bereits. So ist, für mich, jeder weitere Tag in diesem unfassbar magischen Universum schlicht ein Bonus, aber kein Muss. Und Sterben ... ist bestimmt auch ganz schön. *Muss man mal gemacht haben.*

Vielen meiner Bekannten und Klienten geht es umgekehrt. Sie nehmen chronisch Medikamente, lassen sich operieren und hasten bei jedem Scheiß zum Arzt. Klammern sich an ihr Leben, sorgen sich vor dem Sensemann und wissen doch kaum etwas mit sich anzufangen.

Entwickelt hat sich diese

... etwas andere Einstellung zur Selbstheilung bereits in meiner Jugend, mit dem Aha-Moment bei den Warzen (siehe vorne im Text) und ein paar Jahre später, als bei mir eine beidseitige Hüftdysplasie mit Arthrose diagnostiziert wurde. Tägliche Schmerzen. Der Onkel Doc meinte, das würde nicht besser werden, Hanteltraining sei Gift, ich solle mich einer Triple-Osteotomie unterziehen lassen oder bräuchte mit dreißig Jahren eine künstliche Hüfte.
Bei der Osteotomie werden einem die Hüftpfannen herausgesägt und in einem anderen Winkel wieder festgeschraubt.

Das hätte mich mit allen Eingriffen und Ruhezeiten für ein knappes Jahr flachgelegt.
Ich hatte damals schon einen belesenen Dickschädel und dachte mir: Die beste Operation ist die, die sich vermeiden lässt; bedankte mich für den Rat, verließ die Arztpraxis und setzte auf meine eigene, damals noch kleine, aber bereits gefestigte Körperweisheit – die da sagt:

Widerstand ist die bessere Medizin

Ich reduzierte das tägliche (eher zum Verschleiß beitragende) Ausdauertraining und konzentrierte mich auf schweres Krafttraining (denn hohe Widerstände stärken nicht nur Muskulatur und Sehnen, sondern auch Knochen, Bänder und Gelenke). Das Ergebnis?

Wenige Monate später war ich komplett schmerzfrei – bis heute ... und ja, ich bin schon über 30.

Versteh mich nicht falsch. Ich bin kein Gegner der Medizin. Ich schätze und respektiere sie. Statt sie zu überlasten und unsere Selbstheilungskraft zu verkennen, sollten wir sie uns jedoch aufsparen für wichtige Fälle wie Splitterbrüche, Ebola und Brust-OPs.

Sich selbst zu heilen

... das liegt in unserer Natur, das wusste bereits der antike Doktor Hippokrates von Kos:

> *„Medicus curat, natura sanat."*
> *(Der Arzt behandelt, die Natur heilt.)*

Viele sind dazu jedoch kaum noch fähig. Der Mensch wird mit fast allem fertig – nur nicht mit einem Selbstbild, in dem

er sich schwach, verletzlich und hilflos glaubt. Wer sich als unmündigen, zur Selbstheilung unfähigen Patienten sieht, der ist ohne Arzt und Medikamente aufgeschmissen.
Wie mächtig der heilende Geist ist, zeigen sog. PLACEBO-OPERATIONEN. Hier werden Patienten scheinbar operiert, tatsächlich aber nur oberflächlich aufgeschnitten und wieder zugenäht. Das lindert ihre Probleme fast ebenso, wie es bei der tatsächlich operierten Vergleichsgruppe der Fall ist – z.B. bei Kniebeschwerden.
Auch in Bezug auf die Heilungschancen durch Rückenoperationen hat sich ergeben, dass die Wahrscheinlichkeit der Heilung durch diese fast ebenso hoch (niedrig) ist wie bei Behandlungen ohne Operation.

Fakt ist: Der Glaube an Heilung vermag Schmerzen zu lindern, Gewebe zu heilen und Schädliches abzubauen. Er ist ein starker, fleisch- und beindurchdringender Befehl, der im ganzen Körper wirksam wird.

Mach Dir das bewusst: Du glaubst an etwas – und es geschieht. Dein Körper realisiert es. Du glaubst, an die Heilkraft eines Dir verabreichten Medikaments und es wirkt (selbst wenn es nur wirkstofflose Zuckerpillen sind).
Wissenschaftler sind sich einig, dass mehr als die Hälfte (wenn nicht der Großteil) des Heileffekts von Medikamenten und Operationen auf den Placebo-Effekt zurückzuführen ist – also auf Dich. Die Macht ist mit Dir – wenn Du daran glaubst.
Es gibt so einige Lesenswürdigkeiten zum Placebo-Effekt. Wer sich dem Thema kritisch nähern möchte, findet bei Howard Spiro und seinem Buch „Placebo. Hoffnung, Heilung, Arzt-Patienten-Beziehung“ eine fundierte Grundlage. Sein Fazit, das ihn selbst überraschte:

„Viele der in der Schulmedizin eingesetzten Verfahren sind nicht besser als Placebos oder haben eine placebo-artige Wirkung. Das heißt, kraft ihrer symbolischen Bedeutung lindern sie Schmerz, Angst oder andere ungute Empfindungen oder verbessern die Wirksamkeit eines anderen Mittels oder Verfahrens."

Der Placebo-Effekt

... wird von der Pharmaindustrie verheimlicht. Auch viele Ärzte und Kliniken wollen nichts davon wissen. Schließlich könnte nichts geschäftsschädigender sein, als sich selbst heilende Menschen und die Erkenntnis, dass die meisten Medikamente und Therapien vor allem deswegen wirken, weil der Patient daran glaubt.

Meist sind die Menschen, die uns am meisten helfen wollen, mit dafür verantwortlich, dass wir verlernen, uns selbst zu helfen. #eltern #lehrer #ärzte

Indem wir unsere Gesundheit in fremde Hände legen, entfremden wir uns von unserer Fähigkeit dazu. Hilflosigkeit fördert Hilflosigkeit. In ernsten Fällen kann diese Entfremdung zum Tod führen. Der Mediziner Bernard Lown beschreibt in seinem Buch „The Lost Art of Healing" einen solchen Fall, bei dem er selbst Zeuge war: Es geht um eine Frau mit geringgradiger Herzinsuffienz, die bei ihrem behandelnden Arzt Dr. Levine, einem bekannten Bostoner Herzspezialisten, wie schon so oft in der Sprechstunde war. Nur an diesem Tag war er in Anwesenheit einiger Studenten. Er verkündete ihnen: *„Diese Frau hat TS"*, und verließ den Raum. Den weiteren Gang der Entwicklung zitiere ich übersetzt direkt aus Lowns Buch:

„Kaum war Dr. Levine aus der Tür, veränderte sich das Betragen von Mrs. S. Sie wirkte ängstlich und rang nach Luft. In ihren Lungen, die wenige Minuten zuvor noch ganz frei gewesen waren, war jetzt feuchtes Knistern zu hören. Ich fragte Mrs. S. nach dem Grund für ihre plötzliche Aufregung. Sie antwortete, Dr. Levine habe gesagt, sie habe TS, und ihres Wissens nach bedeute dies 'terminale Situation', also den Endzustand."

Tatsächlich steht „TS" für „Trikuspidalstenose", was nichts anderes bedeutet als eine chronische Deformation der Herzklappe. Doch die Patientin glaubte an etwas anderes und das führte dazu, dass sie *„noch am gleichen Tag an Herzversagen starb. Bis auf den heutigen Tag lässt mich die Erinnerung an dieses tragische Geschehen erzittern, wenn ich daran denke, welche Macht die Worte eines Arztes haben können"*, beendet Lown seine Betrachtung.
Man fühlt sich an die Worte Norman Cousins erinnert, die dieser in seinem Buch „Anatomy of an Illness: As Perceived by the Patient" formuliert:

„Aus dem Mund eines Arztes können Worte Tore öffnen oder zuschlagen.
Sie können den Weg zur Genesung freimachen oder aber den kranken Menschen in Angst, Abhängigkeit oder Rebellion versetzen. Die richtigen Worte können einem kranken Menschen Kraft geben, seinen Lebenswillen mobilisieren und heroischen Reaktionen den Boden bereiten. Die falschen Worte dagegen können ihn in Verzweiflung stürzen."

Liebe Leserin, lieber Leser, achte stets auf die Wahl Deiner Worte und Gedanken. Miste hier radikal alles aus, was Dich zweifeln lässt, bremst, blockiert und krank macht. Du selbst erschaffst Deine Realität und somit auch Deinen Körper und seinen Zustand – durch Deine Gedanken. #autopoiesis

Du bist – was Du glaubst zu sein

Führe Dir vor Augen, welch krasse Wesensveränderungen Schauspieler für ihre jeweiligen Rollen vornehmen. Sie spielen das nicht nur. Sie sind es, glauben daran, werden zu der jeweiligen Person – und kommen manchmal kaum wieder davon los. #joker
Ähnlich ergeht es Menschen mit einer Multiplen Persönlichkeitsstörung. Auch hier wechseln die Persönlichkeiten mitunter drastisch – inklusive aller Eigenheiten, Stärken, Schwächen und Gebrechen. #split

Warum?
Weil sie daran glauben.

Ebenso drastisch verändern sich manche in Hypnose – wenn der Hypnotiseur es schafft, ihren Glauben an die Realität und sich selbst zu verändern. #ichwolltichwäreinhuhn

Quizfrage: Hast Du all Deine negativen Eigenheiten, Ängste, Sorgen, Schwächen, Blockaden und Gebrechen wirklich – oder nur, weil Du daran glaubst? ... weil Du daran glaubst, so zu sein, wie Du bist?

Du selbst bist der mächtigste Heiler

... in Deinem Leben, Du sovielmitdirselbstredender Leser. Du bist Patient, Arzt und Apotheker in einer Person und fast immer hast Du bereits alles, was Du für ein starkes und gesundes Leben benötigst, bei Dir – in Dir: in Deinen Genen, Nerven, Zellen und Stammzellen. In Deinen Glaubenssätzen, Worten und Gedanken. Dein Körper weiß exakt, wie er zu funktionieren, sich aufzubauen und zu reparieren hat:

- Du hast eine Infektion. Er überwindet sie.
- Du hast eine Fleischwunde. Er repariert sie.
- Du hast einen Knochenbruch. Er lässt den Knochen wieder zusammenwachsen.
- Du hast einen schlechten Haarschnitt, und er lässt ihn wieder herauswachsen.

Gib ihm die entsprechenden Befehle, vertraue darauf, glaube daran. Gib ihm Zeit. Ruhe. Lass ihn machen. Auch generell: Fördere Deine Fähigkeit zur Selbstheilung. Trainiere sie. Sollte die Herausforderung zu komplex und das Problem zu groß sein – dann geh zum Arzt und lass Dir helfen. Das Meiste aber schaffst Du selbst.
Auch bei Kleinigkeiten wie Konzentrationsschwäche, Müdigkeit, Kopfschmerzen und Lethargie liegt die Lösung in Dir selbst – in den Botenstoffen. Sie sind eine mächtige Kommunikationsebene im Menschen. Schalt Dich doch mal ein, lies Bücher darüber und rede ein Wörtchen mit. Dann sparst Du Dir auch so manches Medikament ... wenn nicht alle (und somit die Kosten und Nebenwirkungen).

Das gilt auch für all die Drogen

... Stimulanzien und Genussmittel in Deinem Leben. Ab und an ist in Ordnung – solange Du auch darauf verzichten kannst. Gewohnheitsmäßig solltest Du sie jedoch nie akzeptieren. Erstens reduziert Routine den Genuss. Zweitens überwiegen die langfristig schädlichen Konsequenzen den kurzfristigen Nutzen.

Und solltest Du nicht darauf verzichten können
– dann hast Du ein Problem.

Löse es, schmeiß das Zeug raus. Oder ist so eine kleine schäbige Substanz etwa mächtiger als Du?

#niemals

Beim Essen

... gibt es angeblich viel zu beachten. Manche machen gar eine Wissenschaft daraus. Dabei lässt sich alles Wichtige schnell zusammenfassen:

1. Essen ist wichtiger als Ernährung – also verkompliziere es nicht.
2. Futter so simpel und naturbelassen wie möglich – mach einen Bogen um alles Chemische/Industrielle.

Unser Körper hat es gerne natürlich, seine Gene sind aus der Steinzeit. All die künstlichen Zutaten aus dem Labor liegen nicht in seiner Natur. Kurzfristig mögen sie keinen Schaden anrichten, langfristig sind sie problematisch. Müll für Deinen Körper.
Chemisch gehärtete Fette zum Beispiel, wie wir sie in vielen Lebensmitteln finden (Margarine, Gebäck, Frittierfett, Chips), steigern nachweislich die Krebswahrscheinlichkeit. Der moderne Mensch hat bereits Probleme mit dem Überangebot an natürlichen Fetten. Warum sollten wir ihn zusätzlich mit chemisch veränderten Fetten überlasten, auf die er gar nicht eingestellt ist?
Vergleichbares gilt für all die Geschmacksverstärker, Konservierungsstoffe und Farbstoffe aus der Fabrik. Dabei ist die Vorratskammer von Mutter Natur kunterbunt, lecker und prall gefüllt. Verderblichkeit ist ein Zeichen von Frische, ein Qualitätskriterium – nicht umgekehrt.

Konzentriere Dich auf genau diese naturbelassene Nahrung und lass alles andere im Supermarkt liegen. Lass es dort verrotten, damit die Konzerne weniger davon produzieren.

Wenn ich bei meinen Klienten zuhause mit ausmiste, dann machen wir das auf allen Ebenen. Dabei ist mir aufgefallen, dass Gesundheit und Lebensqualität des Klienten meist stark mit dem Inhalt von Speisekammer und Kühlschrank übereinstimmen. Mitunter ist fast alles davon Müll – voll Zucker, Chemie, kompliziert, industriell produziert – und das landet dann auch in selbigem. Besser, als Zuhause auszumisten, ist jedoch: den Müll, der sich als Essen tarnt, gar nicht erst zu kaufen.

Differenziere beim Einkaufen

... auch wenn Herstellungsprozesse kaum transparent sind. Es ist von Bedeutung, ob Fische mit Fischmehlpellets und Antibiotika vollgestopft sind, ob sie naturnah gezüchtet werden oder aus einem heimischen Gewässer stammen. Es ist von Bedeutung, ob Rinder mit billigem Mastmittel großgezogen oder mit Gras gefüttert werden. Sie weisen dann verschiedene Fettsäureprofile auf. An das vom grasgefütterten Rind sind wir angepasst, es stärkt unseren Körper und seine Gesundheit, das andere kommt in natürlichem Fleisch gar nicht vor und macht langfristig krank, weil unser Körper nicht daran angepasst ist.
Eine art- und bedarfsgerechte Ernährung sollte das Ziel sein. Das gilt auch für die Stufe davor: Was die Tiere gefressen haben, die wir essen, das essen auch wir. Wir sehen es nicht, aber industriell hergestellte Tierprodukte sind Medikamente und Mastmittel in Form von Steaks, Filets, Milch und Eiern. Sie bringen unseren Stoffwechsel durcheinander, stören die Verdauung, machen fett und krank. Iss hier weniger, hochwertiger, selektiver – und im Zweifel: lieber pflanzlich.
Vorsicht auch bei ausländischen Tierprodukten. In Europa ist der Einsatz von Hormonen bei der Tierproduktion verboten; in vielen anderen Ländern nicht. Aus diesen Ländern wandert aber viel auf unseren Teller – und Hormone sind mächtig; unabhängig davon, ob wir sie spritzen oder essen.

Unsere Abwässer und Gewässer sind bereits voll davon, und einmal im Kreislauf der Natur, wird sich vieles davon auch wieder beim Menschen zurückmelden und seinen Körper belasten. Das gilt ebenso für Pestizide, Fungizide, Schwermetalle und Arzneimittelrückstände.

Kritisch zu beäugen

... sind ebenso die Plastikverpackungen mit ihren östrogenähnlichen Weichmachern, in die fast all unser Essen eingeschweißt ist. Der meiste Müll landet verbrannt in der Luft oder woanders auf dem Planeten in den Ökosystemen, verschmutzt dort die Strände, Flüsse und Meere. Recycling ist eine Lüge, funktioniert nicht, hat noch nie funktioniert. Lass Dich nicht blenden. All das ist Dein Planet, unser System und was auch immer wir produzieren, kaufen, konsumieren, wegschmeißen – es landet wieder und wieder in unserem Essen, Leben und Körper. Du, als Konsument, hast nur eine Chance Dich zu schützen:

Meide Plastik wie die Pest. Kaufe große Verpackungen, kaufe ohne Plastikverpackungen, in Glasflaschen, in plastikfreien Geschäften und so weiter.

Bestrafe all die Müll-Konzerne und ihre Produkte, die in übertrieben viel Plastik verpackt werden. All die Süßigkeiten, die in der großen Tüte daherkommen und dann einzeln noch einmal extra verpackt sind. All die Konzerne, die extra große Plastikdosen produzieren, damit sie im Regal größer aussehen, dann aber nur halb gefüllt sind. Die denken wohl sie können uns verarschen. Und solltest Du den Müll wirklich kaufen – dann schaffen sie das auch. Zusammengefasst:

- Konzentrier Dich auf naturbelassene Lebens-Mittel. Das sind Mittel zum Leben, die auch mal gelebt haben (und noch daran erinnern).
- Achte auf Herkunft und Herstellungsprozess.
- Kaufe beim Produzenten Deines Vertrauens, Produkte aus Deiner Umgebung.
- Gib lieber etwas mehr Geld aus, bevor Du Müll in Dich hineinstopfst.
- Bestrafe alle Geschäfte und Konzerne, die Müll produzieren oder in zu viel Müll verpacken und Dich damit verpesten und verarschen wollen.

Viele Gifte

... die wir über die Nahrung aufnehmen, sammeln sich in unserem Körpergewebe. Wer abnimmt oder gar fastet, wird überrascht sein, wie viel Giftstoffe der Körper gespeichert hat. Wie ein schmelzender Gletscher gibt die Fettschicht nach und nach den ganzen Müll ab, der sich über Jahre darin gesammelt hat. #auchbeidir
Die Leber arbeitet hart, wie nach einem durchzechten Wochenende, einem wird übel, die Zähne werden pelzig, die Zunge verfärbt sich und man wird launig. Mitunter fängt man dermaßen zu stinken an, dass sich beim Joggen im Park die Leute nach einem umdrehen – *wie bei einem Klienten von mir.*
Es gibt Fälle von Blutvergiftungen bei besonders verfetteten Patienten im Krankenhaus, die im Koma liegen und künstlich ernährt werden müssen. Dann nehmen sie mitunter zu schnell ab. Nieren und Leber kommen mit dem Entgiften kaum hinterher. Die simple Wahrheit:

Wer sich ernährt wie ein Mülleimer, darf sich nicht wundern, wenn er ebenso aussieht und riecht.

Willst Du wirklich mit so viel Müll im Körper herumlaufen und ständig neuen dazuschütten? Bist Du Dir im Klaren darüber, dass Körper und Geist – und somit Dein gesamtes Leben – stark dadurch belastet werden?
Wo würdest Du mit Deinen Kindern lieber baden? An einem naturbelassenen Strand oder an einer verseuchten Küste? In einem klaren Gebirgsfluss oder in einem verschmutzen Abwasserkanal? Welche dieser Ökosysteme sind wohl gesünder, lebendiger und produktiver? Wofür entscheidest Du Dich?

Und dann mach Dir bewusst, dass Dein Körper auch solch ein Ökosystem ist.

Essen & Ethik

Klingt komisch, passt aber zusammen. Vorab: Ich bin Veganer – jedoch nur zwischen den Mahlzeiten. Ansonsten halte ich es wie Atze Schröder:

> *„Salat wird wesentlich schmackhafter, wenn man ihn kurz vor dem Verzehr durch Gulasch ersetzt.“*

Ich weiß, das MUSS nicht sein. Wir müssen nur sterben. Sterben, Töten, Fressen und Gefressenwerden ist aber völlig natürlich. Teil der Natur, Selektion, Motor der Evolution.

Vielleicht meinst Du: Es gibt keinen moralisch vertretbaren Tierkonsum. Und somit stellst Du Dich über Indianer, Inuit und so ziemlich alle anderen Ureinwohner des Planeten. Sei versichert: deren Moral ist stark und natürlich. Die Natur hat Lebewesen aus Fleisch und Blut geschaffen, damit sie sich jagen und fressen und dadurch gegenseitig ihre Fitness steigern/testen – wodurch die Nährstoffe der Erde auf höhere, komplexere Ebenen gelangen und die einzelnen Spezies sich weiterentwickeln. Das ist Ziel der Evolution: Höherentwicklung, Fitness und Selektion. Ohne das wären wir alle noch Einzeller in der Ursuppe. Es hat also alles seinen Sinn ... oder wie ein Kumpel mal sagte:

> *„Wenn Gott nicht wollte, dass wir Tiere essen, warum hat er sie dann so lecker gemacht?"*

Trotz allem trägt ein jeder von uns Verantwortung: durch sein Kauf- und Konsumverhalten. Wenn Du industriell produzierte Tierprodukte kaufst, dann bezahlst Du womöglich dafür, dass Tiere unnatürlich gehalten, ja mitunter gequält werden – für Dich. Muss nicht sein. Geht auch anders ...
Oder bist Du derart seelisch verkrüppelt, dass Dir das egal ist? Mach Dir bewusst, dass Du darüber entscheidest – über das Leben Tausender Tiere, die nur für Dich produziert oder gar getötet werden. Wie sollen die leben?
Zusammengepfercht, verstümmelt, gehetzt und verängstigt? Frei und naturbelassen? Oder zumindest angemessen gehegt und gepflegt?

Moral ist nicht so Dein Ding?

Ok – Deine Entscheidung. Angeblich ja auch eine Frage des Geldbeutels. Dann sieh es mal von einer anderen, eigennützigeren Perspektive:
Denkst Du, es könnte hochwertige, gesunde Tierprodukte geben, die durch Terror, Stress und Qual entstanden sind? Vollgepumpt mit Hormonen und Medikamenten? Bis zum Erbrechen voller Schmerz, Pein und Angst?
Wenn man es derart drastisch ausdrückt: wahrscheinlich nicht. Dennoch kaufen und konsumieren viele solchen Müll. Warum? Weil sie die Genese (die Entstehung) verdrängen, dazu noch eine schicke Verpackung und ein billiger Preis

#gekauft. Na dann, guten Appetit. Wunder Dich aber nicht, falls Du Dich danach ebenso fühlst – wie Müll.

Merke: Du bekommst nie immer nur das Schnitzel auf den Teller – sondern immer auch seine Geschichte.

In der Wissenschaft komplexer Systeme wird das als PFAD-ABHÄNGIGKEIT bezeichnet. Und die gilt für alles, auch für Eier, Nüsse, Fisch, Käse, Öl, Saft und Gemüse. Alles steckt in fast allem. Alles ist Energie. Alles hat eine Frequenz, ein Gedächtnis, eine Geschichte: wir Menschen (Du, Deine Freunde, Geschäfts- sowie Sexualpartner) und natürlich auch Dein Essen.

Du kannst es nicht sehen, doch Dein Körper, Dein Magen, Darm, Blut und Herz, Deine Zellen und Organe, Deine Spermien oder Oozyten, Dein Gehirn und Dein Hormon- sowie Nervensystem ... all das wird es aufnehmen und sich ebenso fühlen wie das, was Du ihm gibst. Wäre also nicht verkehrt, wenn Du nicht alles und jeden in den Club lässt. Genau dafür hat die Natur Dir Dein Bewusstsein geschenkt: als Türsteher. #nein #dunicht #ausweis #nichtmitdenschuhen #ohhallo #reinmitdir

Grundsatz für alles, immer und überall: Je simpler, reiner und kraftvoller das ist, was Du aufnimmst, desto mehr wirst auch Du Dich so fühlen. Purity is the force. Je mehr Müll Du jedoch hindurchlässt, desto mehr verkommst auch Du dazu: zu einer Müllkippe auf zwei Beinen.

Und das ist klar ersichtlich. Sieh in den Spiegel, schau Dich an, fühl in Dich hinein. Du bist das Ergebnis dessen, was Du in Dein Leben und in Deinen Körper gelassen hast. Schau sie Dir an: Deine Mitmenschen – und Du erkennst sofort, wie es um sie bestellt ist. Nein?

Dann schau genauer hin. Hinter die Fassade, die Kosmetik und Filter, das Blingbling und Gehabe.

Deswegen müssen sich Therapeuten nie Sorgen um ihr Einkommen machen – weil der Bedarf durch die Decke geht. Vom verängstigten Muskelprotz und der sich prostituierenden Fitnessqueen, über den suizidalen Millionär und die verbitterte Geschäftsfrau, bis hin zum alkoholabhängigen Filmstar und der vereinsamten Influencerin mit Hunderttausenden Followern durfte ich schon so einiges erleben. Es werden jährlich mehr. Und sie haben mich davon geheilt, haben mir gezeigt, ja vorgelebt und vorgelitten: was ich alles nicht in meinem Leben will (und damit meine ich nicht nur das Essen). Jedes mal, wenn ich coache und therapiere, trainiert das meinen Türsteher – und das schon seit vielen Jahren. Wie trainierst Du Deinen?

Du bist, was Du isst

Viele glauben, das bezieht sich nur auf die Art des Essens. Nun weißt Du, dass es umfassend gilt, für ...

- die Qualität Deines Essens
- die Art der Herstellung
- die Schadstoffbelastung
- den moralischen Aspekt

Vieles wird dadurch fragwürdig oder gar indiskutabel. Sowohl die energetischen Konsequenzen als auch die umweltbedingten oder moralischen Kosten sind zu hoch – wie bei industriellem Fischfang, Palmölplantagen und Mastbetrieben. Die zugehörigen Produkte musst Du aber erst einmal erkennen – und deswegen ist es so schwer, hier radikal zu sein. Also halte die Augen offen und lerne zu differenzieren. Lass Dich aber auch nicht von Essens-Fundamentalisten aufhetzen (oder abschrecken). Wichtig ist der Prozess:

- Informieren, was fragwürdig/indiskutabel ist,
- mehr Verantwortung übernehmen,
- zunehmend selektiver kaufen und ...
- immer weniger Müll konsumieren.

Müll im Kopf

... haben all jene, die derart werteloses Business betreiben. Regenwaldvernichter, Ozeanzerstörer, Zwangsstopfer oder auch jene, die Haien am lebendigen Leib die Flossen abschneiden und sie dann wieder schwimmunfähig zurück ins Meer werfen, wo sie dann elendig am Grund verrecken. Kennst Du das Talionsprinzip? Das wäre hier angebracht, ist sowas wie Karma – nur menschengemacht. Menschen richten aber schon genug an ... Und weißt Du, wer kaum besser ist? Der, der all das weiß und dennoch dafür zahlt. Der, der hier gierig oder billig kauft und damit beweist, wie aufgebläht sein Ego, wie niedrig sein Anspruch und wie billig seine Seele sind. Er ist es, der die Nachfrage schafft. Und ich möchte, dass Du Dir dessen bewusst bist und im Falle des Falles Dein Verhalten änderst.

Dein Geist, Dein Körper, Dein Konsum, Dein Planet
– Deine Verantwortung.

Über die Seele

... lässt sich viel philosophieren, doch wenig stichhaltig sagen. Was ist denn die Seele? Was verstehst Du darunter?

Halt Stop. Bevor Du weiterliest, mach Dir bitte selbst ein paar Gedanken dazu. Notier gerne im Weißraum der nächsten Seite ein paar Stichworte dazu ... Bleibt auch unter uns.

Pour moi ist „Seele“ ein Sammelbegriff für ein gutes Herz, für reine Energie, Liebe, Vertrauen und die spirituelle Verbindung mit jedem einzelnen Lebewesen und dem gesamten Universum.
Je mehr, besser und reiner Du Deine Seele fütterst, desto stabiler, vertrauensvoller und erfüllter wirst Du leben. Fühlst Du Dich jedoch verängstigt, einsam, minderwertig und fragil – dann ist Deine Seele womöglich voller Müll. Kein Wunder ... befinden wir uns doch inmitten der größten Müllgesellschaft, die je auf Erden gewütet hat. Rein wie der Straßenstrich, tiefgründig wie TikTok und fake-spirituell, dass es zum Himmel stinkt. *Notiz an mich: Irgendwann ein Kapitel (oder Artikel) über Ausmisten in der Seele schreiben.*
Generell sollten wir also auf seelische Reinheit achten – jederzeit und überall. Natürlich auch beim Essen: entweder ganz auf Fleisch verzichten oder zumindest auf würdevolle/natürliche Lebensumstände der Tiere schauen. Massentierhaltung, Billigproduktion und Quälerei sind unter allen Umständen zu verurteilen und durch selektiven Kauf des Konsumenten zu eliminieren. Damit bist Du gemeint.

Warum?
Weil Du es Dir wert bist.

Für mich ist das einfacher: Ich kaufe eigentlich nie Lebensmittel – abgesehen von Snacks wie Kefir, Käse, Nüssen und Früchten. Hab ja auch keine Küche.
Falls das bei Dir ähnlich ist, dann liegt unsere Verantwortung in der Wahl des richtigen Restaurants. Nicht immer einfach, aber machbar. Vor allem sollte es einfach fallen, die Extreme zu meiden: all die Instant-Fastfood-Ketten, Billig-Ramsch-Läden und Frittierbuden mit Megaportionen, Sonderangeboten und Massenabfertigung. #mahlzeit

Kosmetik & Hygiene

Wenn Du ein reines Leben führen willst, solltest Du vor allem bei Deinem Körper damit beginnen. Körperhygiene ist nicht nur für das Äußere von Bedeutung, sondern für unser ganzes Leben. Was viele nicht wissen: Hygiene findet vor allem im Inneren statt – selbst für die äußere Erscheinung. Gesundheit und Schönheit gehen durch den Magen. Die Vitamine, Kräuter und Fruchtextrakte in den Kosmetikprodukten sollten wir uns lieber aufs Brot schmieren, anstatt auf tote Zellschichten und Hornfäden. Ich kenne wunderschöne Menschen, Frauen und Männer, die fast gänzlich ohne Kosmetikprodukte leben. Seife, Zahnpasta, vielleicht mal ein Deo. Ich selbst nutze tatsächlich nur die Zahnpasta, schwitze täglich beim Training (das reinigt die Poren) und dusche häufig. Alles Kosmetische, das ich besitze:

- elektrischer Haarschneider
- Zahnbürste und -pasta
- Nagelknipser

Mehr brauche ich nicht, denn der Körper produziert seine eigene Kosmetik – so wie jedes andere Tier auch. Sind gesunde Tiere im Naturzustand nicht würdevoll, anmutig und schön? All die Katzen, Tiger, Haie, Schlangen, Lachse und Adler?

Mit Menschen ist es kaum anders.

Schon einmal einen Tiger oder Adler gesehen, der sich schminkt, stundenlang im Spiegel betrachtet, mit Schmuck behängt und parfümiert?

Stell es Dir vor ...
Was fühlst Du dabei?

Nun erinnere Dich

... an die paar Sachen, die ich nutze. Dann schau in Deinen Kulturbeutel oder Badezimmerschrank und vergleich das mit dem (mitunter hochpreisigen) Müll, der sich dort türmt. Ja, versuch Dir einzureden, dass Du das alles brauchst. Und klar, das ist auch geschlechtsabhängig. Frauen „brauchen“ weit mehr und das Thema kann schnell emotional werden. Vor allem auch, weil viele Menschen sich innen (seelisch, energetisch, mental) unattraktiv oder gar schmutzig fühlen und so von außen aufwerten wollen – was eine Stufe weiter dann auch zu den entsprechenden Schönheits-Operationen führt. Aber ist das noch echt? Gesund? Natürlich? Authentisch? #deineentscheidung
Falls es nicht anders geht, dann sei zumindest selektiv. Achte auf Naturnahes, Hochwertiges. Scheiß auf den ganzen Müll, der ...

- blutverschmiert ist (Tierversuche)
- Dein Hormonsystem verwirrt (Phytoöstrogene)
- Dein Nervensystem blockiert (Botenstoffe)
- Deinen Körper vergiftet (Chemie)
- Deinen Geruch verfremdet (Sexualität)

Körpergeruch?

Lass Dir nie einreden, dass Du stinkst. Ok, das tust Du vielleicht, aber auch nur, weil Du krank oder gestresst bist. Oder weil Du zu fett bist, mit Schadstoffen belastet. Auch wenn Du unglücklich, unzufrieden bist, mit Dir und Deinem Leben, wenn es Dir wortwörtlich stinkt – dann tut das auch Dein Körper. Ich habe das schon bei diversen Klienten erlebt. Körpergeruch ist aber nicht Dein Feind. Er ist mächtig, ehrlich, ein Symptom, ein Maßstab.

Ignorier und kaschier ihn nicht. Nein, nimm ihn an. Nimm wahr, was da los ist und dann:

Räum auf in Deinem Leben – in Deinem Geist, Körper und auch auf allen anderen Ebenen – und Du wirst sehen: Du wirst anfangen, wunderbar gesund, ausgeglichen dominant/ verführerisch zu riechen, zu duften. Es gibt keine schönere Kosmetik im Leben als Seelenfrieden. Und Deine Haut, Dein Geruch ist der Spiegel Deines Lifestyles, Deiner Ernährung, Deiner Zufriedenheit, Deiner Seele.

Alles andere, von außen, ist nicht authentisch, nicht echt, schlicht Symptombehandlung. Das kommt nun auf den Prüfstand. Du musst nicht so spartanisch sein wie ich. Bei mir gehört es schlicht zur Lebenseinstellung: maskulin, minimalistisch, pragmatisch. Wer sich am Tag länger als drei Minuten im Spiegel anschaut und dabei nicht trainiert, rasiert oder die Zähne putzt, fällt bei mir in die Kategorie Frau oder ist schwul. Und das ist völlig in Ordnung. Jeder entscheidet selbst, ob er zum schönen Geschlecht zählen will.
Männlichkeit ist aber, glücklicherweise, kein Schönheitswettbewerb, sondern primär eine Frage des Charakters. Und Charakter bedeutet: authentisch zu sein. Auf Überflüssiges, Kaschierendes, Minderwertiges verzichten zu können. Also spar Dir die oberflächliche Schönheitskur. Schmier Dich nicht damit voll. Schmeiß den Scheiß weg. Kauf ihn nicht mehr. Frag Dich:

Fühle ich mich wirklich so unattraktiv, dass ich das alles brauche? Muss ich mich künstlich aufhübschen? Was davon ist noch natürlich? Was Kompensation? Was hilft mir wirklich? Was tut nur so?

Das soll keine Hetze gegen sich schminkende Frauen sein. Erstens geht das auch klar an die Männerwelt und zweitens ist es ein Aufruf zu Selbstvertrauen, Ganzheitlichkeit und natürlicher Schönheit. Es gibt nichts Authentischeres und Attraktiveres als eine natürlich schöne Frau. Selbst wenn sie Kosmetik nutzt, dann weiß sie diese stilvoll und dezent einzusetzen. Lippenstift, Lidschatten, Shampoo & Co sind bedacht ausgewählt, naturnah und von hoher Qualität.
Ich habe das schon bei vielen Klientinnen erlebt: Je größer die Selbstzweifel, desto dicker die Schminke, länger die Extensions und krasser die Filter. Geradezu revolutionär kann sich all das wandeln, wenn im Leben ausgemistet wird und in Folge Klarheit, Leichtigkeit und Stabilität Einzug halten. Das strahlt nach außen und sorgt für wahrhaft authentische Schönheit: simpel, natürlich, echt. #attraktiv

Mikroplastik, Schwermetalle & Co

Schadstoffe sind überall. Wir alle sind damit belastet. Bisphenol XY aufgelöst, Aluminium, Quecksilber und so weiter. Die Liste ist lang. Sie kommen über Kleidung, Kosmetik und das Essen. Über ...

- Duschgel
- Shampoo
- Peelings
- Zahnpasta
- Lippenstift
- Foundation
- Sonnenschutz
- Haarspray
- Deodorant
- Rasiercreme
- Verhütungsmittel

- Medikamente
- Waschmittel
- Billigklamotten
- Funktionskleidung
- künstliche Getränke
- (Leitungs-)Wasser
- industrielle Lebensmittel
- ... und deren Verpackungen

Die Liste ist längst nicht vollständig, aber sie gibt Dir einen Geschmack. Was dann passiert?
Der Müll reichert sich im Körper an und bleibt nicht selten dort: in Deinem Gehirn, im Körperfett und den Organen. Viel wurde darüber geschrieben. Auch bei Youtube gibt es informative Dokumentationen. Schau mal rein. Schadstoffe vergiften Dich, kastrieren Dich und belasten Dich. Sie provozieren Krebs, erschöpfen Dich, stören Deine Konzentrationsfähigkeit, Deine Leistungsfähigkeit und vieles mehr.
Einige davon kannst Du testen lassen. Du kannst sie ausleiten (lassen) und vor allem solltest Du sie vermeiden, wo es nur geht. Vermeide sie überall: im Wasser, in der Kleidung, in der Kosmetik, beim Essen ...

Der beste Weg, um all das loszuwerden: Fasten.
Kostet nicht nur nichts. Spart sogar Zeit, Geld und Energie.

Was da passiert?
Während des kalorischen Verzichts baut der Körper primär Überflüssiges, Krankes, Schwaches und Schädliches ab – sowohl im Körperfett als auch in den Arterien und in vielen weiteren Strukturen. In Zeiten des Überflusses eine mehr als nur förderliche und völlig natürliche, aber viel zu seltene Intervention.

SCHRITT NUMMER ZWEI

Verzichte auf Schädliches, Künstliches, Chemisches, Industrielles. Miste bereits im Einkaufskorb aus. Bring den Müll gar nicht erst zur Kasse. Und was Du schon zuhause hast, in Kühlschrank und Vorratskammer, das fliegt raus. Schmeiß es weg, verschenke oder spende es. Fokussier Dich auf simple, naturbelassene Lebensmittel:

- Gemüse
- Pilze
- Hülsenfrüchte
- Nüsse
- Obst
- Fisch
- Fleisch
- Eier
- Meeresfrüchte
- Milchprodukte

Je nachdem, was Dir schmeckt und was Du verträgst. Würze mit Gewürzen und nicht mit Fertigsoßen, Ketchup und Geschmacksverstärkern. Trink pures/gefiltertes Wasser (das beste Getränk der Welt), frische Säfte, selbstgemachte Smoothies und verschiedene Tees. Ich liebe Tee. Nichts ist schlichter, gesünder, günstiger und minimalistischer. Süße mit Honig oder Zimt – falls überhaupt. Kaffee? – Zum Genuss ok, aber maßvoll und möglichst nicht nach 15 Uhr. #schlafhygiene

Verzichte ab und an komplett: Lass die ein oder andere Mahlzeit ausfallen. Genieß den Hunger. Er ist das Gefühl, das entsteht, wenn Dein Körper sich reinigt. Darüber hinaus: Such Dir eine ruhige Woche und mach eine Fastenkur.

Lies Dich vorher ein und dann reinige Dich von innen nach außen – im Zweifel begleitet.
Eine Fastenwoche ist auch der perfekte Moment, um mit den eigenen Süchten ins Gericht zu gehen ... um endlich mit dem Kiffen, Rauchen, Saufen o.ä. aufzuhören. Alles, was wir dem Körper kurzfristig abnötigen, das holt er sich langfristig zurück. Jedes künstliche Hoch sorgt für ein natürliches Tief ... und so zementiert sich die Abwärtsspirale der Sucht. Raus da – aber schnell. Spreng sie. Du bist stärker!
Und über das Ausmisten in Deinem Kulturbeutel und Badezimmerschrank ist alles gesagt. Schau Dir, ebenso wie bei den Lebensmitteln, einfach mal die Inhaltsangaben an und frag Dich, ob Du das alles im Körper haben willst. Deine Poren sind sperrangelweit offen. Sie absorbieren fast alles und integrieren es in Deinen Körper. Für Tattoos gilt das Gleiche – aber da bin ich selbst nicht ganz unbelastet. Wie dem auch sei: Was Du daraus machst, ist Deine Sache. Im Zweifel: dagegen.

LESETIPPS

- Hellmut Lützner: „Wie neugeboren durch Fasten“
- Allen Carr: „Endlich Nichtraucher“
- „Plastiksparbuch“ vom smarticular Verlag
- Jund & Heufeld: Das 1x1 der Prävention

„Wie zahlreich sind doch die Dinge,
derer ich nicht bedarf!“
Sokrates

IN DEINEM BESITZ

... hat sich so viel Müll angesammelt, dass man ihn kaum noch überschauen kann. Das ist die Norm in unserer Gesellschaft. Besitz ist die größte Kompensationskeule, der ein Mensch zum Opfer fallen kann.
Wir definieren uns über unseren Besitz, unsere Autos, Häuser, Fernseher, Andenken und Klamotten. Verschanzen uns dahinter und fühlen uns sicher. Viele wollen sogar ihre Partner besitzen. Und andere Menschen bewerten wir ebenfalls über ihren Besitz – aber all das ist nur im Außen. Miyamoto Musashi, der wohl legendärste aller Samurai, erteilt dem eine klare Absage:

> *„There is nothing outside of yourself that can ever enable you to get better, stronger, richer, quicker or smarter. Everything is within. Everything exists. Seek nothing outside of yourself."*

Musashi

... wurde in eine berühmte Samurai-Familie hineingeboren. Doch er zog es vor, seinen eigenen Weg zu gehen. Mit 16 Jahren verließ er sein Zuhause, entledigte sich seines Besitzes und ging auf Wanderschaft, auf der Suche nach sich selbst. Als RONIN (herrenloser Samurai) zog er durch Japan. So musste er niemandem dienen und war auch nicht mehr an die Regeln und Vorschriften seines Clans gebunden. Dieser Minimalismus und diese Freiheit, in Kombination mit seinem scharfen Verstand und seiner Kompromisslosigkeit, ermöglichten es ihm, seinen „Weg des Schwertes" zu entwickeln und vervollkommnen. Angeblich 60 Duelle (meist bis zum Tod) soll er ungeschlagen gemeistert haben, das erste mit 13 Jahren. Nach den wilden Jahren widmete er sich zusehends dem Schreiben und der Kunst, der Kalligrafie (im

feudalen Japan auch als SHODO bezeichnet). Diese hohe Kunstform war eng mit der Philosophie und dem spirituellen Leben der Samurai verbunden. Das damit zusammenhängende Prinzip BUNBU ICHI bedeutet soviel wie: Feder und Schwert in Einklang. Es soll vermitteln, dass Kunst und Kampf einander bedingen, und dass nur ein großer Künstler auch ein großer Kämpfer sein kann – und umgekehrt. Heißt ja auch Kampf-Kunst und nicht Kampfstumpf. Es geht somit um Ästhetik und Effizienz, um Stil – worum sich auch dieses Buch dreht.
Nur wer im Kampf, wie auch im Leben, seinen ganz eigenen Stil entwickelt ... einen Stil im Einklang mit der eigenen Natur, ästhetisch und effizient ... nur der wird auch darin triumphieren und Erfüllung finden. Kämpfen und Leben, das ist somit wie Tanzen – eine Kunst. Treffend dazu Helena Bonham Carter:

> *"I think evertyhing in life is art. What you do. How you dress. The way you love someone, and how you talk. Your smile and personality. What you believe in, and all your dreams. The way you drink your tea. How you decorate your home. Or party. Your grocery list. The food you make. How your writing looks. And the way you feel. Life is art."*

Frage an Dich: Wie sehr tanzt Du durch das Leben? Ähnelt Dein Leben einem Tanz? Oder bist Du womöglich aus dem Takt geraten: fliehst vor Deiner eigenen Stärke, Individualität und Kreativität #flight, drehst Dich deswegen nur im Kreis und bist in starren Routinen gefangen? Vielleicht bist Du auch chronisch am hustlen und hetzt Dich ab? #fight Dann gleicht es wohl eher einem epileptischen Anfall. Oder Du klammerst Dich irgendwo fest und bist erstarrt. #freeze

Das sind alles Erscheinungen einer chronisch festgefahrenen Stressreaktion Deines Nervensystems. Wie man sich daraus befreit, ist Thema meines kommenden Buches über den therapeutischen Wert des Chaos.

Musashis Schriften sind bis heute wegweisend für Schwertkämpfer und Kampfkünstler rund um die Welt. Am berühmtesten ist sein „Buch der fünf Ringe“. Sehenswert dazu ist der Film „Ghost Dog – Der Weg des Samurai“ mit Forest Whitaker. Und zur Lektüre über sein Leben möchte ich Dir den historischen Roman „Musashi“ von Eiji Yoshikawa ans Herz legen – eines der wenigen Bücher, die ich mehrfach gelesen habe.

Der von ihm gewählte Weg war auch schon immer der meine – noch bevor ich klar denken konnte. Mit vier Jahren überredete ich meine Eltern, mich im Dojo anzumelden. Kampfkunst, Minimalismus, Meditation, Schreiben und Philosophie liegen mir irgendwie im Blut („irgendwie“, weil es für mich nichts Schöneres/Faszinierenderes gibt, sich aber sonst niemand in der Familie dafür interessiert). Bereits in jungen Jahren lernte ich Judo, Karate, Boxen und Kickboxen sowie den Umgang mit Balisong, Tonfa und Nunchakus. Übte mich in Kendo, Tai Chi und Qi Gong. Während meines Studiums bin ich einer schlagenden Verbindung beigetreten, primär wegen des scharfen Fechtens. Schnell wurde ich dort zum Trainer/Lehrer und blieb es für einige Jahre. Danach verbrachte ich mehrfach Monate in Israel, um Krav Maga zu lernen, und in Thailand, wegen des Thai Boxens. Nun lebe ich frei, auf Wanderschaft, ohne Besitz, schreibe Bücher. Bruce Lee lebte übrigens ähnlich, widmete sein Leben der Kampfkunst, war Minimalist, liebte das Lesen und studierte Philosophie.

Ich selbst bin gegen all diese Meister nur ein stümperhafter Amateur und das Kämpfen gegen Menschen interessiert mich wenig – die Prinzipien dahinter jedoch umso mehr. Sie wirken brachial, radikal und effizient, und das nicht nur im Kampf. Sie helfen das Leben insgesamt zu meistern. Helfen beim Überwinden und Zerschlagen von Widerständen und Blockaden. Strategisch und systemisch durchdacht erwächst daraus eine Art PHILOSOPHISCH-THERAPEUTISCHES KUNG FU. Dabei kämpft man nicht gegen andere, sondern gegen sich selbst – gegen die eigenen Ängste, Schwächen und all den Müll, der einen sonst noch kastriert.
Der Kampf zwischen Menschen ist nur ein Symptom. Die wahren Feinde sind in uns drin: Angst, Hass, Gier, Neid, Eifersucht, Frust ... gefühlte Minderwertigkeit. Das sind die energetisch-emotionalen Dämonen, die uns stressen und überhaupt erst gegen andere kämpfen lassen. KinderKrankheiten wie Krieg, Konsum, Kompensation und Konkurrenz sind somit keine ursächlichen Probleme. Es sind Konsequenzen/Symptome, und die schreien:

- *„Dir werd ich's zeigen."*
- *„Das gehört mir."*
- *„Ich bin viel größer/mächtiger/erfolgreicher."*
- *„Bin schöner und perfekter."*
- *„Dir darf es nicht besser gehen"*
- *„Mein Wohlstand ist wichtiger."*
- *„Mein Glaube ist der einzig wahre."*
- *„Ich bin besser als Du"*
- *„Mein Volk ist besser als Deins."*
- *„Ich will alles haben."*
- *„Muss alles besitzen."*
- *„Du darfst es mir nicht wegnehmen."*
- *„Ich mach Dich platt."*
- *„Ällabätsch."*

Was für ein Kinderkarten. In Wirklichkeit sind das aber nur Angst, Mangel, Mimimi und gefühlte Minderwertigkeit. Wer sich davon befreit, wird merken:

- *dass wir alle im selben Boot sitzen*
- *dass Menschheit nicht Konkurrenz, sondern Teamsport ist*
- *dass nicht mehr, sondern weniger glücklich macht*
- *dass Raubbau, Überproduktion und Konsum Sackgassen sind*
- *dass es völlig in Ordnung ist, wenn andere besser, schöner, stärker oder erfolgreicher sind*
- *dass Überbevölkerung, naive Religion und Migration abnehmen, je aufgeklärter, erfüllter und gebildeter die Menschen sind*
- *dass all der Stress überflüssig ist – sobald wir (an)erkennen, wie unbedeutend und überflüssig wir Einzelwesen sind*
- *und dass es nicht darum geht, uns selbst aufzugeilen, aufzubrezeln und aufzuwerten, indem wir andere stressen, bekriegen und unterbuttern – sondern darum: als Menschheit insgesamt zu reifen*

Im Prinzip ist unsere Zuvielisation aktuell derart krank und kaputt, weil die meisten Menschen noch in Angst, Stress, Mangel und gefühlter Minderwertigkeit feststecken. Deswegen produzieren, (ver)kaufen und horten sie Müll. Ja, sie arbeiten, hustlen, stressen und kämpfen sogar für mehr ... für noch mehr Müll – wie ein Heroinabhängiger auf dem Straßenstrich. Ohne zu merken, dass dieses NOCH MEHR WOLLEN ihnen nicht hilft, sondern nur noch kaputter macht.
Manche arbeiten sogar nachts und am Wochenende, vernachlässigen dafür ihre Bildung, Balance, Gesundheit oder Familie. Fühlen sich so arm und leer, dass sie fast alles tun:

für ihre Droge „mehr". Beschmutzen ihr Ansehen und Selbstbild, ihre Prinzipien und Werte. Biedern sich an. Verkaufen und verhuren sich. Und wofür das alles? Für ein MEHR, dass ihnen ÜBERHAUPT NICHT weiterhilft. Warum nicht?

Weil ihr „zu wenig", überhaupt nicht existiert. Nur Einbildung ist. Es ist eine eingebildete Mangelkrankheit, auf einem Planeten, der vor Überfluss nur so strotzt.

Jedem von uns geht es heute besser als damaligen Fürsten und Königen. Wir haben Bücher, Fernseher, Internet, Supermärkte, Essen aus aller Welt, Kühlschränke, Heizungen, Autos, Flugzeuge, Krankenhäuser, Vibratoren, Klimaanlagen ... und doch tun wir so als hätten wir die Krätze. Und doch stresst auch DU Dich wegen „mehr". Oder etwa nicht?
Fakt ist: Wer es heute nicht schafft, glücklich und erfüllt zu sein, in all diesem technischen Fortschritt und materiellen Überfluss, auf diesem unfassbar schönen Planeten, in diesem unermesslich magischen Universum – der hat einen gehörigen Sockenschuss. Der ist krank. Verliert sich im Mangel, verrennt sich in Konkurrenz, Krieg und Konsum.
Und warum? Weil er zu viel Müll im Kopf hat, im Körper, den Medien, im Sozialen, ja überhaupt im Leben. Und dieser Müll hypnotisiert Dich – er redet Dir ein: noch mehr Müll ist noch besser.
*Wenn Du das so klar ausformuliert liest, ist natürlich klar, dass das Blödsinn ist. Doch in Wirklichkeit, in der Welt da draußen, da kostümiert sich der Müll, da tut er so, als wäre er die Lösung. Ist ja auch cool, mehr zu haben ... mehr als die anderen ... mehr Autos, Schuhe, Handtaschen, Macht, Follower, Zimmer, Häuser, Reisen, Partys, Luxus, Einkommen *wooaaahh*.*

Siehst Du, und schon sieht der Müll
gleich viel besser aus, oder?

So wie Heroin für den Süchtigen ja auch keine körper-, geist- und existenzzersetzende Müllsubstanz ist, sondern: Wärme, Geborgenheit, Zuspruch, Glück, Erfolg, Erfüllung, Ekstase, Orgasmus und Liebe.
Ich hab's mal probiert (geraucht, als Experiment); und ja, es fühlt sich genau so an. Mega erfüllend – aber halt auch nur fake. Und ich frage mich, ob Du Dich ebenso fühlst/fühlen willst, wenn Du Dich nach MEHR verzehrst ... sollte das noch der Fall sein ... solltest Du tatsächlich noch derart im Mangel leben – mitten im Überfluss. Dann möchte ich jetzt, genau jetzt, dass Du Dir bewusst machst, dass Du vom Müll hypnotisiert bist – wie der Straßenstricher vom Heroin. Dein Mangel ist nur eingebildet. Ebenso wie die Geschichte vom „Ich brauch nur noch ein bisschen mehr", „Nur dieses eine mal noch", „Nur das will ich noch erreichen und dann ..." Ja, ne, is klar. Das erzählen mir sowohl Bürgergeld-Empfänger als auch Millionäre. Und sie alle sind krank ... instabil, orientierungslos, einsam, verängstigt, gefühlt minderwertig. Mangel ist nur selten real – fast immer (vor allem in unseren Breiten) ist er eine Krankheit. Und sich derartige Geschichten zu erzählen, ist ein klares Symptom. Zeigst Du es etwa nicht?
Sieh doch hin: Wir schwimmen im Überfluss, ertrinken regelrecht darin. Fast alle Menschen in der modernen Welt sterben an Zuvielisationskrankheiten – an Verfettung, Diabetes, Herzinfarkt, Krebs, Selbstmord, Schlaganfall. Sag mir: Wie viele in Deinem Bekanntenkreis sind an derartigen Gründen verstorben? Und nun sag mir, wie viele kennst Du, die verhungert sind? Die erfroren sind? Gestorben sind, weil sie zu wenig Luxus, Besitz, Erfolg oder Follower hatten?
Nun öffne Deine Augen, SIEH HIN, und sei Dir bewusst, dass Du alles Wichtige zum Glücklichsein, zu Erfüllung und Stabilität bereits bist und hast. Dass MEHR nicht die Lösung, sondern das Problem ist: eine Krankheit, eine Sucht, eine ängst-

liche Flucht vor Dir selbst, vor der Realität und der schier unerträglichen Leichtigkeit des Seins. Dass dieses MEHR sich als BESSER kostümiert – wie Heroin. In Wirklichkeit jedoch IST MEHR FAST IMMER MÜLL. Also Schluss damit ... und raus damit! Alles andere wird dann ganz einfach, oder wie Gandhi es formuliert hat:

> *„Die Welt hat genug für jedermanns Bedürfnisse, aber nicht für jedermanns Gier."*

Ok, nun habe ich etwas weit ausgeholt. Mir war aber wichtig, Dir zu vermitteln:

- *warum ich Kampfkunst & Minimalismus liebe*
- *was ich unter Philosophischem Kung Fu verstehe*
- *was mein therapeutischer Ansatz dabei ist*
- *warum ich Anti-Performance Coachings betreibe*
- *und warum ich dieses Buch (neu) schreibe*

All das hat ein leicht anderes Ziel als das aus Kino und Youtube bekannte „Hau drauf-Kung Fu" – doch der Lifestyle, die Frequenz und Energie sind gleich #positivaggressiv #kompromisslos #minimalistisch #frei ... und ich kann/sollte nicht viel dagegen tun, denn es liegt in meiner Natur, es funktioniert, energetisiert ... und macht mich glücklich.
Da wären wir beim nächsten Punkt, bei der Frage: Was macht Dich WIRKLICH glücklich? Was kommt nach der Kompensation? Was wartet auf Dich, sobald Du das krankhafte Verlangen nach Mehr erkannt, überwunden und hinter Dir gelassen hast?
Keine Sorge, dann wirst Du weder vergammeln noch der Planet aufhören sich zu drehen. Dann, liebe kreative Leserin, lieber schöpferischer Leser, dann fängst Du erst so richtig an. Frag Dich:

Was liegt in meiner Natur? Welcher ist mein Weg? Was wollte ich als Kind? Was erfüllt mich, gibt mir SOMATISCHES FEEDBACK? Und wie kann ich die Welt damit zu einem besseren Ort machen?

Das sind die wichtigsten Fragen überhaupt: Für Dich, Dein Leben, Deine Attraktivität und Deine Rolle auf dem Planeten. So lange Du sie nicht beantwortet hast – ist eigentlich alles, was Du tust, nicht authentisch, nicht echt #fake. Mark Twain dazu:

> *„Die zwei wichtigsten Tage Deines Lebens sind der Tag, an dem Du geboren wurdest, und der Tag, an dem Du herausfindest, warum."*

ATTRAKTIVITÄT habe ich deswegen hinzugefügt, weil Sexualität für uns Menschen einer der wichtigsten Antriebe überhaupt ist. Sicher auch für Dich, oder?
Menschen jedoch, die sich ständig Mühe geben, attraktiv zu sein, sind ziemlich unattraktiv. #wannabe #needy
Viel attraktiver sind Menschen, die erfüllt und stabil sind, die Verantwortung übernehmen und eine konstruktive Rolle auf dem Planeten spielen – ohne sich dabei zu stressen. Wenn sie das schaffen, diesen hanebüchenen, aber machbaren Spagat, dann ist es scheißegal, wie gerade die Haare liegen und ob sie sich auf Social Media präsentieren – dann gehören sie zu den attraktivsten Wesen auf dem Planeten. Solange sie aber ausschließlich an ihrem Image feilen, imitieren sie das Ganze nur – investieren ihre Aufmerksamkeit, Zeit und Energie in Fake. #müll
Willst Du es besser machen? Erfüllung finden? Immer und überall reich sein? Wirklich und authentisch attraktiv werden? – Na dann los ... #angriff

Ok, zugegebenermaßen ist das gar nicht so leicht. Vielen fällt es schwer, ihre Bestimmung zu finden, auch vielen meiner Klienten. Vielleicht kennst Du das selbst. Dabei gibt es eine simple Lösung. Probier es mal so: Kennst Du das Gefühl der Erschöpfung? Diese bleierne Schwere an manchen Tagen?
Sei dankbar: Das ist Dein somatisches Feedback. Nutze es und lass Dich davon leiten – wie von einem energetischen Navigationssystem. Je schwerer und erschöpfter Du Dich fühlst – desto entfernter bist Du von Deinem Weg (von Deiner Natur, Veranlagung, Bestimmung) – so als wenn Du durch Gelee, einen Sumpf oder Morast läufst. Die Natur erhöht dann einfach den Widerstand. Und je einfacher Dir alles fällt, je glatter alles läuft und je mehr Du nur so vor Energie strotzt – desto mehr befindest Du Dich auf dem richtigen Weg, auf dem für Dich einzig wahren: AUF DEINEM.
Und nein, damit sind nicht Social Media, Party, Shoppen, Protzen, Masturbation und Netflix gemeint – auch wenn sich das kurzfristig ebenso gut und geschmeidig anfühlen mag. Das ist nur eine Falle, eine Illusion, ein Parasit, eine Krankheit. Etwas, das Glück, Erfüllung und Bestimmung nur imitiert. #instantgratification
Warum? Na, um Dich zu versklaven, um Dir das Leben und Deine Energie auszusaugen – so wie Heroin. Das Leben ist voller Prüfungen und Fallen wie in einem Videospiel, nur mit besserer Grafik. Das ist evolutionär bedingt. Die Natur prüft so einen jeden von uns. Auch Dich – überall und täglich. Ob Du es schaffst:

- *aufrichtig und würdevoll zu bleiben*
- *geschmeidig und anpassungsfähig*
- *konstruktiv und lösungsorientiert*
- *im Einklang mit dem Universum*
- *attraktiv und feminin/maskulin*
- *verantwortungsbewusst*

- *gutherzig und liebevoll*
- *stabil – in Deiner Mitte*
- *minimalistisch und frei*
- *humorvoll und weise*
- *simpel und natürlich*
- *kritisch und smart*
- *reich und erfüllt*
- *fit und gesund*
- *authentisch*
- *Du selbst*
- *42*

Sieh es mal so: Dein Leben ist nur ein Test. Und es geht darum, ob Du es schaffst, all diese wundervollen Eigenschaften zu erlangen. Mach ruhig mal einen Haken hinter all den Punkten, die Du bereits erfüllst. Das zeigt Dir, inwiefern Du Dir selbst und den Prinzipien des Universums treu bist – oder ob Du Dich verführen und einfangen lässt: von dem erstbesten Süßkram, einer Zigarette, dem Schnaps, einem Porno, oberflächlichen Medien oder der Gier nach Mehr. Dabei ist all das nur Fake, Fassade, Illusion.
Ja, so ist sie, die Natur: Verführt Dich, wirft Dir ein paar Zuckerli vor die Füße (die Du gierig verschlingst), raubt Dir Fokus, Energie und Zeit, und solange sie das schafft: Dich aus Deiner Mitte zu bringen ... Dich zu ängstigen, stressen und erschöpfen ... Dich eifersüchtig, gierig und gehässig zu machen ... betrügerisch, charakterlos und verbrecherisch ... nach Sicherheit und Besitz strebend ... fett, krank und labil – solange drehst Du Dich auch noch im Kreis. Fühlst Dich einsam und minderwertig. Lebst im Mangel. Bist unglücklich, unerfüllt und instabil. Hin- und hergerissen. Hast noch gar nicht richtig angefangen zu leben, nicht Dein Leben, und: Du bist längst nicht bereit für das nächste Level.

Und das soll es sein? Reicht Dir das? Ein paar oberflächliche Glücksmomente, die nicht wirklich echt sind? Oder willst Du nach Schönerem, Höherem, Erfüllenderem streben? Nach innerem Frieden und tieferem Verständnis? Auf einem konstant höheren Niveau leben? Frei von Angst, Mangel und Stress?
Dann sammel auf dieser Seite (gerne auch auf einem Extrazettel) ein paar Stichworte. Notiere, was Dich aufrichtet und erfüllt, bereichert und energetisiert. Und darunter, was Dich erniedrigt und erschöpft, was Dich krank macht, kastriert und Dir Kraft raubt. Pflege und ergänze beide Listen regelmäßig. Sie sind Deine Schatzkarte, Dein Navigationssystem hin zu einem authentischen Leben. Hab immer einen Stift parat – und wenn Dir etwas besonders gut tut oder etwas definitiv nicht Deiner Natur entspricht, ergänze es.

HAPPY ENERGY

NOT ME

Zurück zum Besitz ...

Je größer der Besitz eines Menschen wird, desto mehr verschwindet er dahinter. Viele hoffen, dass sie so von ihren Defiziten ablenken können – und genau davon nährt sich ihre Sammelwut. #flucht
Merke: Wer sich nicht gefunden hat, wer keine Erfüllung findet und nicht seiner Natur folgt – der flüchtet in Kompensation und Besitz. Und das hat seinen Preis: Ein Bekannter sagte mir bei einem Plausch am Wörthsee einmal die folgenden zwei Worte: *„Besitz belastet."* Und er musste es wissen.

Alles, was Du besitzt, von dem wirst Du auch besessen. Und wer zu viel besitzt, der wird auch besessen zu Grunde gehen – unter einer Lawine von Müll.

Streng genommen

... ist Besitz nicht real. Er ist die kollektive Wahnvorstellung, dass einem Lebewesen mehr gehören würde als sein Geist, seine Kraft und sein Körper – falls überhaupt, und falls man es schafft, die eigenen Triebe zu dominieren und Herr über das eigene Leben zu werden. Aber auch das wird sich zerstreuen ...
Besitz ist in einer Gesellschaft immer nur dort möglich, wo er auch von dieser Gesellschaft akzeptiert und geschützt wird. Er ist Konsens. Mehr nicht. Bricht eine Gesellschaft zusammen, dann brechen auch ihre Werte, Währungen und Besitzrechte zusammen. Und was Du dann nicht verteidigen kannst, das wird Dir genommen. Unwahrscheinlich denkst Du?
Dabei ist es die Norm: Alle Währungen und Gesellschaften, die es bisher auf der Erde gab, sind kollabiert; abgesehen von den paar, die aktuell noch existieren. Insgesamt gab es

mehrere Zehntausend Währungen; im Moment sind es 181 (inklusive Bitcoin). Auch sie werden verschwinden und durch andere ersetzt werden. #evolution
Mit den zugehörigen Gesellschaften ist es das Gleiche. Über 99 % sind Geschichte. Deine wird auch bald dazugehören. Das Vereinigte Deutschland gibt es seit knapp dreißig Jahren. Nicht gerade lang, oder?
Vielleicht schafft es ja noch einmal dreißig ... Ich würde aber darauf tippen, dass vorher noch ein Weltkrieg kommt. Auch der Euro wird irgendwann kollabieren und gewichtige Teile des zugehörigen Kontinents werden unter Wasser stehen. Fun Fact: Alle vierzehn Tage stirbt eine Sprache aus.

Zwischen Preis, Wert und Nutzen

Wir können vermeintliche Güter horten, konstruieren, fabrizieren, tauschen, bewahren und zerstören, aber sie haben immer nur die Bedeutung, die wir ihnen verleihen und keine darüberstehende. Ihr vermeintlicher Wert ist nur eine Illusion, das Meiste daran ist eingebildet, ideell wie bei einem Erbstück. Er ist relativ und wird geregelt durch das Wechselspiel von Angebot und Nachfrage. Deswegen konnten Indianer auch Gold gegen Glasperlen tauschen. Deswegen passiert es nicht selten, dass sich Wertpapiere dem Papierwert nähern oder völlig Überflüssiges hanebüchen teuer ist. Was Menschen dafür zu zahlen bereit sind, das ist der Preis, und die meisten Menschen achten auch nur auf den Preis. Mach es besser:

Sieh in allen Dingen immer nur den Nutzen, den sie für Deine Entwicklung, für das Erreichen Deiner Ziele haben. Lerne, die pragmatische Seite des Besitzes zu erkennen. Besitz soll Dir helfen, Dich voranbringen und nicht belasten. Alles andere: kann raus.

Womöglich denkst Du Dir nun, dass Du auch ein schönes Zuhause haben möchtest, mit allerlei Möbeln, Bildern, Dekorationen. Das kannst Du ja auch – wenn es Dir hilft, Dich besser zu fühlen. Frag Dich aber auch: Warum musst Du Dich besser fühlen? Läuft womöglich etwas schief in Deinem Leben? Was fehlt Dir wirklich? Was von all dem Kram brauchst Du tatsächlich und was ist zu viel?
Denk an den Stiel einer Blüte und daran, dass stilvolles Leben ebenso mit Schlichtheit einhergeht. Mit dem Weglassen von Minderwertigem und Überflüssigem – wodurch das Wesentliche und Schöne erst so richtig zur Geltung kommt.
Ich hatte einmal eine japanische Mutter und ihren Sohn im Coaching. Bei ihnen zuhause war alles, bis auf das letzte Detail, geordnet, klar, clean, strukturiert. Simpel und schlicht. Nichts war dort, was nicht eine Funktion hatte – nicht einmal Stühle. Eigentlich war fast gar nichts da und doch war es würdevoll und erhaben.
„Keine Stühle? Was für Barbaren", frotzelte ein Kumpel dann, „sitzen auf dem Boden, oder was?"
„Du kannst doch selbst nicht einmal auf dem Boden sitzen", stichelte ich zurück, „nicht im Schneider- oder Lotussitz, mit geradem Rücken und geschmeidiger Hüfte."
Er probierte es und scheiterte kläglich. Sein Rücken rundete ein und verkrampfte sich. Das Becken kippte nach hinten und die Knie zeigten gen Himmel.
„Jaja, von Barbaren reden und nicht einmal richtig sitzen können", schmunzelte ich. Dann zeigte ich ihm Bilder klassischer japanischer Inneneinrichtungen. Von den schlichten niedrigen Tischen, den Tatami-Matten, auf denen Platz genommen wird, und den Zabuton (Sitzkissen).
„Stilvoll, oder?", fragte ich ihn. „In Japan kann das jeder, aufrecht auf dem Boden sitzen, ganz entspannt, vom Baby bis zur Omi, vom Bettler bis zum Millionär. Der Boden ist sauber, der Rücken gesund und die Schuhe bleiben draußen."

Bei einer anderen, europäischen, Klientin sah es genau anders herum aus. In ihr drin tobte ein Orkan von Gefühlen, und so kaufte, hortete und dekorierte sie auch ihr Zuhause. Ihr Rücken war so steif wie der allnächtlich knirschende Kiefer verkrampft.
Die Schränke quollen über vor Kleidung. Wenn ihr Schuhe gefielen, kaufte sie gleich zwei oder drei Paar. Schals hatten es ihr besonders angetan. Über 50 Stück hatte sie im Schrank – und doch nur einen Hals. Bei Handtaschen sah es kaum anders aus.
Nach einigen gemeinsamen Sessions wurde ihr bewusst, wie überflüssig, kompensierend und belastend all das ist und dann tobte erneut ein Sturm in ihr: ein reinigender. Sie befreite sich von allem Überflüssigen. Das dauerte Monate. Sie verkaufte vieles, Hochwertiges, und bekam dafür über zehntausend Euro zurück. Zeitgleich wurde sie bei ihren Freundinnen noch beliebter. Wer sie besuchte, durfte sich etwas mitnehmen.
*„Endlich kann ich wieder durchatmen", sagte sie zu mir, „all das war längst zu viel. Viel zu viel. Erdrückend *puh*."*
„Nun sieht die Wohnung richtig stilvoll aus", antwortete ich.

Ohne Stil, keine Blüte.
#fengshui

Jegliche Form von Besitz ist flüchtig

Diogenes *(der minimalistischste aller Philosophen, der im antiken Athen in einer Tonne auf dem Marktplatz lebte)* saß gerade an einem Bach und trank daraus mit seinem Becher. Da kam ein Junge und trank ebenfalls aus dem Bach, mit Hilfe seiner Hände. Diogenes schaute ihm mit aufgerissenen Augen zu, warf den Becher weg und schnaubte:

„Ich Narr, habe all die Jahre mit einem überflüssigen Gegenstand gelebt.

Auch Du solltest Dich nie an überflüssige Dinge binden. Nutze Sie, und wenn Du sie nicht mehr brauchst, dann lass sie gehen. Sollten sie Dir gestohlen werden, sollten sie verloren oder kaputt gehen, dann lass sie gehen. Früher oder später werden das alle Dinge: gehen und zergehen. Nicht mehr funktionieren, rosten, sich zersetzen. So wie auch Du und alle, die Du has(s)t, kennst und liebst. Dust in the wind ... Also mach Dich erst gar nicht davon abhängig. Sei frei von jeglichem Besitz. Halte ihn funktional, stilvoll und schlicht. Nutze ihn, wenn er da ist, aber vermisse ihn nicht, wenn er weg ist. Lass die Dinge ruhig in Dein Leben, aber nicht in Deine Seele. Francois de la Rochefoucauld wusste, dass sie uns vom Wesentlichen abhalten:

„Wer sich zu viel mit kleinen Dingen abgibt, wird gewöhnlich unfähig zu großen.“

Was ich aktuell besitze

... lässt sich schnell auflisten (meine Hygienesachen kennst Du ja schon):

- Reisepass
- Portemonnaie, Führerschein, Karten
- Smartphone, Laptop, Ladegeräte
- Kopfhörer
- zwei Hemden, zwei Poloshirts,
- Tanktop, Shorts
- Jeans, Gürtel
- Kapuzenpullover
- Barfußschuhe, Flipflops

Passt alles in meine Handgepäcktasche, wiegt knapp fünf Kilo. Nun führe Dir Deine Besitztümer vor Augen. Nein, Du musst nicht so minimalistisch wie ich leben, aber ausmisten geht immer ...

Was brauchst Du denn wirklich?

Wie viele Krawatten, Hemden, Hosen, Röcke oder Handtaschen benötigst Du? Wie viele Schuhe kannst Du tragen? Wie viele der Bücher hast Du wirklich gelesen? Welche sind es wert, behalten zu werden? Welches Geschirr, welche Einrichtungsgegenstände nutzt Du? Was behältst Du, weil es ein Geschenk oder teuer war, aber eigentlich kannst Du es gar nicht leiden?
Was überfrachtet und belastet Dein Wohnzimmer, Deine Küche, das Bad, Schlafzimmer und Büro? Wie zugemüllt ist Dein Auto, der Keller und Dachboden? Die kleine Gartenlaube oder Garage?

All das symbolisiert auch Deinen Geist, Deine Persönlichkeit. Wer viel unter dem Bett staut, im Dachboden oder Keller, der verdrängt viel – statt auszumisten und sich darum zu kümmern.
Wenn ich mit Klienten gemeinsam ausmiste, Raum für Raum, Schrank für Schrank, Kiste für Kiste, dann kommt so allerlei ans Tageslicht, dann fließen so manche Tränen. Nicht nur für den Therapeuten ist das ein Abenteuer.
Eine Klientin hatte lauter schlechte Erinnerungen – in Form von Fotos, Briefen und Erinnerungsstücken – in einer Kiste unter ihrem Bett. Kein Wunder, dass sie von Albträumen und Panikattacken gebeutelt wurde. Sie hatte ihre Traumata nie losgelassen, ja saß und schlief regelrecht darauf.

Wir besprachen alles, wandelten die Perspektive und verbrannten den schmerzlichen Ballast im Garten. Währenddessen fing ihr gesamter Körper zu kribbeln an, ihr Herz raste, ja tanzte. Sie beschrieb es, als hätten sich die Ketten um ihre Brust in Luft aufgelöst.

Frag Dich nie: Kann ich das noch brauchen?
Man könnte fast alles irgendwann mal brauchen, aber das „irgendwann" wird entweder nie kommen oder es wird sich eine andere Möglichkeit ergeben – meist sogar eine aktuellere, praktischere, effizientere.

Frag Dich lieber: Kann ich auch ohne das leben?
Kann ich mich mit all dem 1:1 identifizieren?

Und wenn Du Dir nicht sicher bist, dann gilt folgendes Prinzip: IN DUBIO CONTRA REO – Im Zweifel gegen den Angeklagten. #rausdamit
Du wirst sehen, das Meiste in Deinem Leben ist überflüssig, unnötig, oft sogar belastend. Es liegt im Weg, blockiert Zeit, Raum, Energie und lenkt ab. Weniger ist mehr. Weniger verschafft besseren Überblick, erleichtert Ordnung, Konzentration und Kreativität. Kiddies würden sagen: Weniger ist geil. Das Mächtige am Ausmisten: Da man nur das Beste behalten wird, hebt sich die Lebensqualität insgesamt – und zwar drastisch.

Was macht wirklich glücklich?

Dazu gibt es so allerlei Forschung. Und nein, es sind nicht Luxus, Reichtum und Ruhm. Viele davon Betroffene sind depressiv, ängstlich und verstört. #suizidal

Was sich als der größte Glücksgarant herauskristallisiert hat: die Kontrolle über das eigene Leben. Wenn man nichts wirklich muss, sondern machen kann, was man will, mit wem man will, wo und wann man will.
Kontrolle kann aber immer nur der haben, der auch den Überblick über sein Leben hat, der alles im Griff hat. Und der schnellste und einfachste Weg dorthin ist: so gut wie gar nichts im Leben zu haben. Keine Sachen, kein Drama, kein Stress. Das ist schon lange mein Ideal:

Nichts haben, nichts brauchen.

Natürlich brauche und habe ich auch das eine oder andere (wie Du gesehen hast; ja sogar eine Bluetooth-Box #potzblitz), aber es ist ja auch nur ein Ideal; etwas, das man anstrebt. Es ist dieser Idealzustand, der einem ein gottgleiches Leben ermöglicht. Eines von absoluter Freiheit, Kontrolle und Glückseligkeit. Du erinnerst Dich an das Eingangszitat von Sokrates:

> *„Je weniger der Mensch braucht, desto mehr nähert er sich den Göttern, die gar nichts brauchen.“*

Für mich ist das einleuchtend und ich spüre täglich, wie einfach, schön, glücklich, übersichtlich und erfüllend Minimalismus ist. Die meisten Menschen sehen das jedoch anders. Sie wollen immer mehr. Mehr haben ... kaufen ... besitzen.
Du vielleicht auch? Aber macht all der Kram Dich wirklich so glücklich? Siehst Du nicht, wie viel Aufwand, Kosten und Stress damit verbunden sind? Wovon willst Du Dich dadurch ablenken? Welche Leere willst Du damit füllen?

Meine Erfahrung aus der therapeutischen Praxis: Je unzufriedener, instabiler und minderwertiger sich Menschen fühlen, desto mehr MÜSSEN sie haben, kaufen, erreichen und

besitzen. Reichtum und Stabilität außen sollen innere Armut und Fragilität kompensieren. Statusangst tut ihr Übriges. #vertikalesweltbild
Je freier und stabiler ein Klient jedoch wird, desto weniger kümmert er sich um all den Kram ... und was andere über ihn denken. Dann fängt er schlicht an zu leben, zu tun, was ihn erfüllt – unabhängig der Meinung aller anderen. Das kann zwar auch mit Besitz einhergehen, aber der ist dann auch angemessen, nützlich, passend. Mit dem kann er sich identifizieren, seine Fähigkeiten erweitern oder gar darauf leben: eine Violine, eine Angelrute oder auch ein Katamaran.

Zeig mir, was Du hast – und ich sag Dir, wer Du bist

Ich schätze mal, dass Du gerade ziemlich viel besitzt, weit mehr als ich. Das gilt übrigens unabhängig des Einkommens. Selbst Geringverdiener und Arbeitslose haben oft ein vollkommen überfülltes, ja mitunter zugemülltes Zuhause. Da Du ein Buch liest, gehörst Du vielleicht sogar zu den Besserverdienern; denn statistisch gesehen verdienen Bücherleser mehr als der Durchschnitt. Frage:

Bist Du gerade glücklich?

Ich meine: generell. Führst Du ein glückliches und erfülltes Leben? Frei von Disstress, Zwang, Zweifeln und Müssen? Eines mit durchweg hoher Qualität auf allen Ebenen? Weil Du nichts Minderwertiges mit Dir herumschleppst, allen Ballast abgeworfen, den Müll ausgemistet und die Vergangenheit hinter Dir gelassen hast?

Falls nein – dann ist das nun Deine Chance.

Klar, vielleicht würde Dir auch etwas anderes helfen, etwa Coaching oder Therapie. Vielleicht muss das Kind in Dir irgendeine Heimat finden, vielleicht will der Nazi in Dir heim ins Reich oder der Rentner reich ins Heim. #perhaps #perhaps #perhaps
Eines aber kann ich Dir versprechen: Wenn Du alles Überflüssige, Mittelmäßige, Negative rausschmeißt ... Alles, was Dich nervt, stört, bremst, belastet und kastriert – dann wirst Du Dich danach um Welten klarer, reiner, freier und glücklicher fühlen. Das ist schon Therapie an sich.

Bei meinen Klienten vergleiche ich das gern mit einer Playlist: Stell Dir eine vor, in der nur Deine Lieblingslieder sind. Solche, die Dich aufmuntern, energetisieren, motivieren, zum Tanzen und Lachen bringen. Je höher die Qualität dieser Lieder ist und je intensiver Du Dich mit ihnen verbunden fühlst, desto besser wirst Du Dich beim Hören fühlen. Und nun stell Dir vor, das wäre der Sound Deines Lebens.
Willst Du wirklich lauter schlechte, billige, mittelmäßige und minderwertige Stücke dazwischen haben? Oder gar nervige Werbung? Würde das nicht den ganzen Flow und Genuss zerstören?
Du weißt genau, wie mies man sich auf einer Party fühlt, wenn dort schlechte Musik läuft. Da muss man ganz schön viel trinken, um trotzdem gute Laune zu haben. Alternativ sitzt man depri in der Ecke oder wird aggro und fängt eine Schlägerei an. #deinemutter
Und genauso ist es im Leben vieler Menschen. Sie betreiben Realitätsflucht, sie betrinken sich, rasten aus und kompensieren. Warum? – Ganz einfach, weil ihre Playlist murx ist. Voller Müll – und so fühlen und verhalten sie sich dann auch.

Also raus mit dem Müll und dann ...
#letsdance

Kennst Du das Pareto-Prinzip?

Am besten erklärt wird es bei Richard Koch in seinem internationalen Bestseller „The 80/20 principle“ (das ist ein anderer Name dafür). Das Buch hat mich auf meinem Weg zum Minimalisten stark geprägt. In meinem (im riva Verlag erschienenen) Buch „80/20 Fitness“ habe ich das Prinzip ausführlich vorgestellt und dann auf das Thema „Fitness“ angewendet. Deswegen halte ich mich hier kürzer und steige direkt ein: Gemäß Pareto nutzen wir knapp 80 % unseres Eigentums kaum, wohingegen wir ungefähr 20 % regelmäßig nutzen. Deine Schränke werden voll sein mit ungetragenen, unschönen, ungemütlichen Kleidungsstücken und allerlei anderem Tinnef. Du hast sie irgendwann, irgendwo einmal erstanden oder geschenkt bekommen. In Wirklichkeit kannst Du aber nicht viel damit anfangen. Kannst Dich nicht damit identifizieren. Du behältst den Kram dennoch, weil er schon da ist und irgendwie auch „zu gut zum Wegwerfen“. Aber warum belastest Du Dich damit? Schmeiß ihn trotzdem raus, mach jemand anderem eine Freude damit oder verkaufe ihn.

Viele meiner Klienten haben mit dem Verkauf ihres Ballasts mehrere Tausend Dollar oder Euro zurückbekommen. Mitunter fünf- oder gar sechsstellige Beträge, denn das ein oder andere Auto oder Boot war auch dabei. Der Kommentar dazu: „Chris, im Leben eines Yachtbesitzers gibt es zwei besonders schöne Tage: der, an dem man sie kauft ... und der, an dem man sie wieder loswird.“
Beim Auflösen meiner Wohnung am Wörthsee habe ich knapp 3.000 Bücher verkauft, inklusive der Regale. Vom Erlös konnte ich einen ganzen Winter an der spanischen Küste leben. Ich lese weiterhin täglich – auf meinem Smartphone. Da passen alle meine Lieblingswerke drauf, ohne viel Platz wegzunehmen.

Wenn Dir etwas nicht ins Leben passt

... dann raus damit. Schaff Dir Raum zum Atmen, zum Bewegen und Tanzen. Verschenke, verkaufe, spende ... Hau es auf den Müll oder verbrenn es, aber raus damit. Deswegen heißt es ja auch ENT-SORGEN. Weil Du Dich der damit verbundenen Sorgen entledigst.

Also los:
Entsorge Dein Leben.

Ich habe es auch getan. Zwei Container voll. War der größte Befreiungsschlag meines Lebens. Der Schritt, der mir dazu verhalf, freier zu leben und mich mehr auf das Wesentliche zu besinnen – Freiheit, Forschung, Entwicklung und Berufung. Freunde, Familie und Klienten.

Deswegen heißt es übrigens auch ENT-WICKLUNG: Weil man sich aus den Verwicklungen ent-wickelt; zurück in den Naturzustand von Unbeschwertheit, Leichtigkeit und Freiheit – bevor man sich das alles eingebrockt hat.

Reine Trainingssache

Anfangs fällt das Ausmisten noch schwer, doch mit der Zeit wird es immer leichter. Je leichter Du loslassen kannst, desto freier bist Du auch. Das soll künftig Dein Maßstab sein:

- Lebst Du im energetischen Überfluss, in Selbstbewusstsein, Leichtigkeit und Freiheit, ja befindest Du Dich in Deiner Mitte – dann kannst Du immer und überall alles und jeden loslassen.
- Je mehr Du jedoch im Mangel lebst, in Angst, Stress und Starre – desto mehr raffst und klammerst Du auch. #nosceteipsum

Neue Regeln

Die Wichtigste kennst Du bereits: In dubio contra reo. Im Zweifel dagegen.

Auch wichtig: Wenn Du etwas Neues kaufst, schmeiß dafür etwas Altes weg.

Drittens: Freu Dich, wenn etwas kaputt geht, Probleme bereitet, im Weg herum steht oder einfach nur hässlich ist – dann hast Du einen Grund, um es wegzuwerfen.

Viertens: Wenn Du ein Buch gelesen hast und es nicht unbedingt behalten musst, dann schenk es jemandem, dem es helfen könnte. Viele behalten ihre Bücher nur aus Prestigegründen (schau mal, was ich alles weiß). Dabei gibt es nur drei gute Gründe, Bücher nach dem Lesen zu behalten:

1. Es steht Wichtiges drin, worauf Du Zugriff behalten willst.
2. Du kannst Dich 1:1 damit identifizieren.
3. Es ist so gut, dass Du es wieder lesen willst ... am besten auch Deine Kinder und Enkel.

Es sollte sich also um Weltliteratur handeln oder zumindest um nützliche Informationen. Mächtig sind all jene Bücher, mit denen Du Dich identifizieren kannst. Sie stärken, stabilisieren und prägen Dein Weltbild und Deine Persönlichkeit – bei mir sind das Werke wie Zarathustra, die Schriften von Seneca, Tao Te King, Flow ...
Merke: Du bist, was Du liest. Also wähle weise. Wenn Du Deine Bibliothek anhand dieser Maßstäbe organisierst, dann wird sie über die Jahre mächtig, nützlich und eindrucksvoll werden. Ein Abbild Deiner Persönlichkeit und Seele.

Die meisten Bücher jedoch wurden noch gar nicht gelesen. Geduldig stehen sie im Regal, unangetastet. Schluss damit. Starte eine Challenge: Täglich mindestens eine Stunde lesen. Damit schaffst Du locker ein Buch pro Woche – knapp 50 pro Jahr. Das wird Dein Leben signifikant verändern. Es wird Deinen Verstand trainieren, Dein Wissen mehren und Deinen Horizont erweitern.

Fünftens: Solange Du es Dir leisten kannst, sortiere auch alles aus, was nicht Deinem Stil oder Geschmack entspricht – und falls notwendig: Ersetze es durch etwas Besseres, Hochwertiges, Passenderes. Das Leben ist zu kurz, um in einer Umgebung zu leben, die nicht voll und ganz auf Dich abgestimmt ist ... die nicht hochwertig, stilvoll und würdig ist.
Selbst der kleinste Widerspruch führt zu Unordnung im Menschen. Und das blockiert uns, ja es kann sogar krank machen. Du glaubst nicht, was unbewusst alles in uns brodelt und gärt. Wenn Dir eine kleine Unstimmigkeit bewusst wird, dann kannst Du Dir sicher sein, dass Dein Unbewusstes längst davon genervt ist. Da geht viel Energie verloren – ohne dass Du es merkst. Deswegen sagte Adorno:

„Es gibt kein richtiges Leben im falschen."

Immer, wenn ich in einem Airbnb oder Hotel wohne, in dem es Fitness- und Wellness-Möglichkeiten gibt, verbringe ich einen gewichtigen Teil des Tages in diesen Anlagen – und blühe dahingehend richtig auf.
Sollte es in Delhi, Vientiane oder Teheran Derartiges jedoch nicht geben (oder nur schmutzig und überfüllt), dann trainiere und sauniere ich automatisch seltener – mit den entsprechenden Konsequenzen für meine Fitness und Gesundheit. Sollte es im Apartment eine kuschelige Sitzgelegenheit, schönen Ausblick und ausreichend Freiraum geben, dann lese ich automatisch mehr, schreibe dort besser, trinke Tee

und meditiere viel. Ist es nur ein schmutziges Zimmer mit kleinem Fenster, Kalerkaken und schreienden Nachbarn, dann sieht das schon anders aus.
So entscheidet auch alles um Dich herum, wie gesund, ausgeglichen und fit Du lebst – oder wie sehr Du all das schleifen lässt. Deswegen kann ein Karpfen im See über 40 Kilo schwer werden, wohingegen er im Aquarium kaum wächst. Das System bestimmt. Dein Drumherum. Wähle und gestalte es weise.

Mach aus der Gestaltung Deines Wohnraums und allen weiteren Aspekten Deines Lebens eine Kunst. Orientiere Dich an Stil, Schlichtheit und Effizienz.
Was sonst könnte das Wesentliche in Deinem Leben stärker zur Geltung bringen, als die Abkehr von allem Nebensächlichen und Nichtigen? Was sagt es über Dich und Deine Persönlichkeit aus, wenn Dein Leben voller Ballast und Müll ist? Vor allem aber solltest Du Dir vor Augen führen, was der schottische Schriftsteller Samuel Smiles schrieb:

> *„Nicht was ich habe, sondern was ich schaffe,*
> *ist mein Reich."*

Deswegen übertreib es nicht beim Besitz. Zumüllen kann sich jeder. Stil zeigt, wer sich auf Weniges, aber Stilvolles und Nützliches konzentrieren kann und ansonsten zu verzichten weiß.

Verzicht ist wahre Noblesse.

Also übernimm wieder die Kontrolle in Deinem Leben.
Oder soll etwa der Müll über Dich bestimmen?
Entscheiden, wo und wie Du lebst?

Achte vor allem, was Potenzial hat. Was durch Benutzung abnutzt, ist tot und wertlos – alles Materielle.
Was durch Nutzung wächst und sich weiterentwickelt, ist lebendig, wertvoll und hat Potenzial: Deine Weisheit und Dein Wissen, Deine Fähigkeiten und Beziehungen.

Je mehr Du zu Dir selbst findest

...desto unabhängiger wirst Du auch von Besitz, desto unwichtiger wird, wie viel und was Du hast. Du wirst es ohnehin verlieren ... und anderes wird kommen. #cestlavie

Was wäre, wenn Dir alles genommen werden würde, wenn all Dein Besitz über Nacht verbrennen würde bis auf Dein letztes Hemd. Dann stehst Du da in Deiner nackten Menschlichkeit. Was würde übrig bleiben? Wie würdest Du Dich fühlen?
Für Menschen, die sich über Besitz definieren, würde es einem Existenzverlust gleichkommen. Sie würden leiden und müssten „von vorne anfangen".
Bei einem ganzheitlichen Minimalisten wäre der Verlust kaum spürbar. Freunde würden ihm etwas Kleidung und ein altes Smartphone geben, Essen ist überall, eine Hängematte findet sich irgendwo und schwupps, kann er so weiterleben wie zuvor: reisen, lesen, lernen, forschen, trainieren, helfen, integrieren, meditieren. Sein Reichtum ist unbrennbar: Fitness, Fähigkeiten, Freundschaft, Fun, Familie, Filosophie.
Wer das hat, der muss nie von vorne anfangen. Nein, der kann immer und überall weitermachen, weiterleben, weitertanzen. Und tanzen lässt es sich am besten mit freien Händen, freier Zeit und frei von Ballast. Nietzsche hat es nie gesagt, der Spruch ist dennoch schön:

„Man muss das Leben tanzen."

Also verschanz Dich nicht

... hinter Deinen Sachen. Ein starker, strahlender Mensch steht für sich, authentisch. Wie ein funkelnder Diamant bedarf er keines weiteren Schnickschnacks, keiner aufgehübschten Verpackung, keines Brimboriums oder Marketings.

Besitz lenkt nur vom Wesentlichen ab. Er trägt nicht zur Menschwerdung bei. Wenn er Dir nutzt, ok. Ansonsten raus damit – und am besten: gar nicht erst kaufen. Nur Menschen, die kompensieren und von sich ablenken wollen, verspüren den Drang, ständig etwas zu kaufen. Sie wollen die innere Leere füllen, Probleme verdrängen und ihre Schwächen kaschieren.

Wäre es nicht viel besser:
all das zu überwinden, und Dich selbst zu finden?

SCHRITT NUMMER DREI

Bestell den Container, schnapp Dir den Müllsack und dann ran ans große Ausmisten. Wirbel durch Dein Leben wie ein Sturm, der Dich von allem befreit, was nicht schön, wichtig und nützlich ist. Wenig wird Dir leichter fallen und Dich mehr befreien, als das Ausmisten dieses schnell greifbaren Ballasts.
Ist da etwa kein Müll dabei? Mit üblen Erinnerungen Belastetes? Geschenktes, aber nicht Gemochtes? Überflüssiges, Hässliches und Doppeltes?

Raus damit:
Verkaufen, verschenken, verbrennen.

Befreie Deine Wohnung von materiellem Ballast – und allen daran gekoppelten negativen Emotionen, zerbrochenen Hoffnungen und nicht mit Dir übereinstimmenden Frequenzen. Entsorge Deinen Besitz – radikal.
Bring Freiraum ins Dachstübchen, lass die vollgestopften Schränke wieder atmen und verarbeite die verdrängten Sachen im Keller. All das mit nur einer Frage im Kopf: Kann ich auch ohne das leben?
Denk auch an entfernte Räume: das Zimmer bei den Eltern, die Garage oder sonstige Altlasten, das geerbte Sammelsurium der Tante usw.

Merke: Dein Leben ist nicht dann perfekt, wenn Du nichts mehr hinzufügen, sondern nichts mehr wegnehmen kannst.

Noch freier wirst Du, wenn Du über all dem stehst ... Wenn alles in eine Tasche passt und Du Dich jederzeit bewegen kannst. Wenn Du Sesshaftigkeit gegen Freiheit eintauschst. Besitz gegen Erleben. Millionen von Digitalen Nomaden und Vagabunden tun das ... und sie werden dazu beitragen, die Menschheit und Welt stärker miteinander zu verbinden. #digitalisierung #grenzenlos #weltbürger

LESETIPPS

- Karen Kingston: „Feng Shui gegen das Gerümpel des Alltags". Hier handelt es sich um DAS Werk zum Thema Ausmisten in den eigenen vier Wänden. Lass Dich davon begleiten.
- Erich Fromm: „Haben oder Sein"
- Richard Koch: „Das 80/20-Prinzip"

„Man hat viele Freunde, wenn man sie zählt,
aber nur wenige, wenn man sie braucht!“
Sprichwort

IN DEINEM SOZIALEN UMFELD

... gibt es viele Menschen. Wo aber viele Menschen sind, da sind auch Idioten, Lügner und Verräter. Viele von ihnen kann man nur schwer ändern. Entweder fehlt einem die Zeit, der Zugang oder auch die Lust dazu. Die meisten wollen es auch gar nicht oder treiben bewusst ein falsches Spiel. Ganz erbärmlich sind diejenigen, die auf gut Freund machen und einem dann heimlich in den Rücken fallen.
Ganz oben sollte immer stehen, den Menschen zu helfen. Doch man muss stark und stabil sein, wenn man sich mit schlechten und wankelmütigen Menschen umgibt – sonst wird man selbst zu einem.
Die folgenden Zeilen sind für den Fall, dass Du noch mitten in der Selbstfindungs-, Stärkungs- und Stabilisierungsphase bist. In diesem Fall bleibt Dir nur ein Weg für den Umgang mit destruktiven Menschen: Du solltest sie meiden wie die Pest. Alles andere gleicht dem Versuch, mit einem schwachen Immunsystem Doktor zu spielen, inmitten von kranken Patienten. Merk Dir diese Metapher. Und sei Dir bewusst:

Menschen sind immer ansteckend, auf allen Ebenen
– umso stärker, je schwächer Du bist.

Krankheit fördert Krankheit

Verbrechen fördert Verbrechen, Rauchen Rauchen, Lügen Lügen, Kreativität Kreativität, Fitness Fitness und Feuer fördert Feuer. Beachte das und frag Dich immer: Wird dieser Mensch mich aufrichten oder herunterziehen?

Wenn Du stark genug bist, dann ändere die Frage in: Kann ich diesen Menschen aufrichten oder wird er mich herunterziehen?

Nur selten räumen wir gewissenhaft

... in unserem sozialen Umfeld auf. Wir akzeptieren es meist, wie es ist. Wer will schon vorschnell richten? Aber die Entropie nimmt auch hier zu und es sammelt sich eine Menge Müll an, ansteckender Müll. Das mag respektlos klingen, aber auf manche Menschen trifft das zu – oder zumindest auf ihre Persönlichkeit, auf ihre Energie und ihr Verhalten. Sicherlich hat jeder von uns die ein oder andere Enttäuschung erlebt und damit meine ich nicht kleine Ausrutscher, sondern umfassendes Blendwerk.
Viele unserer Mitmenschen kennen wir nicht gut genug, um sie korrekt einschätzen zu können. Einiges jedoch bemerken wir, mitunter sogar bei unseren Nächsten:

- Böswilligkeit
- Hass, Hetze, Mobbing
- Tierquälerei
- Opferperspektive & Gejammer
- Widersprüche & Lügen
- Manipulation & Intrigen
- Diebstahl & Verbrechen

All diese Menschen pinkeln sich, energetisch gesehen, in die eigene Quelle. Willst Du daraus trinken?

Oft verdrängen wir diese Schattenseiten

... an unseren Mitmenschen, weil wir es nicht wahrhaben wollen, es uns egal ist oder wir einen Nutzen daraus ziehen. Und so gehen wir Kompromisse ein. Doch Kompromisse sind potenzielle Probleme und Probleme belasten. Das tun sie schon, solange sie schwelen, noch bevor sie eskalieren ... und das können wir spüren. Sie quälen Dein Unbewusstes, schlagen auf die Stimmung und lasten auf Deinen Schultern.

Sie hemmen Deine Entwicklung, kastrieren Deine Potenz und blockieren Deine Freiheit. Deine Gedanken kreisen ständig um diese brodelnden Unstimmigkeiten, weil Dein Geist sie lösen möchte. Das lenkt ab, macht unglücklich und frisst Energie.

Nicht nur das. Es quält Dich psychosomatisch, oft sogar chronisch:

- *Kopfschmerzen*
- *Panikattacken*
- *Herzrasen*
- *Nacken- und Rückenschmerzen*
- *Hautausschlag (Neurodermitis, Schuppenflechte)*
- *Tinnitus*
- *Atemschwierigkeiten, Asthma*
- *Zähneknirschen (Bruxismus)*
- *Ruhelosigkeit (Restless leg syndrome)*
- *Schlafprobleme, Albträume*
- *Konzentrationsschwäche*
- *Haarausfall*
- *Immunschwäche & Infektanfälligkeit*
- *Unverträglichkeiten & Intoleranzen*
- *Allergien*
- *Magen-Darm-Probleme (Colitis, Leaky gut usw.)*
- *Kotzen, Anfälle, Krämpfe*
- *Impotenz*

Und das sind nur einige Beispiele. Die Liste ist noch weit länger – und all das passiert nie „einfach so".
Seit über zwanzig Jahren beschäftige ich mich therapeutisch mit diesen chronischen, psychosomatischen Beschwerden. Fast immer sind sie systemisch bedingt – also durch irgendeinen Müll irgendwo im Leben der Betroffenen. Meist in

Kombination mit einem Gefühl der Unveränderlichkeit und Hilflosigkeit. Es ist das Festgefahrene, was diese Probleme chronisch werden lässt – und der Körper spiegelt das wider. Medizinische Interventionen helfen da so gut, wie einen Vulkan auspinkeln zu wollen. Unser Körper weiß genau, was Sache ist. Symptome zu behandeln ist Fake. Und nicht selten sind diese Probleme an soziale Kontakte geknüpft: an jemanden in der Familie, im Bekanntenkreis, im Bett oder bei der Arbeit.

Was hilft wirklich?
Radikal ausmisten.

Manche Probleme lassen sich kaum lösen

... weil sie nicht durch uns, sondern durch Menschen in unserem Umfeld bedingt sind. Wenn das der Fall und keine Hoffnung in Sicht ist, dann streich diese(n) Menschen aus Deinem Leben. Kompromisslos.

Geht nicht?
Gibt's nicht.

Gibt's doch?
Dann geh auf Distanz und setz Grenzen.

Solange Du nicht alles aus Deinem Leben entfernst

... was Dich stresst, bremst, quält – solange wirst Du auch nie Dein eigenes Leben führen. Nicht authentisch, frei, gesund und glücklich sein können.
Du denkst, die anderen mögen schuld daran sein. Doch Dein Leben liegt allein in Deinen Händen. Sollte sich nichts ändern, dann bist in Wirklichkeit Du schuld daran. Deine Chance liegt in Deiner Verantwortung. Nutze sie!

Menschen, die schlecht sind, gegenüber Dir oder anderen ... Solche die lügen, betrügen, manipulieren, verlachen ... Die Dich schlecht machen, ausnutzen und Dich herabsetzen ... Sie alle haben nichts in Deinem Leben verloren ... aber sie sind da. Sie kommen von alleine und müssen wieder vor die Tür gesetzt werden. Lieber allein sein, als nur von Unmenschen, Idioten und Heuchlern umgeben. Ansonsten werden sie Dich auf ihr Niveau herunterziehen und assimilieren.

Wie man erkennen soll, was schlecht ist?
Das weiß doch jedes Kind, das fühlst Du auf Anhieb. Also vertrau auf Dein Gefühl, auf Dein Gewissen. Sollte Dir das nicht reichen, dann hör auf Immanuel Kant:

> *„Handle so, dass Du die Menschheit sowohl in Deiner Person, als in der Person eines jeden andern jederzeit zugleich als Zweck, niemals bloß als Mittel brauchest."*

Damit will er sagen, dass wir andere Menschen niemals bloß als Mittel ausnutzen sollten, um damit irgendein Ziel zu erreichen. Leider ist das jedoch die Norm – auch in Deinem Umfeld.
Wer Menschen das Blaue vom Himmel verspricht, um ihnen ihr Geld abzuknöpfen, der tut das. Wer andere bekämpft, der Religion wegen, der tut das. Wer Menschen erniedrigt, um sich zu erhöhen, der tut das. Ein Mann, der einer Frau die große Liebe vorheuchelt, nur um sie ins Bett zu bekommen, der tut das. Eine Frau, die mit einem Mann zusammen ist, nur der Familienplanung oder finanziellen Sicherheit wegen, die tut das. Firmen, die Zigaretten oder industrielle Süßigkeiten produzieren, die tun das. Coaches, die nur helfen, um Geld zu verdienen, die tun das. Und all das weißt Du auch irgendwie. Du kannst es spüren. Womöglich tust Du es selbst – vielleicht auch, weil Deine Eltern schon so waren.

Solltest Du aber auch heute noch so sein: dann hast Du Dich keinen Deut weiterentwickelt, klebst moralisch auf dem Niveau einer Stubenfliege. Oberflächlich mag Dir das weiterhelfen, doch in Dir rumort es ... Alle um Dich herum spüren es ... und sie verachten Dich dafür.
Sei Dir bewusst: Ein jeder Mensch von uns hat einen Sinn dafür, was richtig ist, einen moralischen Kompass, ein Gespür; der eine mehr, der andere weniger – je nachdem wie verblendet man ist. Der Kompass ist keine göttliche Eingebung ... Nein, er ist ganz natürlich, evolutionär erwachsen, denn ehrlich und menschlich währt am Längsten. Fake und Manipulation funktionieren kurzfristig zwar schneller und besser, führen aber allesamt ins Verderben – so wie Abzocke, Lügen und Rauchen.
Der Kompass ist unsichtbar, doch er ist da. Nutze ihn. Schau hin. Orientiere Dich daran – oder lass alle Hoffnung auf ein schönes Leben fahren ... denn über kurz oder lang: wird Dich jede Unmenschlichkeit energetisch abfucken.

Du weißt: Es ist Müll. Und so wirst Du Dich dann auch fühlen #zurecht ... und noch mehr davon anziehen. #gutnacht

Wenn Du Dich schon mit Menschen umgibst

... dann such Dir solche mit inneren Werten. Solche, auf deren Worte und Taten Du Dich verlassen kannst. Nur dann wirst Du im Ernstfall auch nicht verlassen werden. Denn im Ernstfall verlassen zu werden, ist ein beschissenes Gefühl. Kaum besser als belogen und betrogen zu werden.

INNERE WERTE sind auf den ersten Blick zwar unsichtbar, auf den zweiten jedoch spürbar. Denk an Le Petit Prince und verrenn Dich nicht im Außen. Äußere Werte und Besitz sind meist nur Kompensation und Schein wie der Porsche auf Kredit. Und solltest Du Dich zu sehr über sie definieren – dann sei versichert: die meisten Deiner Mitmenschen orientieren sich ähnlich und sind primär auch deswegen bei Dir (aber kaum mit Dir).

Meine Empfehlung: Lieber erst gar nicht auf morschen Planken aufs offene Meer hinaussegeln. Sicher hast auch Du schon einige Male Schiffbruch erlitten, weil Du Menschen vertraut hast, obwohl es bereits genug Anzeichen zum Misstrauen gab. Wir alle haben das. Und womöglich hast Du Dir auch irgendeinen Vorteil dadurch erhofft – sonst hättest Du all die Anzeichen, den sich auftürmenden Müll, nicht verdrängt. Es wird Zeit, dass wir daraus lernen.

Vielleicht haben sich Menschen auch schon von Dir abgewendet – weil auch Du einige morsche Planken hast. Hast Du ihnen dennoch die Schuld dafür gegeben, sie abgewertet oder gar „Verrat" gerufen?
Falls ja, überleg Dir, was von Deiner Seite aus dazu beigetragen haben mag. Die anderen kannst Du schwer ändern – an Dir jedoch kannst Du arbeiten. Das ist Deine Macht, sobald Du in die Verantwortung gehst.

Gute Freunde sind immer für uns da

... wenn sie uns brauchen. Dabei beginnt wahre Freundschaft erst dort, wo gegenseitige Abhängigkeit endet. Wo man schlicht zusammen lernt, lebt, tanzt und strebt, weil es einem Freude bereitet, weil es beide fördert, aber zu nichts zwingt. In der Liebe gilt das umso mehr. Freundschaft und Liebe sind umso reiner, je weniger es um Abhängigkeit und je mehr es um Gemeinsamkeit geht.
Wer eine Freundschaft des Nutzens wegen beginnt, der wird sie auch für den nächstbesseren Nutzen wieder aufgeben. Und wer das nicht erkennt – der wird sich oft verlassen fühlen. Klassiker sind hier:

- Der vermögende Mann, der lauter Frauen und „Freunde“ hat – solange er spendabel ist. Sollte die Geldquelle jedoch versiegen, ist er plötzlich ganz allein.
- Jemand, der viele „Freunde“ hat – solange er/sie stets zu Diensten ist und sich aufopferungsvoll um alles kümmert. Sollte er/sie sich mal dagegen aussprechen, wenden sich schnell alle ab.
- Die attraktive Frau, die viele Verehrer hat – solange sie diese in ihr Bett lässt (oder kurz davor). Sollte sie jedoch mehr wollen, sind plötzlich alle weg.

In der therapeutischen Praxis sind mir diese drei Typen mehrfach begegnet ... und viele weitere. Womöglich erkennst Du Dich selbst darin wieder. Oder kennst andere, die in derartigen Mustern gefangen sind.

Die wichtige Frage: Warum passiert so etwas? Wo liegt hier das Problem? Und überhaupt:

Was ist eigentlich Freundschaft?

Freundschaft erwächst dort, wo Du bereit bist, in einen Menschen zu investieren (Zeit, Energie, Geld, Aufmerksamkeit). Das machst Du bei wem? Na, bei allen, die Dich mit ihren Fähigkeiten und Qualitäten ergänzen. Wer zum Beispiel trocken und starr ist, der tut gut daran, einen locker leicht lustigen Freund zu haben. Der freut sich wiederum vielleicht über die buchhalterischen und steuerfachlichen Fähigkeiten seines überkorrekten Kumpels. Wer zwei linke Hände hat, der ergänzt sich wunderbar mit jemandem, der alles reparieren kann usw. Das sind im Prinzip auch Zweckgemeinschaften, doch es handelt sich um SYMBIOSE – eine

Partnerschaft zum Nutzen beider. Sie ist der Kitt, der unsere soziale Welt zusammenhält.
Merke: Je mehr Fähigkeiten Du hast, desto attraktiver wirst Du auch für Freundschaft.
Darüber hinaus investieren wir in die Freundschaft mit genau den Menschen, die genau wie wir ticken. Bei denen sehen wir Potenzial dazu:

- ähnlich zu leben
- ähnlichen Zielen zu folgen
- ähnliche Werte zu vertreten
- ähnliche Interessen zu haben

Wer also in eine ähnliche Richtung lebt wie Du, in den investierst Du. Denn hier hast Du einen Mitstreiter – einen, der für eine Welt lebt, wie auch Du sie geil findest. Je mehr dieser Menschen es gibt, desto mehr wird sich eine solche Welt realisieren und Dich dadurch bestätigen, ja vielleicht sogar glücklich machen.

Meine engeren Freunde und die meisten meiner Klienten zum Beispiel hätten gern eine Welt wie ich. Eine, in der in der Mitte jeder Stadt ein ganzheitliches Fitnesszentrum für Körper, Geist und Seele steht – mit Trainingshalle, Bibliothek, Wellness und Meditationsstätte – ähnlich den römischen Thermen in der Antike. Drumherum gibt es keine Fastfood-Läden, sondern Healthy Restaurants. So würde man eine smarte, starke und weltoffene Gesellschaft etablieren. Eine, in der die Menschen aufgeklärt und stabil sind. In der Schulen und Universitäten lebendig und ganzheitlich sind. In der Märkte Werte haben und die Fabriken aufhören, Müll zu produzieren. Eine Welt, in der sich Menschen global vernetzen und über gemeinsame Werte sowie Interessen definieren, statt über Herkunft, Glaube und Besitz.

Solltest Du jedoch gar nicht wissen, wer Du bist und was Du willst – welchen Zielen und Werten Du folgst, welche Interessen Du hast –, wie sollen andere Menschen sich dann mit Dir identifizieren und verbinden können?
Dir fehlt dann schlicht das Profil, bist wie ein Puzzleteil ohne Einstülpung oder Gnubbel. Connection geht anders. Nun erkennst Du aber auch die Lösung: Je mehr Du Dich für diese mannigfaltige Welt und das faszinierende Leben darauf interessierst, je mehr Du Dich einbringst, Werte lebst, Ziele hast, nach Entwicklung strebst und anderen helfen willst – desto mehr Menschen werden in Dein Leben finden und sich mit Dir verbinden wollen.

Mir erscheint fast alles auf dem Planeten faszinierend: Kämpfen, Tanzen, Lesen, Skateboarden, Angeln, Musik, Fitness, Meditieren, Reisen, Natur, Wirtschaft, Wissenschaft, Philosophie, Geschichte usw. Mit all diesen Themen und noch mehr beschäftige ich mich gerne, weshalb auch viele andere Menschen sich mit mir darüber verbinden können.
Ich habe Freunde, die sich für Fleischfressende Pflanzen interessieren (so wie ich). Für einige Jahre habe ich mich intensiv mit Quantenphysik beschäftigt und sogar ein Buch darüber geschrieben. Deswegen sind einige meiner Freunde Physiker. Dann gibt es solche, die sich nur für Krav Maga, Kristalle, Fliegenfischen, Powerliften, Psychedelics oder Daytrading interessieren, und ich liebe sie. Sie sind so viel besser als ich und ich kann viel von ihnen lernen. Oft sind es Spezialisten und sie haben nur wenige Freunde, mitunter bin ich der einzige. Warum? Weil sie sich für nichts anderes interessieren (auch nicht für Freundschaft).

Und nun schau in den Spiegel: Analysiere Deinen eigenen Freundeskreis. Er ist ein Spiegel Deiner Ziele, Werte und Interessen. Er ist auch ein Spiegel Deiner Hilfsbereitschaft und

Menschenliebe. Fehlt es hier an Freunden und Substanz, dann weißt Du nun warum.
Ändere es. Bring Profil in Dein Leben, misch Dich ein, differenziere Dich aus, integriere Dich in die Gemeinschaft – *und lies „Wie man Freunde gewinnt" von Dale Carnegie.*

Und weshalb die vormals Genannten

… (der Spendable, die Aufopferungsvolle, die Freizügige) so schnell wieder verlassen werden, ist nun auch klarer. Zwei Gründe:

1. Sie achten sich selbst nicht genug. Andere achten Dich aber immer nur so sehr – wie Du Dich selbst achtest.
2. Sie kompensieren mangelndes Profil. Das zieht Leute an, die das ausnutzen. Parasiten. Sobald jedoch etwas zurück erwartet wird oder die Kompensation versiegt, sind alle schnell wieder weg – weil es nichts mehr zu holen gibt.

Beides ist völlig natürlich. So funktioniert die Welt und so geschieht es in jedem Ökosystem – auch bei den Menschen. #evolution

Mitunter wird Freundschaft auch über das Prinzip der Gegenseitigkeit definiert: Ich gebe Dir, Du gibst mir. Ich helfe Dir und „irgendwann, möglicherweise aber auch nie, werde ich Dich bitten, mir eine kleine Gefälligkeit zu erweisen."
Das funktioniert, kann aber auch zu weit gehen. Führt mitunter zu Manipulation, Korruption, Misstrauen und Vetternwirtschaft. Wer jedoch in seiner Mitte und von Kompensationszwang frei ist, der hat es kaum nötig, ein House of Cards aufzubauen. Das ist der Luxus des Minimalisten: Er ist frei von Machtstreben, Erfolgszwang oder Besitzdrang. Ihm

reicht, was er hat. Und es gibt Wesentlicheres als den irdischen Kindergarten: das Universum, Weisheit, Liebe, Humor und Verständnis.
Auch Dir möchte ich empfehlen, hier zu differenzieren: Wer in einer Freundschaft zu berechnend ist, wer manipuliert, fordert und kalkuliert, der ist kein wahrer Freund, der verwechselt Qualität mit Quantität. #rausdamit

Was ist Freundschaft noch?

Freundschaft ist offen und ehrlich. Wahre Freundschaft lebt davon, dass man sich gegenseitig kritisieren kann.
Verwechsel ehrliche Kritik – und mag sie noch so hart sein – nie mit Boshaftigkeit. Kritik ist wichtig und Menschen, die Dich ernsthaft und begründet in Frage stellen, unterstützen Dich auf diese Weise. Sie zeigen Dir Deine Fehler und Schwächen auf. Dafür solltest Du dankbar sein.

Solltest Du Dich angegriffen fühlen, dann hast Du ein EGO-Problem. Arbeite daran.
Sollten sie Dich angreifen wollen, dann haben sie eins. Lächel, extrahiere die Informationen, lerne daraus und lass das Emotionale an Dir abgleiten wie der Lotus den Regen.

Kritische Freunde sind der soziale Widerstand, an dem Du wachsen kannst. Sieh das nicht als Angriff von außen, sondern als Stimme Deines höheren Selbst. Es heißt nicht umsonst: Eine starke Freundschaft gleicht einer Seele in zwei Körpern. Und das geht noch weiter: Wir alle sind unbewusst miteinander verbunden und jeder Angriff, jede Kritik ist auch immer eine Lektion, eine Lehre für Dich von uns allen, vom Welt-All.

Deine Welt ist Dein Spiegel. Je mehr Du Dich entwickelst – desto mehr wird sich auch Deine Welt entwickeln.

Das gesamte Universum ist hier, um Dir zu dienen, um Dich zu entwickeln. Es leitet Dich, erteilt Dir Lektionen. Es erhöht den Widerstand und zieht Dich herunter, solltest Du Dich vom Pfad entfernen und in einen Sumpf stapfen ... Und es belohnt Dich, ja erleichtert und verschönert Dir das Leben, je mehr Du richtig machst ... dann verleiht es Dir Flügel, Du wirst sorgenfrei leben und Deine Seele kann atmen.

Minimalismus ist Teil dieses Pfads – solange Du dies nicht verstanden hast, trägst Du über Deinen Flügeln einen schweren Rucksack. Du wirst Dich stressen, sorgen und der Ballast wird Dich im Sumpf der Begierden herunterdrücken.

Was ist noch wichtig?

Lern zu vertrauen.
Sei verwundbar.
#vulnerabel

Ist es nicht schön, wenn man die Maske fallen lassen und offen über alles sprechen kann? Wenn man angegriffen werden kann, ohne sich angegriffen zu fühlen?
Das Leben ohne Maske solltest Du immer öfter ausprobieren und schlussendlich ganz etablieren. Ohne Maske bist Du leicht angreifbar, verwundbar #wunderbar. Das ist gut, denn so wirst Du dauernd auf Deine Schwachstellen aufmerksam gemacht und erkennst, woran Du arbeiten kannst. Andere zahlen einen Coach dafür ...

Die Alternative ist Müll: Dich hinter einer Maske zu verstecken, ständig in Angst, demaskiert zu werden, andere deswegen angreifen, Angst vor Nähe haben, Dich für Deine Schwächen schämen ...
Dreh den Spieß um: Zeig allen Deine Schwächen, nutze die Häme als Treibstoff. Die negative Energie, die Du bekommst,

kannst Du in Motivation wandeln, um all Deine Schwächen zu überwinden und Stärken daraus zu machen. Das ist es, was uns zu Menschen macht: Wir können aus Scheiße Gold machen. Und dann, irgendwann, wirst Du verstehen, dass es all das – Hass, Häme, Neid, Mobbing, Missgunst – gibt, damit es Dir Feuer unterm Hintern macht. Nichts in dieser Welt ist ohne Sinn, alles drängt zum Positiven hin – insbesondere das Negative. Es ist ...

> *„ein Teil von jener Kraft, die stets das Böse will*
> *und stets das Gute schafft."*

Sieh es mal so ...

Das ungeschützte Leben ist ein Gratis-Test Deiner Stärke und Stabilität. Eine unerschöpfliche Energiequelle tut sich Dir auf – sobald Du lernst aus der negativen Energie zu schöpfen. Du erinnerst Dich: Entweder ist es ein Test oder ein Fest.

Auch Astrophysiker mussten erst lernen, dass der gewichtige Teil des Universums aus Dunkler Energie besteht.

Angreifer, die Dich fit halten, gibt es genug. Ein Dank an alle Unruhestifter, Neider, Nörgler und Störenfriede. Und wenn Du bei etwas zu viel Gegenwind bekommst, dann gibt es dafür zwei verschiedene Gründe:

1. Du verrennst Dich in die komplett falsche Richtung. Pausiere, reflektiere und korrigiere Deinen Kurs.
2. Du bist auf dem genau richtigen Weg, kurz davor etwas Bahnbrechendes zu tun. Die Leute auf dieser Bahn haben aber schlicht Angst davor. Bleib Dir treu ... und zieh es durch. #rumms

Wie Du den Unterschied erkennst?
Weisheit, Verstand, Erfahrung ... und frag Deine Freunde.

Ausmisten ja, Verschließen nein

Du solltest Dich anderen Menschen gegenüber nie von vornherein verschließen. Das wäre überzogen. Nur wer offen ist, wird auch jene Menschen finden, die ihn bereichern und ergänzen. Und was wäre das Leben schon ohne ein paar ebenso spielerische und ambitionierte Mitstreiter? Ohne Freundschaft, Lachen und Liebe?

Falls Du diese noch nicht gefunden hast, kannst Du Dir sicher sein, dass sie da draußen sind. Du musst sie nur erreichen; erkennbar und attraktiv sein: Interessen haben, Werte leben, Dein Profil zeigen.

Auch solltest Du lernen, Menschen richtig einzuschätzen. Kultiviere den Sherlock in Dir. Lerne, alle und jeden zu lesen. Beobachte wie andere mit ihren Mitmenschen umgehen, wie sie über diese hinter ihrem Rücken reden, was sie für ein Weltbild haben, ob sie offen, ehrlich und authentisch sind. Sehen sie andere als Ziel ... oder vielleicht doch nur als Mittel? #kant

Reden können sie alle viel. Daher solltest Du vor allem ihre Taten beachten; die lügen nur selten.

Perfekte Menschen gibt es nicht

Jeder von uns befindet sich auf seinem Pfad der Entwicklung. Und jeder von uns macht Fehler – viele Fehler –, aber ein Punkt ist wichtig: Vertrauen. Im gegenseitigen Vertrauen steckt viel:

- Offenheit
- Ehrlichkeit
- Verlässlichkeit
- Hilfsbereitschaft
- Authentizität

All das und noch mehr gehört dazu. Das kann man von einem Partner oder Freund erwarten. Wer Dir das nicht entgegenbringt, dem solltest Du kritisch gegenüberstehen. Wer als Mensch nicht authentisch (sprich, ein Poser, Blender oder Heuchler) ist, zu dem solltest Du eine gesunde Distanz wahren. Und wenn Du es selbst nicht bist: dann distanziere Dich auch von diesem Aspekt in Dir. Schmeiß zuerst also – bevor Du Ansprüche an andere stellst – den eigenen Blender hinaus. Er gehört auf den Müll.
Es gilt, Originale zu finden. Menschen, die sagen, was sie denken und machen, was sie sagen. Bist Du solch ein Original? Wie groß ist wohl die Wahrscheinlichkeit, authentische Freunde zu finden, wenn Du selbst nicht authentisch bist?
Keiner von uns ist perfekt, aber wir sollten danach streben, aufrichtig zu leben und ein vertrauenswürdiger, authentischer Mensch zu sein. Derartige Ideale sind in unserer Gesellschaft so verstaubt, dass es Zeit wird, sie wieder aus der Mottenkiste herauszuholen und kompromisslos zu verkörpern. Hieran misst sich der wahre Wert eines Menschen und nicht an seinem Besitz oder Kontostand.

Je mehr Menschen ich im Laufe der Jahre betreuen durfte, desto mehr wurde mir bewusst, dass AUTHENTIZITÄT der wohl mächtigste Hebel für die eigene Erfüllung ist. Sie zu erlangen ist glücklicherweise keine Frage des Geldes und doch führt sie meist zu Geld (nicht unbedingt gewollt, sondern eher nebenher, symptomatisch). Doch was ist das eigentlich: Authentizität? Das Wort stammt vom griechischen „authentikós" ab, was so viel wie „echt" bedeutet. Wer also nicht echt ist, der kann auch kein echt geiles Leben erwarten – und das gilt für alle wesentlichen Ebenen des Daseins. Ich vergleiche das gerne mit verschiedenen, aufeinander liegenden Balken:

- *Denken*
- *Reden*
- *Handeln*
- *Leben*

Jeder dieser Balken hat eine Öffnung an einer bestimmten Stelle – bei jedem Menschen an einer anderen. Nur wer es schafft, die Balken so zu verschieben, dass alle Öffnungen untereinander liegen, zu dem kann der Reichtum des Universums ungehindert hindurchfließen.
Viele Menschen blockieren diesen Fluss jedoch auf mindestens einer der Ebenen – und verhindern somit ihre eigene Erfüllung. Sie mögen individuell denken, aber wenn sie etwas anderes erzählen oder gar lügen: dann ist ihre Authentizität bereits hier blockiert. Andere mögen ihrer Natur entsprechend denken und reden, ihr Handeln jedoch entspricht dem nicht. Anstatt ihrer inneren Stimme zu folgen, machen sie irgendetwas anderes (meistens das, was alle machen #bwloderso) – und blockieren sich auf dieser Ebene. Und dann sind da noch die Lebensumstände. Auch die gilt es der eigenen Natur entsprechend einzurichten. Wer das nicht tut, der fühlt sich oft fehl am Platze, mitunter wie ein Affe im Meer. Du siehst: Authentizität ist gar nicht so einfach. Tatsächlich ist es eine hohe Kunst. Eigentlich alle meine Klienten haben ihre Blöcke nicht richtig justiert. Bei manchen hapert es nur an einem. Intern sind sie schon echt gut drauf, doch sie trauen sich (noch) nicht, authentisch zu handeln oder leben. Dann buchen sie jemanden wie mich, der ihnen Zuversicht gibt, gemeinsam alles durchplant und bei zu starken Wider-

ständen so etwas Professionelles sagt wie: „Wo der Widerstand ist, ist der Weg“, oder auch: „Ach, scheiß drauf. Mach einfach – und dann siehst Du schon, dass es klappt.“
Bei anderen wiederum ist fast keiner der Blöcke passend eingestellt. Sie lügen (sich selbst und andere an), tragen eine Maske und erfüllen nur die Erwartungen anderer. Manche denken nicht einmal ihre eigenen Gedanken. In so einem Fall muss man komplett neu anfangen. Gar nicht so einfach, mitten im Leben. Das ist wie ein Schiff umzubauen, mitten auf hoher See. Doch es ist möglich, richtig und wichtig. Wer es nicht tut, der ist nicht echt, der wird keine Erfüllung finden. Und solltest Du mit Dir oder Deinem Leben nicht glücklich sein, dann weißt Du nun, woran es liegen kann. Was also ist Authentizität – auf den Punkt gebracht?

- *Denke selbst*
- *Sage, was Du denkst*
- *Tue, was Du sagst*
- *Lebe all dem entsprechend*

Was dann passiert? Dann bist Du echt: echt vollständig, erfüllt, attraktiv und mächtig. Warum mächtig? Weil Du dann voll und ganz die Verantwortung übernommen hast – für Dein Denken, Reden, Handeln und Leben (statt in der Kinder- oder Opferperspektive zu verharren). Wer die Verantwortung übernimmt, der hat Antworten parat und der weiß, was zu tun ist, was richtig und wichtig ist. Alles andere wird dann ganz einfach – so wie auch das schöne, glückliche und erfüllte Leben ganz einfach ist.
Wer hingegen die Verantwortung abgibt, mit dem Finger auf andere zeigt und sagt: „Der ist schuld“, oder: „XY muss sich kümmern“, der gibt damit auch die Macht ab, dessen Leben wird kompliziert, der wird handlungsunfähig/impotent – und hat somit die Kontrolle verloren. Ein jeder Mensch, der:

- *im Leben nicht klar sieht*
- *unter Kontrollverlust leidet*
- *nicht fühlt, wer er ist und was er will*
- *nicht weiß, was richtig und wichtig ist*
- *nicht glücklich, stabil und erfüllt ist*
- *nicht seiner Bestimmung und Natur folgt*

– der leidet an dieser einen Krankheit: Nicht-Authentizität. Somit kristallisiert sich auch die Aufgabe eines jeden Coaches, Lehrers und Therapeuten heraus (von Eltern ganz zu schweigen): ihre Schützlinge und Schüler in die Verantwortung und Authentizität zu geleiten. Schwierig, weil viele der vermeintlichen Vorbilder selbst noch nicht dort angekommen sind ... aber sie wollen es, sind auf dem richtigen Weg und gemeinsam: schaffen wir das schon. #schrittfürschritt #führendurchvorbild

Ohne Authentizität

... wird es schwierig, Körper und Geist miteinander zu vereinen. Der Körper ist aufrichtig und weise. Er will nicht lügen und fühlt sich furchtbar, wenn der Geist das von ihm verlangt. Dann wird er unruhig wie ein Politiker, verhaspelt sich, kommt ins Schwitzen und hat definitiv nicht die Absicht eine Mauer zu bauen. Wer sich derart verbiegt, den zerreißt es, der geht baden ...

> *„Ich gebe Ihnen mein Ehrenwort – ich wiederhole: Ich gebe Ihnen mein Ehrenwort! –, dass die gegen mich erhobenen Vorwürfe haltlos sind." #dudiewanneistvoll*

Bei vielen Menschen ist der Körper das einzig Ehrliche – er spricht Bände, vermittelt Dir, was Sache ist. Oft zeigt er, dass der zugehörige Geist nicht mit sich im Reinen und das

Verhältnis im „Team Mensch" gestört ist #lgff. Psycho-Somatische Symptome zeigen das: Fettleibigkeit, Unverträglichkeiten, Ohrenbimmeln, Hautausschlag, Zähneknirschen und so weiter (die Liste hatten wir ja schon).
Auch kompensierendes Verhalten, vor allem das chronische, sollte Dich aufmerken werden lassen:

- Rauchen
- Saufen
- Kaufen
- Lügen
- Hustlen
- Stressen
- Fressen
- Insta, TikTok ...
- Rumdaddeln
- Nägelkauen
- Detailversessen
- Manipulieren
- Masturbieren
- Meckern
- Prügeln
- Konkurrenzdenken
- Schönheits-OPs
- und so weiter ...

Achte auf solche Zeichen – bei Dir selbst und bei anderen. Lerne, sie zu lesen. Nicht um zu verurteilen, sondern um zu verstehen, und um Dich zu orientieren. Suche nach Mit-Menschen. Nach Menschlichkeit und Mitmenschlichkeit. Nach Leichtigkeit, Aufrichtigkeit, Authentizität und Gelassenheit. Nach Optimismus, Humor und Verantwortungsbewusstsein. Nach Selbstbeherrschung, Stabilität und Hilfsbereitschaft.

Jeder Mensch wird als Original geboren

... doch die meisten sterben als Kopie. Irgendwo auf dem Weg von der Wiege zur Urne verlieren sie ihre Authentizität. Mach es besser. Sei ein Original. Bleib ein Original. Fördere das auch in Deinen Mitmenschen und befreunde Dich mit solchen, die es bereits sind. Sie werden Dich weiter prägen – stärken, aufrichten und stabilisieren. Alle anderen: Lass sie gehen. Und sollten sie energetisch oder ethisch gesehen gar nicht gehen – dann schmeiß sie raus. #radikal

Stell dabei jedoch keine Ansprüche an andere, die Du selbst nicht erfüllst. Das wäre Heuchelei. Räum also zuerst in Deinem eigenen Verhalten auf, etabliere Werte, Prinzipien und Prioritäten ... und bereits dadurch wirst Du sehen, wie Dein Umfeld zu heilen beginnt – durch Dich und Dein Vorbild.

Zeig mir Deinen Freundeskreis und ich sag Dir, wer Du bist. Vergiss nicht, vorher darin aufzuräumen. Das ist jetzt Deine Aufgabe, eine der ungemütlichsten. Niemand anders wird das für Dich übernehmen – und doch bestimmt es über Dein Leben!

SCHRITT NUMMER VIER

Frag Dich: Wem in Deinem Umfeld kannst Du vertrauen und wem nicht? Wer richtet Dich auf und wer zieht Dich runter? Wer verbiegt Dich, belügt Dich oder gar quält Dich? Wer lässt Dich ersticken und erstarren? Und wer ist eigentlich ganz geil? Wer stärkt, stabilisiert und motiviert Dich, ja lässt Dein Herz tanzen?
Schreib alle auf eine Liste und sortiere sie #dieguteninstöpfchen. Orientiere Dich dabei an Körbchengröße, Kontostand und Insta-Profil. Scherz, probier es lieber mit inneren Werten, Authentizität, Ehrlichkeit und Herzlichkeit. Achte auf Psychosomatik, Kompensation, Mindset und Verhalten. Über die Jahre wirst Du ohnehin erkennen, wer wirklich authentisch ist, glücklich und erfüllt, kaum alternd. Wer hingegen fake, zwanghaft und gestresst ist: dessen Kerze brennt von beiden Seiten. Erkenne, was da los ist – und dann zieh die Konsequenzen. Umgib Dich nur mit den Menschen, die es auch verdient haben, zu denen Du auch gehören möchtest, von denen Du lernen und zu denen Du aufsehen kannst. Solche, die Dir helfen und denen Du helfen willst. Letzteres, weil Du siehst, was aus ihnen werden kann, wie sie aufblühen können, mit nur ein bisschen mehr Sonne im Leben. Präge und fördere sie. Hab Interesse, Liebe und Hilfsbereitschaft für Deine Mitmenschen – und sie werden es Dir x-fach zurückgeben. Achte dabei immer Dich selbst, so wirst Du auch von anderen geachtet werden. Sie spiegeln Deinen Selbstwert wider; tun mit Dir, was Du energetisch ausstrahlst, provozierst und erlaubst. #taoisking
Übertreib es aber auch nicht. Es ist ebenso wichtig, sich des eigenen Wertes bewusst zu sein, wie es peinlich ist, ihn ständig beweisen zu müssen. Also entspann Dich, die Welt weiß schon, was sie an Dir hat – wo Du stehst. Dein Gesicht, Deine Lebensumstände und Dein Umfeld spiegeln es wider. Dein Leben ist Dein Spiegel – schau hinein und erkenne Dich

selbst. Schau um Dich herum und sieh Deine Nächsten. Verstehe, wofür sie stehen, und dann frag Dich, ob das Du bist ... ob Du so sein willst ... ja, wer Du wirklich sein willst?
Es gibt Milliarden von Menschen. Unzählige davon sind Abschaum – Verbrecher, Vergewaltiger, Lügner, Hetzer und Betrüger. Manipulatoren, Miesepeter (#sorrypeter) und Jammerlappen. Sie rauben Dein Lächeln, vergiften Dein Leben und trampeln auf Deinen Nerven. Sie sind wert-los, weil sie keine Werte haben, keine inneren (und durch die äußeren kompensieren sie es). Sie stressen, bremsen und blockieren Dich. Hinzu kommen all die Spießer, Neider und Vermeider. Nur eine Frage der Zeit, bis man in einem solchen Umfeld umfällt. Doch keine Sorge, es gibt sie: wundervolle, lebenslustige, liebenswerte Wesen (ja, selbst bei den Menschen). Erkenne sie, lebe, liebe, tanze und lache mit ihnen.

Du siehst, das ist eine wichtige Frage (*eine der wichtigsten in Deinem Leben):* Mit wem wirst Du Dich umgeben? Und genauso wirst Du Dich dann auch ver- oder entwickeln. #yourchoice

LESETIPPS

- Dale Carnegie: „Wie man Freunde gewinnt"
- Lucius A. Seneca: „Briefe an Lucilius"
- Olivia F. Cabane: „Das Charisma-Geheimnis"

Kleiner Nachtrag zu einem der wichtigsten Aspekte im Leben: die Liebe. Deine Liebe. Deine Liebe zu Deinem Partner/Deiner Partnerin, Deinen Freunden, Deiner Familie ... und zu Dir selbst.

Wie authentisch (echt) kann diese Liebe wohl sein, wenn Du selbst noch nicht authentisch bist? Wie erfolgreich wirst Du wohl darin sein, den passenden Partner für Dich zu finden, wenn Du selbst noch nicht weißt, wer Du bist und was Du willst?
Wie willst Du für Deinen Traumpartner – Deinen Seelenverwandten – attraktiv sein, wenn Du nach außen hin überhaupt nicht Du selbst bist? ... wenn Du blockiert bist? ... noch gar nicht angefangen hast, Dein eigenes Leben zu leben?
Dann sendest Du völlig andere Signale aus, lockst damit völlig andere Menschen in Dein Leben und Ihr werdet Euch fremd vorkommen – sobald der erste oberflächliche Liebesrausch abgeebbt ist.
Viele meiner Klienten sind gefangen in einer derartig nicht-authentischen Beziehung, ja mitunter Familie. Doch Kinder in die Welt zu setzen, ein Haus zu bauen oder auch ein Unternehmen zu gründen ... all das steht auf tönernen Füßen, wenn die Menschen darin nicht authentisch sind. Dann ist es nicht echt. Dann kann es nicht echt sein.

Warum?
Weil sie nicht echt sind.

Merke: Wenn ein Mensch nicht authentisch ist, dann kann seine Liebe auch nicht authentisch sein. Und wer nicht authentisch ist, der kann auch keinen authentisch passenden Partner finden.

Das ist der Grund dafür, dass viele Menschen sich mit diesem Thema derart quälen – weil sie sich mit selbst quälen. Weil sie sich damit quälen, sich selbst zu finden, zu akzeptieren und zu verwirklichen. Warum?
Weil sie es so gelernt haben und auch ihre Bezugspersonen sich damit gequält haben.

Die einzige Lösung: Durchbrich die Fake-Spirale.
Werde authentisch – auf allen fünf Ebenen.

- *Denken*
- *Reden*
- *Handeln*
- *Leben*
- *Lieben*

„Wähle einen Beruf, den Du liebst, und Du musst keinen Tag mehr in Deinem Leben arbeiten."
(angeblich*) Konfuzius

**Er hat das wohl nie gesagt, dennoch passt es wie Faust aufs Gretchen, weshalb wir hier mal ein Auge zudrücken.*

IN DEINER ARBEIT

... ist alles tutto bene? Hast Du Deinen Traumjob gefunden, genießt jede Stunde und kannst es gar nicht erwarten, morgens aus dem Bett zu springen? Oder gibt es hier Handlungsbedarf?
Womöglich ist es an der Zeit, das Thema zu ent-sorgen. Eines nämlich steht fest, und das nicht erst seit der APPD:

Arbeit ist scheiße

Damit ist all die sinnfreie Tätigkeit gemeint:

- zu der Du Dich aufraffen musst
- die nicht Deiner Natur entspricht
- die Dich kaum reich macht
- die nur Müll produziert
- die wenig zum Wohl der Menschen beiträgt

Falls Du Deinen Job nicht leiden kannst, liegt es womöglich daran, dass er Müll ist ... oder schlicht Müll produziert. Passt das zu Dir? Bist das wirklich Du? Willst Du daran teilhaben?

Zuerst jedoch wollen wir etwas Abstand gewinnen ... und das Thema umfassend betrachten. Kaum jemand tut das. Dabei ist es existenziell – für einen jeden von uns, für uns im Gesamten und für unseren Planeten.

Es startet mit folgender Unterteilung ...

Es gibt drei Arten von Arbeit

1. Die Arbeit, von der Konfuzius spricht. Die, die Dich glücklich macht, mit Dir übereinstimmt und zum Wohl der Menschheit und des Planeten beiträgt. Das ist nicht wirklich Arbeit, denn sie ist so erfüllend, dass Du sie sogar kostenlos machen würdest. Gut dafür bezahlt zu werden, ist aber natürlich auch nicht schlimm. Dazu zählen Bereiche wie Fitness, Fortschritt, Gesundheit, Gerechtigkeit, Bildung, Vernetzung, Kreativität, Naturschutz, Entwicklung ... #symbiose
2. Die Arbeit, die Müll fabriziert. Plastikprodukte, die kein Mensch braucht. Junk Food, Casinos, Bordelle, Tierquälerei, Raubbau, Chemikalien. All die Firmen, Fabriken und Dienstleistungen, die Mensch und Natur schädigen. Instant Gratification und Kompensation für geschundene Seelen, deren Ängste, Schwächen und Blockaden ausgenutzt werden. #parasitismus
3. Die Grauzone dazwischen. All die Bereiche, die unser Leben eigentlich besser machen sollen, mitunter aber das Gegenteil schaffen. Dazu gehören Behörden, Banken und Versicherungen, aber auch Pharmafirmen und Waffenproduzenten. #naja

In welchem der drei Bereiche arbeitest Du?

Hilfst Du Menschen oder nutzt Du sie aus? Trägst Du zu ihrer Entwicklung bei oder eher zu Kompensation und Instant Gratification?
Letzteres mag sie kurzfristig zwar glücklich machen, doch langfristig verschlimmert es nur ihr Leiden. All das Junk Food, die billigen Versprechen, Süßstoffe und Zigaretten, die Pornos, Drogen und Prostitution, Werbewahnsinn und

Verblödung in den Medien ... Bist Du eventuell Teil davon? Fällst Du selbst darauf rein, konsumierst es und teilst es mit anderen?
Schützt und unterstützt Du die Natur oder schädigst und vergewaltigst Du sie? Hilfst Du bei Tierversuchen, Massentierhaltung, industriellem Fischfang, Abholzung von Urwäldern, der Produktion von Pestiziden und anderen Chemikalien? Unterstützt Du die Produktion von Plastik und Billigprodukten? Von minderwertigem Schund, der schon vom Ansehen kaputt geht und dann ewig die Umwelt verpestet?
Falls ja, warum solltest Du Dich damit wohl fühlen? Ist es nicht völlig angemessen: dass, wenn Du Leid über die Welt bringst, Du auch darunter leidest? Schlecht schläfst? Gestresst, krank, argwöhnisch, verbittert und einsam bist?

Merke: Alles kommt immer irgendwann zu Dir zurück #karma. Wer Müll produziert, der wird sich auch genauso fühlen. Egal, wie viel Geld dabei herausspringt. Es ist und bleibt Müll – so wie alle, die mit dafür verantwortlich sind.

Solltest Du Dich davon angesprochen fühlen – dann raus da. So schnell und kompromisslos wie möglich. Egal, um welchen Preis. Happy Money gibt es nur woanders – und das zur Genüge.

Dahingehend kannst Du auch Deine Mitmenschen besser einordnen. Der Hausmeister einer Universität und die Putzfrau einer Bibliothek sind für die Gesellschaft und den Planeten wert-voller, als der CEO von Coca Cola oder McDonalds. Die ersten beiden ermöglichen Zukunft und Hoffnung, die Letzteren produzieren Scheiße; sind für Kompensation, Krankheit und Tod verantwortlich. #karies #krebs #diabetes #adipositas #herzinfarkt #schlaganfall

Solltest Du in der Grauzone arbeiten

... also im 3. Bereich, dann wird Dein Leben sich womöglich auch hier: genauso anfühlen. #grau #gespalten #blockiert Manche mögen es ja grau, die Bürokraten unter uns, und die sind hier tatsächlich gut aufgehoben. Sollte das bei Dir aber weniger der Fall sein, dann gilt auch hier: raus da. Aber nicht so schnell wie möglich und auch nicht um jeden Preis. Du hast einen festen Job und ein sicheres Einkommen. Also atme tief durch, be-sinne Dich und schmiede Deinen Plan in die Freiheit – hin zu einem Job im Bereich Numero Uno. #konfuzius

Dieser Transfer von Bereich 2. oder 3. hin zum Traumjob oder zur kompletten Arbeitsfreiheit ist ein Schwerpunkt vieler meiner Coachings. Das Kündigen, Umsatteln, Beenden der Karriere, der Verkauf der Firma oder gar der Absprung aus dem Arbeitsleben ist ein mächtiger Schritt; nicht minder mächtig ist auch die Angst davor. Die Betroffenen quälen sich oft schon seit Jahren damit. Der Leidensdruck ist nicht unerheblich ... und doch ist die Situation oft irgendwie auch gemütlich und starrbil.
Trotz allem, und solltest auch Du Dich in einer solchen Situation befinden: Trau Dich. Das schöne Leben ist möglich, erfüllendes Arbeiten ebenso, falls das überhaupt noch notwendig ist. Viele sind längst reicher, als sie denken – und ein smart gemanagtes Vermögen kann auch ganz gut für sich selbst arbeiten.

Notiere hier, zu wie viel Prozent Du von Deinem aktuellen Job erfüllt bist:

Hand aufs Herz

Wir sind zu großen Teilen eine Konsum- und Spaßgesellschaft, die ständig Müll produziert, konsumiert, wegwirft und wieder neuen produziert. Das erinnert an Nietzsches Zarathustra:

> *„Was ihr ersehnt – das alles ist Armut und Schmutz und ein erbärmliches Behagen."*

All das, obwohl die Konsequenzen bereits mit einem Vorschlaghammer auf das Brett vor unserem Kopf einprügeln. Gibt es dafür eine Entschuldigung?
Oft heißt es: *„Irgendwie muss man ja Geld verdienen"*, oder: *„Essen ist wichtiger als Erfüllung oder Moral"*, und da ist was dran. Für viele ist das jedoch nur eine gemütliche Ausrede, um sich selbst keine Gedanken über Werte, Nachhaltigkeit und Zukunft machen zu müssen. Erschreckend viele haben im Ethik-Unterricht (der Eltern/Medien/Lehrer) gefehlt, dafür aber bei TUI die „NachmirdieSintflut"-Tour gebucht. #lastminute
Zudem fällt es schwer daran zu glauben, jemand drohe in einer derart verfetteten Gesellschaft zu verhungern. An Sinn, Stabilität, Humor und Liebe – daran verhungern wir. An Werten, Orientierung und Zukunft. In einer nachhaltigeren und ganzheitlicheren Gesellschaft würde das anders aussehen; auch Geringverdiener hätten hier ein solides Auskommen, nur halt in sinnvollen Jobs. Solange Menschen jedoch dazu bereit sind, eine wert-lose Plastikkultur zu unterstützen, solange wird sie auch auf den Untergang zusteuern #zurecht ... und solange wird sich ihr Leben darin auch genauso anfühlen ... leer, kalt und sinnlos wie ein Meer ohne Fische, eine Tür ohne Klinke, Licht ohne Wärme.

„Plastikmenschen übervölkern Deine Stadt
Wollen alles haben – werden niemals satt
Siehst Du, wie sich dort überall bedienen
Kennen keine Liebe, funktionieren wie Maschinen

Eine triste graue Wolke färbt die Stadt
Schau in die Gesichter, sie sind leer und matt
Alle machen brav, was ihnen die Werbung sagt
Die Karriereleiter hoch – Herzinfarkt

Ich weiß, irgendwo liegt Euer wahres Ich
Doch Ihr lasst es nie ans Tageslicht!“
#pimpulsiv

Jeder Mensch hat eine Wahl

Und die Wahl all dieser Menschen entscheidet in Summe darüber, wohin sich die Welt bewegt. Ein Wandel ist dabei gar nicht so schwer ... Der Weg zu sinnvoller Arbeit steht jedem offen. Man muss es nur wagen und sich an den simplen, nun folgenden Prinzipien orientieren. Denn wofür leben wir überhaupt? Nur um Geld zu verdienen, die Fernbedienung zu rubbeln und dann an Arterienverkalkung zu krepieren?
Die Familie am Leben erhalten zu wollen ist nur natürlich. Aber ist es nicht ebenso wichtig, ihr ein Vorbild zu sein und eine sinnvolle Zukunft zu gewährleisten ... ja gar dafür zu kämpfen? Was ist das Überleben schon wert, wenn alles Lebenswerte dafür aufgezehrt wird?
Ein erfülltes Leben auf der Grundlage von Fortschritt, Liebe und Vertrauen in einer starken und gesunden Natur ... Kommt es nicht vielmehr darauf an? Vielleicht sogar mit einem tiefer gehenden Weltverständnis und Sinn in einer aufgeklärten Gesellschaft, die nicht mehr an den Osterhasen glaubt oder sich an bärtige Männer im Himmel klammert?

Mit Geld hat all das nur am Rande zu tun. Es gibt viele Familien in bescheidenen Verhältnissen, die aufrichtig, liebevoll und erfüllt leben. Ihnen entgegen steht die moderne „Erfolgsfamilie“: materiell reich, doch orientierungslos, moralisch verkümmert und sozial verkorkst. Wer ist hier wirklich arm?
Doch nun zu den bereits versprochenen Prinzipien. Sie werden Dir dabei helfen, richtig Kohle zu machen ... vielleicht sogar Diamanten.

Wie verdient man denn „richtig“ Geld?

Jeder Mensch hat Talente, ja gar eine Berufung. Irgendetwas macht ihn einzigartig und besonders, denn keinen Menschen gibt es zweimal. Nicht einmal Zwillinge sind dieselben.
Schau sie Dir an, all die Gesichter da draußen, jedes einzelne ist anders ... ein Meisterwerk der Natur (mehr oder weniger) ... und doch strahlen nur wenige davon.

Welche das sind?
Es sind die, die IHR LEBEN leben. Offenherzig, authentisch und im Einklang mit ihrem Wesen; mit ihrer Natur, Energie, Frequenz und Persönlichkeit.

Wie man dorthin kommt?
Na, indem man ausmistet. Überall, in allen Bereichen des Lebens. Indem man sich befreit aus der Betäubung durch Kompensation, Massenmedien und Konsum. Indem man sich inspirieren lässt von diesem wunderbaren Leben auf diesem faszinierenden Planeten. Und indem man in sich hinein hört, fühlt, was einen begeistert und anspricht. So findet man seine Berufung.

Und folgt man ihr mit Aufmerksamkeit und Hingabe, dann wird sich nicht nur gut damit leben lassen ... noch bedeutend mehr lässt sich so bewerkstelligen.

Was das sein soll?
Teil von etwas zu sein, das Größer ist, als man selbst. Dann fühlt man sich auch besser, mächtiger und stabiler als man selbst. Dafür kann man sich einem Staat, einer Firma oder Religion verschreiben (durchaus auch dem nächsten Fußballclub) oder – und das ist die erwachsene Variante: man kümmert sich selbst darum. Übernimmt Verantwortung und erschafft, was das Potenzial eines Menschen erst so richtig entfesselt: eine Vision.

Merke: Entsprechend Deiner Vision wird Mutter Natur Dich mit Energie versorgen. Je größer, desto motivierter. Je kleiner, desto schlaffer.

Was ist Deine Vision?

Was nervt Dich am Leben, an der Gesellschaft? Was fehlt Dir, was wünschst Du Dir? Wie könntest Du den Planeten zu einem besseren Ort machen? Oder zumindest Dein Land, Deine Stadt, Dein Interessensgebiet oder Fachbereich? Deine Straße, Deine Familie, Dein Block?
Oder denkst Du tatsächlich nur an Dich? #hatsichdasjegelohnt? Sei gewiss – und das ist die zweite Stufe nach Erlangen der Authentizität:

Dein Leben fängt erst so richtig an zu tanzen, sobald Du lernst, über Dich hinaus zu sehen. Sobald Du lernst, GRÖSSER zu denken, fühlen und handeln. #einerfüralle

Sobald Du solch eine Vision gefunden hast

– Deine Story, wofür es sich überhaupt lohnt, morgens aufzustehen –, dann kann Dich nichts mehr davon abhalten: Vollgas zu geben.
Dafür sind wir Menschen geschaffen. Viele der aktuell reichsten Menschen der Welt starteten mit solch einer Vision in der heimischen Garage. Sie wussten instinktiv, dass materiell ärmliche Verhältnisse sie nicht daran hindern können, ihren kreativen Reichtum auszuleben. Sie strebten nach Veränderung, nach Fortschritt. Sie überwanden Widerstände, wuchsen daran ... andere wurden darauf aufmerksam und unterstützen sie. So wurden Elon Musk, Steve Jobs, Bill Gates, Richard Branson und Jeff Bezos zu den reichsten Menschen der Welt. Es ist egal, wie Du zu diesen Leuten persönlich stehst. Wichtig ist nur, dass Du verstehst, wie Geld funktioniert: Es fließt aufwärts, in die Zukunft – dorthin, wo große Visionen tanzen.
Die genannten Leute heben die Menschheit auf ein höheres Niveau: durch Smartphones, Computer, Vernetzung, Versandhandel, Elektroautos, Weltraumreisen ... und deswegen fließt ein gewichtiger Teil des weltweiten Reichtums in ihre Hände. Nicht, weil sie reich sein wollen, sondern weil sie etwas bewegen wollen. *Leider produzieren sie auf diesem Weg auch eine Menge Müll.* Willst Du mehr über diese Dynamik erfahren, dann lies die Bücher von Napoleon Hill; insbesondere „Denke nach und werde reich“, Zitat:

> *„Jede Firma, jeder große Erfolg*
> *hat mit einer Idee begonnen.“*

Bereits eine gute Idee

... kann Millionen wert sein und das Leben von Millionen verbessern. Sei Dir bewusst: Es mangelt auf unserem Planeten nicht an Geld, sondern an Ideen, Initiative, Authentizität und Tatkraft. Und genau hier: solltest Du tätig werden.

Schaffe eine Vision – und realisiere sie.

Tatsächlich mangelt es überhaupt nicht an Geld. Es stimmt sogar das Gegenteil: Die Welt quillt über vor Moneten. Die Zentralbanken erschaffen täglich Milliarden – um ihre Wirtschaften anzukurbeln und alle zu unterstützen, die Visionen haben (ohne dafür eingeliefert zu werden). Fließt jedoch nicht ausreichend davon in Dein Leben, dann weil Du von gestern bist ... anstatt das Morgen zu prägen.
Dicht verfolgt wird der strömende Geldregen von seiner kleinen Schwester, der Wertlosigkeit, der Inflation. Und das ist gut so. Wer nämlich nur spart und nicht mitzieht, nicht in eine bessere Zukunft investiert, der wird enteignet – der hat für die Evolution ausgedient.
Ja, Sicherheit ist ein schönes Beruhigungsmittel. Verbuddel ruhig etwas Gold, lass Dein Eigenheim finanzieren und leg Dir ein paar Bitcoins ins Wallet – aber stress Dich nie deswegen. Dein letztes Hemd hat keine Taschen. Der Drang nach Sicherheit ist immer auch ein Zeichen von Impotenz und Angst. Die zugehörigen Assets sind nicht selten Verbindlichkeiten und zu viele Beruhigungsmittel machen fett, überheblich und träge. Barely natural – and nature rulez.

Arbeite für eine bessere Zukunft!

Das ist ein existenziell wichtiges Prinzip für Dich und Dein Leben. Mihály Csíkszentmihályi schreibt dazu in seinem Buch „Flow im Beruf“:

„Es war nicht die Finanzierung, die ihren Erfolg begründete, sondern die Überlegung, wie sie die Dinge besser machen könnten, als dies bis dahin geschehen war. Kreativität ist in der Tat eine nicht versiegende Quelle der Innovation – man kann eine Sache von Mal zu Mal besser machen. Sie ist auch ein sehr demokratischer Prozess: Man muss nicht reich sein, man braucht keine guten Beziehungen, man muss nicht einmal besonders gebildet sein, um mit einer neuen und guten Idee auf den Plan zu treten."

So funktionieren die Natur und das Universum. Das Fittere, Smartere, Bessere überwindet alles andere. Darin wirken die Prinzipien der Evolution: Mutation und Selektion. Sie durchziehen die gesamte Welt – ohne sie gäbe es keine Entwicklung. Entwicklung ist jedoch nur möglich durch die Überwindung des Bestehenden. Bezeichnet wird dieser Prozess als ...

Schöpferische Zerstörung

Sie sorgt dafür, dass sich zusehends bessere und innovativere Produkte und Dienstleistungen durchsetzen. Sie sind es, die die Welt zu einem besseren Ort machen. Deswegen sind Briefe heute nicht mehr wochenlang mit der Postkutsche unterwegs, sondern mit einem Klick am anderen Ende der Welt. Deswegen können wir heiß duschen, ohne erst das Wasser auf einem Feuer erhitzen zu müssen. Deswegen können wir Musik hören, ohne ins Konzert gehen oder ein Instrument lernen zu müssen. Deswegen können wir Bücher von längst verstorbenen Autoren lesen, Bildschirme an die Wand hängen und unzählige Geräte in ein handliches Smartphone zwängen.

Der österreichische Ökonom Joseph Schumpeter beschrieb diesen Prozess in der ersten Hälfte des 20. Jahrhunderts in seinem Buch „Kapitalismus, Sozialismus und Demokratie“:

> *„Die Eröffnung neuer, fremder oder einheimischer Märkte und die organisatorische Entwicklung vom Handwerksbetrieb und der Fabrik zu solchen Konzernen wie dem von U.S.-Steel illustrieren den gleichen Prozess einer industriellen Mutation – wenn ich diesen biologischen Ausdruck verwenden darf –, der unaufhörlich die Wirtschaftsstruktur von innen heraus revolutioniert, unaufhörlich die alte Struktur zerstört und unaufhörlich eine neue schafft. Dieser Prozess der 'schöpferischen Zerstörung' ist das für den Kapitalismus wesentliche Faktum. Darin besteht der Kapitalismus und darin muss auch jedes kapitalistische Gebilde leben.“*

Das bedeutet nicht, dass das Alte schlecht ist. Es bedeutet nur, dass es jetzt etwas Besseres gibt. Sich trotzdem an Veraltetes zu klammern, ist nichts weiter als Sentimentalität; die hat natürlich auch ihren Charme, solange man sie sich leisten kann, doch das Rad der Zeit anzuhalten wird nie klappen. Man kann es vielleicht kurz festhalten und die Entwicklung ausbremsen, aber früher oder später wird man sich die Finger verbrennen – denn nicht England, sondern die Evolution obsiegt. #immer

Kapitalismus?

Man kann gegen den ollen Sklaventreiber wettern, wie man will, er lässt sich nicht aufhalten. Die Welt wird von ihm überwuchert, andere Wirtschaftssysteme sind kaum überlebensfähig und – mag er auch noch so unmenschlich, grau-

sam und zerstörerisch wirken – er ist die Natur der Wirtschaft, die Wirtschaft der Natur. Er ist ihr innerer Trieb. Er lässt sich ebenso wenig aufhalten, wie sich unser innerer Trieb aufhalten lässt oder die Evolution insgesamt.
Wir haben jedoch die Möglichkeit, Triebe zu kultivieren. Ein ungezügelter Kapitalismus ist genauso menschlich wie ein ungezügelter Sexismus. Also ist es sinnvoll, ihm eine geistige Dimension hinzuzufügen, ihn zu kultivieren und auch hier nach Besserem zu streben. Diesen Maßstab sollten wir auch an unsere Arbeit legen. Bezahlung ist eine schöne Sache, doch wer den Status des einfachen Lohnsklaven hinter sich lassen will, der sollte seine eigene Arbeit besser erfüllen, sich eine bessere suchen oder eine bessere schaffen. Darum ging es in diesem Abschnitt. Ein weiteres wichtiges Prinzip für „richtiges" Geldverdienen ist das folgende ...

Hilf den Menschen!

Dieser Gedanke muss keineswegs mit hohen Profiten im Widerspruch stehen. Vielmehr bedingen sie sich gegenseitig, denn nur, was die Menschen langfristig weiterbringt, wird sich auch bewähren. Parasitäre Unternehmen überdauern keine Jahrhunderte. Würmer leben nicht lange – auch nicht die in Nadelstreifen. In Symbiose hingegen lässt sich viel bewegen. Man wächst zusammen und will diese Partnerschaft überdauern lassen.
Parasiten will man schleunigst loswerden, weshalb diese sich mit immer durchtriebeneren Täuschungsmanövern als nützlich darzustellen versuchen. Nur zu gerne spielen sie mit unseren Ängsten, Träumen und Trieben – wie Abmahn-Anwälte, fehlgeleitete Gurus, Bordelle und Instant Gratification-Konzerne.

Liebe shoppende Leserin, lieber konsumierender Leser, frag Dich stets, was in Deinem Einkaufskorb ist symbiotisch, was parasitär? Was darin fördert die Welt und das Leben auf ihr und was zerstört, beraubt und vergewaltigt sie?

Verdränge nie den Einfluss des Konsumenten

Er ist die größte Macht in der Wirtschaft. Geld regiert die Welt – und solange es Dein Geld ist, regierst Du die Welt. Also sorge dafür, dass Dein Geld die Welt nicht abfuckt und zerstört, sondern fördert. Sieh nie allein nur das Produkt, sondern immer auch seinen Schatten. Informiere Dich über die dahinter wirkenden Konzerne und entscheide – im Falle eines fragwürdigen Images – selbst, ob Du mit derart schlechten, wertelosen Menschen Geschäfte machen oder gar für sie arbeiten willst?
Ein Schwein in einer noblen Weste oder Luxuskarosse bleibt ein Schwein. Lass Dich nie von einem geschniegelten Firmen-Outfit täuschen, ebenso wenig von profitablen Zahlen. Je geleckter alles daherkommt, desto mehr Dreck verbirgt sich meist dahinter.
Sobald Du lernst, Dich auf weniger, aber dafür Besseres – im symbiotischen Sinne – zu konzentrieren, wird das Dein Leben und das Deiner Familie sowie Mitmenschen bereichern. Also raus mit den Parasiten, anstatt sie zu füttern ... oder gar für sie zu arbeiten. Gib ihnen nicht Deine Aufmerksamkeit, nicht Deine Zeit und nicht Dein Geld. Ein jeder Mensch sollte sich einer solchen Entwurmungskur unterziehen. Er wird überrascht sein, wie viel Energie, Leichtigkeit und Potenzial sich entfaltet, je mehr er diese lästigen Blutsauger loswird. Das betrifft sowohl Konsum, als auch Arbeit.
Trage Sorge dafür, dass Deine Arbeit den Menschen hilft. Es gibt viele Nöte auf unserem Planeten, die gestillt werden müssen – wichtige, wesentliche und wertvolle Jobs – und mit diesen lässt sich „richtig“ Geld verdienen.

Wichtig dabei

Es geht nicht darum, sich aufzuopfern, sondern um Symbiose: ein Verhältnis zum Nutzen beider. Wer mit gutem Gewissen ins Bett gehen will – was unabdingbar ist, um glücklich und gesund zu sein –, der sollte tunlichst vermeiden, in parasitären Verhältnissen zu arbeiten. Die Entscheidung, wie menschlich die Welt ist, fällt in Deinem Geldbeutel und mit der Wahl Deines Arbeitsplatzes. Du bist somit weit mächtiger, als Du denkst. Mihály dazu:

> *„Ebenso wie das Streben nach Exzellenz ist der Wunsch, anderen Menschen dienlich zu sein, eine unerschöpfliche Quelle der Inspiration. Für einen Unternehmensführer bieten sich immer Möglichkeiten, das Leben anderer Menschen zu verbessern, seien es die eigenen Beschäftigten oder andere, die das Produkt oder die Dienstleistung des Unternehmens nutzen. Es ist ein Ziel, das immer von neuem befriedigt, ob man es aus Liebe zu Gott oder zu Buddha oder deshalb verfolgt, weil man zutiefst davon überzeugt ist, dass alle menschlichen Wesen diese Anstrengung wert sind.“*

Jeder auf-richtige Mensch wird verstehen, dass sein Handeln Folgen hat. Er sollte lernen, die Verantwortung dafür zu übernehmen. DU solltest lernen, Verantwortung zu übernehmen. Die Ausrede des unmündigen Bürgers zieht nicht mehr. Natürlich sind wir alle nur Zahnräder, aber bereits ein blockierendes Zahnrad kann das ganze Getriebe stilllegen – wenn es mutig genug ist, „richtigen“ Prinzipien zu folgen und sich dort zu sperren, wo die Entwicklung nicht weiter-, sondern zurückgeht. Halte Dir stets vor Augen: Dein Leben, Dein Planet – Deine Verantwortung.

„Richtige“ Unternehmen sind gar nicht so selten

Sie tragen zu unserem Fortschritt bei. Beteiligen sich an kulturellen, pädagogischen, wissenschaftlichen Projekten. Produzieren nachhaltig und schützen die Natur. Schwer ist zu erkennen, wer dies nur aus Marketinggründen tut. Dennoch sollte man auf so etwas achten und nur die Unternehmen unterstützen, die uns auch etwas zurückgeben. Für solch ein Unternehmen zu arbeiten, das die Welt zu einem besseren Ort macht, erfüllt das eigene Leben weit mehr, als eine pralle Brieftasche es je könnte.
Sehen wir den Tatsachen ins Auge: Die alte Mär, dass die freie Marktwirtschaft im wert-freien Raum schwebt, ist eine Illusion. Alles hat Konsequenzen und geht auf Kosten unserer Welt und zukünftiger Generationen. Und eine Gesellschaft, die mehr Müll als Zukunft produziert, die definiert sich dadurch selbst. Also frag Dich stets:

Wie viel Opportunismus, Gier und Gemütlichkeit stecken in mir? Wie sehr will ich auf Menschlichkeit, Anspruch und Verantwortungsbewusstsein verzichten?

Und bezüglich der Antworten, dichte Dir nichts zurecht. Die hast Du längst, denn Taten lügen nicht. Sie stecken in Deinem Konsumverhalten und in der Wahl Deines Arbeitsplatzes. Frage: Wenn es nur Menschen wie Dich gäbe, wie würde die Welt dann aussehen? Würde Dir die Welt dann gefallen? Hätte sie eine Zukunft? Und hast Du auch brav die beste Band der Welt gehört?

> *„Es ist nicht Deine Schuld, dass die Welt ist, wie sie ist. Es ist nur Deine Schuld – wenn sie so bleibt.“*

Es ist egal, wie die Welt jetzt aussieht

Finde Deine Berufung, Deine Vision der Welt, wie Du sie für „richtig" erachtest und dann arbeite darauf hin! Mach Dir bewusst, dass Mutter Natur Dich exakt dafür geschaffen hat … und nicht etwa dafür, dass Du kompensierend vor Dich hinrobbst, an Deinem Smartphone vergammelst, Chips inhalierst und Dir einen von der Palme wedelst. Sollte das Deine bevorzugte Existenz sein, dann bist Du aktuell eher eine Pause in der Symphonie des Lebens. Hast Deine Vision noch nicht gefunden oder Dir noch nicht einmal Gedanken darüber gemacht. Und genau so – entsprechend lustlos, träge und frustriert – wirst Du Dich dann auch fühlen. Willst Du das? Nein? Dann mach es richtig. Verdiene und investiere Dein Geld richtig. Folge und Vertraue der Natur, arbeite für sie: Strebe nach einer besseren Welt. Magst Du Dich auch noch so klein fühlen, es lohnt sich – denn eines wirst Du damit auf jeden Fall verbessern: Deinen Status, Dein Selbstwertgefühl und unser aller Leben.

Mein Verständnis von richtiger Arbeit

… habe ich damit skizziert. Es ist simpel, doch wirkungsvoll. Hielten wir uns alle daran, sähe die Welt besser aus. Davon bin ich überzeugt. Ich habe von diversen Firmen Kooperationen, Werbeverträge, gar Managerposten angeboten bekommen – und sie allesamt abgelehnt. Auch wenn ich so weniger sicher Geld verdiene und manchmal gar keines, schreibe ich lieber Bücher und coache/therapiere Menschen. Das hilft mir dabei, „richtig" zu arbeiten – ohne dass es sich nach Arbeit anfühlt. Es gibt mir das Gefühl reich zu sein – und die Gewissheit, dass Geld nicht viel damit zu tun hat. Das bin aber halt auch nur ich.

Nun jedoch geht es um Dich!

SCHRITT NUMMER FÜNF

Menschen in Ländern, in denen Freiheit kein Grundrecht ist, haben es schwer, die soeben besprochenen Ideale zu verwirklichen. Wir jedoch haben die Wahl. Du hast die Wahl!
Alles, was Du tust, hat Konsequenzen. Diese mögen klein erscheinen, doch in Summe entscheiden sie über alles. Überdenke Deine Werte und handle diesen entsprechend.
Werde zu einem wert(e)volleren Menschen – zu einem wertvolleren Arbeiter und Konsumenten. Werde kompromissloser und lies viel von dem Mann, dessen Namen man so schwer aussprechen kann …

> *„Geschäftstätigkeit, die nichts zum menschlichen Wachstum und Wohlergehen beiträgt, ist es nicht wert, getan zu werden, unabhängig davon, wie viel Gewinn sie auf kurze Sicht abwirft."*

Und dann: Tue, was richtig ist. Optimiere, revolutioniere oder kündige Deinen Job. Finde oder erschaffe einen besseren. Einen, der die Welt zu einem besseren Ort macht – dann wirst Du Dich auch besser fühlen und „richtig" Geld verdienen.
Starte direkt hier, nur zum Spaß. Liste Deine Traumjobs auf, egal wie unglaublich oder unmöglich. Und dann schau: welcher davon wichtig sowie richtig wäre … und ob Du ihn nicht vielleicht doch realisieren kannst?!

TRAUMJOBS

LESETIPPS

- Mihály Csíkszentmihályi: „Flow im Beruf“
- Napoleon Hill: „Denke nach und werde reich“

„Man darf dem Geld nicht hinterherlaufen,
man muss ihm entgegenkommen.“
Aristoteles Onassis

IN DEINEN FINANZEN

... gibt es sicher auch den ein oder anderen Müll. Glaubenssätze und Verhaltensweisen, die Dich finanziell sabotieren oder gar ruinieren können.

Das soll kein erschöpfendes Kapitel sein. Das Buch hat sich für die 3. Auflage vom Umfang her mehr als verdreifacht. Das reicht vorerst. Dennoch will ich Dir vermitteln, was viele meiner Klienten beim Thema „Finanzen" so alles falsch gemacht haben – damit Du es besser machen kannst.

Finanzielle Freiheit

Was bedeutet das überhaupt?

Durchschnittsverdiener haben meist die berühmt berüchtigte Million im Kopf. „Millionär sein, das wäre schön. Dann wären all meine Probleme gelöst", sagen sie (was natürlich nicht stimmt).
Viele meiner Millionärsfreunde sagen: „Eine Million ist nicht genug." Und dann kalkulieren sie sich (nach irgendeiner Formel von Rudis Reichtumsrampe) zusammen, wie viel sie (angeblich) wirklich brauchen. Die Ergebnisse schwankten bisher zwischen 3,5 bis hin zu 12,75 Millionen.
Tatsächlich haben viele meiner Freunde und Klienten weit mehr auf dem Konto – und die meisten davon haben dennoch materielle Sorgen, finanziellen Stress ... und natürlich Probleme. #besitzbelastet
Der Kontostand entscheidet also nicht wirklich (sobald die Grundbedürfnisse gedeckt sind). In ein paar Jahren weiß ohnehin niemand mehr, wie viel so ein Kontostand wert ist. Werte sind subjektiv (Einbildung/Konsens) und dazu kommt die bereits erwähnte Inflation bei all den Fiat-Währungen.

Sie heißen Fiat-Währungen, weil sie so zuverlässig und stabil sind wie ein Wagen der gleichnamigen italienischen Automarke. „Fiat" kommt zudem aus dem Lateinischen und heißt soviel wie „Es werde".
„Es werde Geld", sagen die Zentralbanken rund um die Welt, dann drückt dort jemand auf einen Knopf und erschafft frische Milliarden; primär zur Vergabe von Krediten, um die Wirtschaft anzukurbeln oder Schulden zu begleichen.
Wenn Du „Geld" besser verstehen willst (was sich lohnen wird, denn wahrscheinlich haben Dir weder Deine Eltern noch Deine Lehrer oder die Gesellschaft es Dir beigebracht), dann empfehle ich Dir folgendes Buch von Hanno Beck: „Die große Geldschmelze".

Finanzielle Freiheit lässt sich auch anders denken

... und zwar philosophisch: Finanziell frei ist, wer von Finanzen frei ist. Wer das ist?

Na, der Minimalist.
Der, der verzichten kann.
Der mit wenig zufrieden sein kann.

> *„Ich kann denken. Ich kann warten. Ich kann fasten."*
> *„Das ist alles?"*
> *„Ich glaube, es ist alles!"*
> *„Und wozu nützt es? Zum Beispiel das Fasten – wozu ist es gut?"*
> *„Es ist sehr gut, Herr. Wenn ein Mensch nichts zu essen hat, so ist Fasten das Allerklügste, was er tun kann. Wenn, zum Beispiel, Siddhartha nicht fasten gelernt hätte, so müßte er heute noch irgendeinen Dienst annehmen, sei es bei Dir oder wo immer, denn der Hunger würde ihn dazu zwingen. So aber kann Siddhartha ruhig warten, er kennt keine*

Ungeduld, er kennt keine Notlage, lange kann er sich vom Hunger belagern lassen und kann dazu lachen. Dazu, Herr, ist Fasten gut."
Hermann Hesse, „Siddharta"

Nein, Minimalist sein, heißt nicht automatisch am Hungertuch zu nagen. Man kann auch Millionär und Minimalist sein. Minimalismus heißt schlicht, dass ...

- man Verzicht genießt
- innere Werte vorzieht
- weniger mehr ist
- Qualität vor Quantität geht
- man keinen Bock hat, sich das Leben vollzumüllen

Tatsächlich ist Minimalismus sogar einer der direktesten Wege zu finanziellem Überfluss. Warum – will ich Dir sagen.

Stell Dir vor

... Dein Reichtum ist wie eine Badewanne. Du hast Einnahmen, die fließen oder rieseln oben hinein. Doch es fließt auch was hinaus: Deine Ausgaben. Und mit denen wollen wir uns nun beschäftigen. Es gibt drei Arten davon:

1. Notwendige Ausgaben
2. Sinnvolle Investments
3. Müll-Ausgaben

Um notwendige Ausgaben kommen wir nicht drumherum. Sie halten uns am Leben. Das ist der normale Abfluss in der Wanne – und er ist offen, solange wir atmen.
Sinnvolle Investments heben unser Leben auf ein höheres Niveau. Sie bringen mehr, als sie kosten, füllen und vergrößern die Wanne.

Müll-Ausgaben hingegen

... sind Löcher in der Wanne. Sie sorgen dafür, dass die Wanne kaum voll werden kann. Selbst eine Erbschaft oder ein Lottogewinn, die kurzfristig für Fülle sorgen, verabschieden sich schnell wieder. Kein Wunder, bei all den Ausgaben, die mehr kosten, als sie bringen. Ein Gefühl von Mangel und Leere stellt sich ein, das macht unzufrieden – und so beginnt die Armuts-Spirale.
Die zugehörige Dynamik: Je unzufriedener Du mit Dir und Deinem Leben bist (weil nicht authentisch), desto mehr Müll-Ausgaben „brauchst" Du auch. Instant Gratification aller Art, die Dir das vermeintlich bittere Leben versüßen soll – in Wirklichkeit aber dafür sorgt, dass die Wanne immer schneller leer läuft. Genau deswegen hasst Du dann auch das Gefühl, dass es vorne und hinten nicht reicht ... dass Du im Mangel lebst.
Den Mangel erschaffst Du jedoch selbst – durch all die überflüssigen Müll-Ausgaben (die Du brauchst, weil Du nicht authentisch bist, Dich aber trotzdem gut fühlen willst).

Notwendige Ausgaben

... gibt es kaum. Immer wieder bin ich überrascht, wie viele angeblich notwendige Ausgaben Freunde und Klienten haben. Das meiste davon ist Müll. #selbstlügen
Bei jedem meiner Holistischen Coachings geht es auch immer um Finanzmanagement. Dazu lasse ich mir eine Auflistung der Fixkosten geben. Den Vogel abgeschossen hatte ein Klient mit finanziellen Ängsten, dessen Assistentin mir eine vierzehnseitige Liste mit Fixkosten geschickt hatte. Da er ein florierendes Business hatte, konnte er sich das prinzipiell auch leisten – dank monatlich sechsstelliger Einnahmen. Trotz allem hatte er sich nie Gedanken über seine Aus-

gaben gemacht und schlicht kunterbunt alles Mögliche unterschrieben, gekauft, abonniert. Fast alles Müll. Unbedeutend, überflüssig, überteuert. In Summe, ein fünfstelliger Betrag. Bereits beim ersten Durchlesen war klar: Das Meiste ist weder notwendig noch sinnvoll. Nachdem ich mich darüber lustig gemacht hatte, forderte er eine Auflistung meiner Fixkosten. Ich sandte ihm eine leere Seite.

Da steht nichts drauf

... da ich eigentlich nie etwas kaufe, weil ich eigentlich nie etwas brauche. Das Handgepäck ist halt keine Rumpelkammer. Eine eigene Wohnung habe ich nicht – also auch keine damit verbundenen Kosten. Ebenso wenig Abos, Mitgliedschaften oder sonstigen Kindergarten. Meine internationale Krankenversicherung ist auf das Minimum reduziert und deswegen günstig, zahle ich einmal pro Jahr.
Natürlich fallen auch alltägliche Kosten an, aber die sind nicht fix. Sie wechseln monatlich, von Land zu Land, sind mal höher, mal niedriger. Meist werden sie von meinen Klienten vor Ort übernommen. Und wenn ich mal für ein paar Wochen frei mache, dann ziehe ich mich gern in eine schlichte Hütte in der Natur zurück, faste dort, meditiere, schreibe, lese, und lebe von den (Meeres-)Früchten vor Ort. Meine Wanne hat somit einen Abfluss, aber der ist minimal (und meist in einer anderen Wanne). Löcher gibt es nicht, denn Instant Gratification und was man sonst so für Geld kaufen kann, interessiert und berührt mich nicht.

Bei Dir mag das etwas anders aussehen?
Schauen wir mal ...

Folgende Aufgaben:

1. Liste Deine Kosten auf. Alles, was monatlich von Deinem Konto abgeht.
2. Sortiere sie in notwendige Ausgaben und Müll-Ausgaben. Müll-Ausgaben sind all jene, die für Instant Gratification, Kompensation, Symptombehandlung und Überfluss draufgehen.
3. Streiche alle Müllausgaben.

Fertig. So einfach geht Reichtum. Wenn Du genau das machst, dann hast Du eine deutlich höhere Sparquote. Dann wirst Du monatlich deutlich mehr zurücklegen können. Das kannst Du investieren und für Dich arbeiten lassen. So lange ... bis Du selbst nicht mehr arbeiten musst (sondern nur noch willst).

Zeitgleich liefern Deine Müll-Ausgaben einen Maßstab Deiner (Nicht-)Authentizität. Je mehr Du zu Dir selbst findest, authentisch wirst und Dein eigenes Leben lebst, desto mehr tendieren diese gegen Null.

Wofür Du Dein Geld primär ausgeben solltest?

Das sind SINNVOLLE INVESTMENTS. Sie bringen mehr, als sie kosten. Es sind Vermögenswerte (vermögensschaffende Werte) und keine Verbindlichkeiten (die mehr kosten, als sie bringen). Beispiele gefällig?

- Einen Apfelbaum zu pflanzen, ist ein sinnvolles Investment. Kostet nur einen Apfel, etwas Land und Geduld – bringt Tausende neuer Äpfel.
- Fischen lernen – und man wird nie hungern, solange Wasser in der Nähe ist.

- Generell helfen Survival-Kenntnisse bei Notfällen und in der Wildnis – dann retten sie mitunter Dein Leben.
- Ähnliches gilt für die Fähigkeit zu Kämpfen, Selbstverteidigung und Rhetorik – mächtig.
- Bücher kosten fast nichts – bringen aber Wissen, Weisheit, Lösungen und Kompetenz.
- Studium, Seminare, Fortbildungen – heben Wissen, Verständnis und Kompetenz auf ein höheres Niveau, was den jährlichen Verdienst schnell verdoppeln kann.
- Fitness und Gesundheit kosten nur ein paar Optimierungen im Lifestyle – verschönern und verlängern das Leben jedoch signifikant.
- Freunde und Familie zu unterstützen, mag zwar etwas kosten (Zeit, Energie, Geld) – aber man bekommt es x-fach zurück, durch Treue, Liebe, Achtung, Verbundenheit ... und das nicht nur im Notfall.
- Coachings und Therapien können Dein Leben auf ein höheres Niveau heben – Dich aus dem Schatten und Schmerz ins Licht führen, aus Krankheit und Stress in die Balance, aus dem Mangel in die Fülle.
- Und dann gibt es noch all die rein finanziellen Investments – wenn Du nicht mehr für Geld arbeiten musst, sondern Dein Geld für Dich arbeiten lässt.

Problematisch sind all die Müll-Investments, die schnelles Geld versprechen, eigentlich aber immer Abzocke sind. Dabei handelt es sich um eine besonders gewiefte Form der Instant Gratification – kostümiert als Investment. Verspricht viel, befriedigt kurz, bringt langfristig aber Verluste.

Merke Dir folgende Gleichung, die den Unterschied zwischen Armut und Reichtum, zwischen Mangel und Fülle ausmacht: Je mehr Deines Geldes Du für Müll-Ausgaben verschwendest, desto weniger davon kannst Du sinnvoll investieren. Desto mehr MUSST Du arbeiten und Geld verdienen, anstatt dieses für Dich arbeiten lassen zu können (in Form sinnvoller Investments). GENAU DAS macht den Unterschied zwischen Menschen, die arbeiten müssen – und solchen, die Tag für Tag ihr Leben genießen und nur tun, worauf sie Lust haben. „Müssen" wiederum frustriert und Frustration führt zu Kompensation und Kompensation macht Dich krank. Du siehst:

Alles hat seinen Preis

Solltest Du in den letzten Jahrzehnten kaum investiert haben, dann zahlst Du heute einen hohen Preis dafür. Das sind die sogenannten OPPORTUNITÄTSKOSTEN. Sie kosten Dich den Kragen, den Reichtum, die Millionen, Nerven und Freizeit – denn, was Du schon für die eine Gelegenheit (Opportunität) ausgegeben hast, das kannst Du nicht mehr für eine bessere, sinnvollere Gelegenheit ausgeben (z.B. ein gutes Investment, das mehr bringt, als es kostet).
Das führt uns zu der zweiten Form von Reichtum, die ich Dir in diesem Buch vermitteln will (als Ergänzung zum INNEREN REICHTUM – wenn Dir die Fülle des Universums bewusst wird und sie Dir vollends reicht): der ÄUSSERE REICHTUM.
Dieser stellt sich nahezu automatisch ein, wenn Du primär in Sachen, Gedanken, Werte, Menschen, Verhaltensweisen, Orte und Fähigkeiten investierst – die mehr bringen, als sie kosten. Wenn Du zusätzlich überflüssige Müll-Ausgaben minimierst, dann wird Dein Reichtum insgesamt und unvermeidlich an allen nur erdenklichen Fronten durch die Decke gehen. #exponentiell

Erst beide Formen von Reichtum zusammen – die innere Genügsamkeit und das smarte Investieren in Vermögenswerte – erlauben es einem Menschen, in absoluter Gelassenheit und Fülle zu schwelgen. Als ärmlicher Philosoph auf Überfluss zu verzichten fällt leicht; ist mitunter nur Realitätsflucht. Wer hingegen simpel, stilvoll und minimalistisch zu leben weiß, vermögend ist und deswegen nie irgendetwas „muss" (außer vielleicht sterben und auf den Pott), der ist ein wahrer Philosoph – einer, der die Weisheit liebt ... und lebt.

Wenn Du also alle Löcher stopfst

... und nur noch wirklich notwendige Ausgaben sowie sinnvolle Investments tätigst, dann läuft auch Deine Badewanne nicht mehr ständig leer, sondern immer weiter voll. DAS, was dann oben über den Rand läuft, das IST – wortwörtlich – der einzig wahre ÜBERFLUSS. Der, den Du Dir easy leisten kannst, ohne auch nur im Geringsten an Deinem Reichtum zweifeln zu müssen. Dann schöpfst Du aus der Fülle. Sie zu erlangen, frei von Zwang oder Stress – das beweist Meisterschaft im Denken, Steuern und Leben. Dabei ist es egal, wie viel oben hineinläuft:

- solange überhaupt etwas hineinkommt
- Du es durch smarte Investments vermehrst
- und Deine Fixkosten minimal hältst

Ich kenne Besserverdiener, die keine 30.000 € auf dem Konto haben. Und Geringverdiener, die es zum Millionär gebracht haben. Lesenswert dazu der Bestseller „The Millionaire Next Door" von Thomas Stanley. Die Prinzipien dahinter sind so simpel wie wirksam. Und ich wiederhole sie bewusst in anderen Worten, denn ich wünsche mir nichts mehr, als dass auch Du, meine aufmerksame Leserin, mein treuer Leser: Millionär wirst – und damit Gutes tust. Also – und ich wiederhole bewusst (um Dein Unbewusstes zu programmieren):

- gib weniger aus, als Du verdienst
- optimiere und reduziere Deine Fixkosten
- spare, so viel wie möglich
- investiere es sinnvoll

So wirst Du monatlich reicher, freier, vermögender #versprochen. Alles Weitere ist eine Frage der Zeit #zinseszins.

Falls Du das nicht schaffst

... was Millionen andere Menschen schaffen (weltweit gibt es über 22 Millionen Millionäre), dann ist Dein Problem kein finanzielles, sondern ein psychologisches.
Armut ist an erster Stelle kein Zustand, sondern eine Krankheit – eine Krankheit des Geistes oder zumindest eine Mangelerscheinung desselben. Wer die richtige Einstellung hat, der wird es immer zum Millionär schaffen, selbst aus einem Slum heraus. Deswegen heißt das berühmteste Buch zu dem Thema ja auch: DENKE NACH UND WERDE REICH – weil es der Geist ist, der Geist-Reiche auch generell reich macht.
Wenn Du von Instant Gratification, Kompensation und Konsum abhängig bist, und Dein Geld somit für Müll verschwendest, dann hat das psychologische (bzw. systemische) Gründe. Und wenn Du Dir einredest, dass Du nur mehr Geld bekommen musst, und dann sind all Deine Probleme gelöst – dann spricht das ebenfalls dafür. Tatsächlich würde Dir mehr Geld überhaupt nicht helfen, Dich nicht heilen. Denn sobald Du über mehr verfügst, wirst Du tendenziell auch noch mehr ausgeben, noch mehr Müll-Ausgaben haben ...

und schnell wieder vor einer fast leeren Wanne stehen. Studien über Lottogewinner belegen das. Also, sieh den Fakten ins Gesicht:

Schau Dein Konto, Deine Vermögenswerte, Deine Wanne an – genau jetzt. Wie sieht sie aus? Fast leer oder läuft sie über?

Der aktuelle Stand zeigt Dir, wie solide Dein Finanzmanagement ist. Stress Dich aber auch nicht, sollte Deine Wanne fast leer sein. Wie Du sie volllaufen lassen kannst – weißt Du ja nun. #löcherstopfen #sparen #smartinvestieren #geduld

André Kostolany, der wohl berühmteste aller Spekulanten, sprach oft von den vier G:

- *Gedanken*
- *Geld*
- *Geduld*
- *Glück*

Für ein solides Investment oder eine lohnende Spekulation brauche man die richtigen GEDANKEN, eine gute Idee. Man brauche etwas GELD, dass man dafür investieren kann. Ausreichend GEDULD, bis das Durchdachte sich realisiert. Und etwas GLÜCK, dass es auch klappt. So lassen sich Millionen anhäufen – wie Kostolany es meisterhaft getan hat, aus dem Lehnstuhl heraus. Und wenn noch das GEWISSEN hinzukommt, unterstützt man sogar eine gute Sache.
Vom Prinzip her gleicht das dem Angeln: Da hat man die Idee, aus einem Wurm einen Fisch zu machen. Dafür muss man in Schnur und Haken investieren, ihn gekonnt präsentieren, geduldig warten und mit etwas Glück: klappt es. #lecker

Die Meisten jedoch ziehen es vor, Würmer zu essen und chronisch zu hungern – weil den Wurm können sie ja sofort haben. Auf den Fisch müssten sie warten #marshmallowtest. Und sicher ist er auch nicht #ungewissheit. Womöglich geht sogar der Wurm verloren und dann haben sie gar nichts mehr #verlustangst.
Das sind die drei größten Hemmnisse, die ein guter Investor ausmisten muss, bevor er spielerisch Geld verdienen kann:

1. *Ungeduld*
2. *Angst vor Ungewissheit*
3. *Angst vor Verlust*

Du siehst: Es ist rein geistig #kopfsache. Viele scheitern an diesen drei Hemmnissen (nicht nur an der Börse) – und leben deswegen im Mangel.
Anstatt (metaphorisch gesehen) zu fischen, ihren Einsatz ab und an zu ver-X-fachen und dabei eine Menge Spaß zu haben, futtern sie die sicheren Würmer und können das Leben kaum genießen ... Denken, man müsse es ernst nehmen und es wäre von allem zu wenig da. Das ist jedoch nur die Realität, die sie sich täglich selbst schaffen ... eine von vielen möglichen. #yourchoice

Solltest Du eine neue finanzielle Realität für Dich erschaffen wollen, eine voll Reichtum und Überfluss, dann starte auf der folgenden Seite. Notiere einige besonders hohe sowie Deine regelmäßigen Müll-Ausgaben – und eliminiere sie.

MÜLL-AUSGABEN

SCHRITT NUMMER SECHS

Alles Wichtige hast Du auf den vorherigen Seiten gelesen. Es sind simple Aufgaben und Prinzipien. Auch wenn mir einige meiner Klienten viel Geld zahlen, damit ich ihnen sinnvolles Finanz-Management beibringe, soll Dir versichert sein: Hier gibt es keine geheimen Formeln oder Tricks. Reichtum ist simpel. Die Prinzipien und Regeln dahinter sind es ebenso. Deine Ängste zu überwinden, und auch mal was zu investieren oder gar zu riskieren – das ist die Kunst. #angeln #philosophie #kungfu
Darüber hinaus gibt es weit mehr an hilfreichen Prinzipien, als ich hier aufgelistet habe. Andere haben sie jedoch bereits besser ausformuliert. Entsprechend möchte ich Dir ans Herz legen, so viel wie möglich über dieses spannende Thema zu lesen. Je mehr Du hier verstehst:

- desto mehr Möglichkeiten wirst Du sehen
- desto sicherer wirst Du Dich dabei fühlen
- desto einfacher wird Reichtum für Dich
- und desto mehr Spaß wird er Dir bereiten

Seit über 25 Jahren lese ich Bücher zu diesem Thema. Parallel zu den bereits vorgestellten Lesenswürdigkeiten empfehle ich Dir zum Einstieg die folgenden drei Titel, die auch all meine Klienten zu lesen bekommen ...

LESETIPPS

- George Clason: „Der Reichste Mann von Babylon"
- Richard Templar: „Die Regeln des Reichtums"
- Morgan Housel: „Über die Psychologie des Geldes"

Verschling diese Bücher so schnell wie möglich und dann gewöhne Dir an, monatlich mindestens ein Finanzbuch zu lesen – so lange, bis Du Millionär bist (gerne auch wöchentlich, solltest Du es eilig haben).

Petri Heil!

„Bei TikTok, Insta und Co solltest Du nicht alles glauben. Das Meiste davon ist Müll und die Quellen stimmen auch nicht immer."

Sokrates

IN DEINER DIGITALEN WELT

... verbringst Du womöglich den Großteil Deiner Aufmerksamkeit und Zeit – oder soll ich eher sagen: verschwendest? Falls nicht, top. Dann hast Du den meisten Gleichaltrigen einiges voraus. Untersuchungen zeigen, dass viele davon regelrechte Smombies sind, mit ihrem Smartphone verwachsene Zombies, nahezu handlungsunfähig. Sie verpassen ihre Haltestelle, werden überfahren, laufen über Klippen. Instant-Selektion, so wie Mutter Evolution es gern hat.
Ernst gemeint: Wer derart Realitätsflucht betreibt und sich in seinem Smartphone, dem Fernseher oder der Spielekonsole verkriechen will, der hat im echten Leben kaum noch was zu suchen. Könnte er sich seines leidgeplagten Seelencontainers entledigen und gänzlich in die Bytes flüchten – er würde es tun.

Du auch?

Hand aufs Gemächt

... wie oft wedelst Du Dir einen von der Palme?
Halt nein, sag's mir nicht. Wichtig ist nur, dass Du es weißt – für Dich. Es ist der Maßstab Deiner sexuellen Entwicklung, Deiner Attraktivität und Maskulinität. Hier eine kleine Orientierung:

- 0-3x pro Jahr – stabil maskulin (oder impotent)
- 0-3x pro Monat – halbwegs maskulin
- 0-3x pro Woche – irgendwas läuft schief
- 0-3x pro Tag – so viel Druck, Frust, Flucht

„Warum bist Du so ein Wichser?“

... das haben ich schon viele Klienten gefragt. Der Rekord waren 13x täglich (ok, und eine Stewardess mit bis zu 20x – aber das hier geht an die Männer). Meist war es eben nicht die erstgenannte Antwort: „Weil ich so ein geiler Hengst bin“, sondern was danach an die Oberfläche kam:

- „Ich finde keine Frau“
- „Keine, die zu mir passt“
- „Keine, die mit mir will“
- „Fühle mich unsicher“
- „Hab Angst, was falsch zu machen“
- „... ausgelacht zu werden“
- „... nicht genug zu sein“
- „mein Schwanz ist krumm“

... und so weiter. Das Thema (Sexualität, Potenz, Scham, Impotenz) ist stark emotional aufgeladen. Deswegen geschehen auch die meisten Morde zwischen Mann und Frau in diesem Zusammenhang. *Mehr Details findest Du im Buch „Die Klaviatur des Todes“ des Rechtsmediziners Michael Tsokos.*
Auf halber Strecke zu diesen Aussagen meiner Klienten, wuchern oft Müllgedanken wie: „Ich hasse Frauen“, „Ich brauche die nicht“, „Die wollen mich nur ausnutzen“. Was ein gekränktes Ego halt so alles fabriziert, wenn es ein paar mal zu oft abgewiesen wurde, sich aus der Verantwortung winden und die eigene Impotenz kaschieren will. Die Flucht in Pornos erleichtert das massiv – verhindert aber auch genau das, was zu einem echt pornösen Leben verhilft:

Charakterliche Reifung – Verantwortungsbewusstsein, Kompetenz, Stabilität, Polarität, Vulnerabilität.

Ein echter Mann

… (was auch immer das sein mag) sitzt kaum zuhause, verkriecht sich hinter seinem Bildschirm und poliert sich die Nudel. Das lässt er lieber seine Freundin(nen) machen.
Wenn er seine Hausaufgaben gemacht hat, dann ist er belesen, reich, trainiert, stabil, gesund, offenherzig, frei. Dann führt er ein Leben in hoher Qualität, frei von Opfermindset, Kompromissen und Müll. Und dann ist er auch entsprechend attraktiv. Dann wird er immer eine Frau haben … oder finden – sobald er Lust darauf hat. Das regeln die Instinkte, immer und überall.
Und falls das (noch) nicht klappt? Dann hilft es keinen labbrigen Wurm, ins Internet zu flüchten und zu kompensieren – dann gilt es Hausaufgaben zu machen.
Also lösch die Bilder, Clips, Schmuddelseiten und leg Dir ein richtiges Leben zu. Pornstars, Playmates und Models fühlen sich in echt auch viel besser an. „In echt" gehört zu Sexualität nämlich weit mehr: Geruch, Hormone, Haut, Schweiß, (anatomisches) Wissen, Fitness, Fähigkeiten, Selbstbewusstsein, Verletzlichkeit, Rhythmus, Atem(losigkeit) – und das mindestens zu zweit. Simpler Maßstab: Je authentischer (echter) Du wirst – desto authentischer (realer) wird Dein Sexleben.
Auf diesem Weg gibt es viel zu tun. Erstens: Erniedrige Dich nicht selbst. Verpulver nicht Dein Feuer. Behalte es in Dir. Lass es brennen, lass es lodern. Entfessel Dein Biest und lass es für Dich arbeiten, statt Dich selbst zu kastrieren und dafür zu schämen.

Wofür auch?
Für einen kurzen Moment der Erleichterung.
#instantgratification

Gleiches gilt für Gaming

Auch so ein Kindergarten. Ja, kann Spaß machen. Das beste Spiel aber ist das Leben: fühlt sich richtig echt an und die Grafik ist besser. Auch hier eine klare Tendenz in meinen Coachings und Therapien: Je größer die Neigung zum Gaming, desto stärker die Unsicherheit/Unzufriedenheit mit dem eigenen Leben und die damit einhergehende Realitätsflucht. #kompensation
Verständlich, wir alle wollen uns auch mal als Sieger fühlen, das Spiel bestimmen und „endlich machen, was ich will". Und so verschwinden ganze Tage, wenn nicht Monate oder gar Jahre an Lebenspotenzial in solchen Spielekonsolen.
Mein Tipp, auch hier: Hab keine Angst vor der Wirklichkeit. Auch keinen Respekt. Fang an, Dein Leben zu spielen. Und das ist mein voller Ernst. Das sind die Regeln:

- Du hast nur ein Leben – aber das wird erst aktiviert, sobald Du es aus der passiv-jammernden, sich im Kreis-drehenden, zu Hause-versteckenden Opferperspektive erweckst.
- Was andere Normalität nennen – ist nur der Bildschirmschoner. Mach lieber was Besonderes, was Echtes, was Verrücktes.
- Dein Avatar macht was Du willst – Du kannst ihn adonisgleich trainieren, eine effiziente Kampfmaschine daraus machen, ihn mit Würde und Anmut tragen und durch das Leben tanzen (ansonsten verfettet er halt und degeneriert).
- Erkenne die verschiedenen Level – es gibt so allerlei existenzielle Herausforderungen für Dich:

- Erwachsen werden und die Verantwortung für Dein Leben übernehmen – ohne zu erstarren oder Dich zu stressen.
- Alles loslassen, was Dir nicht gut tut – radikal ausmisten auf allen Ebenen.
- Innere Werte etablieren – Dich nicht von Geld, Ruhm oder Karriere verführen lassen.
- Authentisch werden/bleiben – erkennen, wer Du bist und was Du willst.
- Fit, stark und stabil werden – Schwächen und Blockaden auflösen.
- Kämpfen und Tanzen lernen – positiv aggressiv, geschmeidig und anpassungsfähig.
- Kompetenz, Wissen und Weisheit erlangen.
- Dämonen, Sorgen und Ängste abschütteln.
- Instant Gratification und Kompensation überwinden.
- Mit Dir und der Welt ins Reine kommen.
- Polarität etablieren – Liebe und Erfüllung finden.
- Eine Vision kreieren, an Konstruktivem teilhaben – alles um Dich herum zum Blühen bringen.
- Akzeptieren, dass Du bald sterben wirst – und lächeln).

Solltest Du das schaffen, dann wirst Du das Leben meistern und die Welt zu einem besseren Ort machen. Unzählige von Menschen werden Dich lieben, an Dich glauben, Dich unterstützen ... und vermissen.
Du kannst natürlich aber auch weiterhin an Deinem Joystick rubbeln und Dich vor Deiner eigenen Existenz verstecken. #yourjoyce

Social Media ist auch nicht besser

Oberflächlich, gestresst, manipuliert. Auf dem emotionalen Niveau eines Dreijährigen. Solltest Du hier täglich mehr als zehn Minuten verbr... schwenden und nicht beruflich irgendwas mit Medien machen, dann gilt auch hier: Leg Dir ein Leben zu. Setz Prioritäten. Ärgert es Dich, dass ich das so drastisch formuliere? Gut so. Nutz das. Für Dich – und Deine Entwicklung.
Unzählige FOMO-Opfer kleben täglich für Stunden am Bildschirm, vergleichen sich dort mit Fake und fühlen sich danach (nachweislich) schlechter, wie Müll. Alternativ belustigen sie sich, verkaufen Bullshit, lassen sich aufstacheln oder hetzen selbst mit bei irgendeinem Drama-Kindergarten. So vergehen Jahre – und nichts passiert. Ok, man stresst sich und andere und degeneriert. #tollesleben #next

Und weshalb ich in einem Kapitel über digitales Ausmisten so viel über Selbstbefriedigung schreibe, lässt sich schnell erklären. Das ewig ziellose, notgeile Rumgeklicke ist kaum mehr als das: Selbstbefriedigung für eine unerfüllte Seele.

Hier könnte ich schon aufhören

Was ich vermitteln will, ist klar: Bring auch hier den Müll raus. Zuallererst bei Deinem eigenen Verhalten, bei Deinem Mindset, bei Deinen Ängsten, Zweifeln und vor allem in puncto Realitätsflucht. Sieh den Tatsachen ins Gesicht: Die Realität ist geil – sobald Du sie nach Deinen Wünschen programmierst. Alles andere ist Müll. Sorry, für die harten Worte, und sie mögen überzeichnet sein, aber es hilft: Dich davon zu lösen und im Umgang damit freier zu werden.

Denkst Du etwa nicht, dass Dir das gut tun würde?
Then let`s get pragmatic.

Wie Du da raus kommst?

Setz Prioritäten, reduziere Deine Online-Zeit, lösche Deine Apps und Accounts. Ich selbst habe nur ein Facebook-Profil, da lade ich alle paar Wochen einen Artikel hoch, beantworte ein paar Nachrichten, aber alles in allem sind das keine 30 Minuten pro Monat. Andere Social Media-Apps, Kanäle oder Accounts existieren nicht. Ich folge niemandem und schaue mir dort nichts an. Die Informations- und Kompetenzdichte ist zu niedrig. Die emotionale Komponente zu hoch. Fake ist Standard.
Ich schreibe ganz bewusst Bücher und meinen Online-Blog habe ich vor über zehn Jahren gelöscht, damit mein Fokus real bleibt. Lieber lese und trainiere ich, schaue ein paar Dokus, mache Yoga, meditiere, bin in der Natur, gebe Coachings/Therapien und genieße meine Zeit mit Freunden. Anfragen für Online-Interviews, Podcasts und Youtube lehne ich meist ab; inzwischen weit über hundert. Einerseits freue ich mich über das Interesse der Leute, andererseits ist es wichtig, auf ausreichend Ruhe und Balance zu achten, damit ich täglich meine Hausaufgaben machen und mich um meine Klienten kümmern kann – ohne mich zu stressen.
Zusätzlich lade ich bei WhatsApp im Status ein paar Bilder hoch, damit Freunde und Familie wissen, dass ich noch lebe – und um sie zu einem fitteren, freieren Leben zu motivieren. Auch das: um zu minimalisieren. Statt mit ihnen allen regelmäßig zu schreiben bzw. zu antworten – sehen sie auch so, dass alles in Ordnung ist.

Das wars bei mir mit dem Online-Dasein.
Wie sieht es bei Dir aus?

Bin ich dennoch an meinem Smartphone

... dann um ein Ebook zu lesen, eine Reise zu buchen, Aktien zu handeln oder digital zu coachen. In 80 % meiner Smartphone-Zeit jedoch lese ich. Fast ausschließlich Bücher. Alles andere erscheint mir oberflächlich. Und digital: weil es anders nicht geht, ohne Wohnsitz und bei drei bis fünf Büchern pro Woche.
Ist übrigens nicht viel. Könntest Du auch, easy: über hundert Bücher pro Jahr – wenn Du sie denn auch lesen würdest, statt Deine Aufmerksamkeit und Zeit zu verpimmeln.

Tust Du nicht?
Sehr gut.

Tust Du doch?
Raus damit.

Vergiss beim Ausmisten

... auch nicht Dein Smartphone, Tablet und Computer. Da sammelt sich im Laufe der Jahre so allerlei Müll an:

- überflüssige Fotos & Videos
- veraltete Dateien
- unnütze Apps
- und so weiter ...

Hinzu kommen all die Abos, Newsletter, Werbung, Subscriptions, Mitgliedschaften und weiß der Teufel, was Du Dir im Web noch so alles eingefangen hast. Vielleicht ... vielleicht mag da etwas Nettes dabei sein ... irgendetwas vermeintlich Wichtiges. Ehrlich gesagt, glaub ich das aber nicht. #tim

Und mal ganz ketzerisch, unter uns Nomaden-Schwestern: Brauchst Du überhaupt einen Laptop? Ich bin jahrelang ohne gereist, Smartphone reicht. Wenn man kein derartiges Kastengerät mit Zusatzkabelage mit sich herumschleppen muss, spürt man das bisschen Kleidung in der Tasche gar nicht mehr. Die erste Fassung meines nächsten Buches habe ich komplett auf dem Smartphone geschrieben #geswiped. Zum Überarbeiten und Setzen habe ich mir dennoch einen günstigen Laptop geholt, als Offline-Schreibmaschine. Mehr passiert darauf aber nicht.
Ja, ick weiß ... Dir fallen sicher viele Gründe ein, warum Du dennoch einen Computer brauchst – und das ist auch völlig in Ordnung. Will es nur angemerkt haben, denn „digital" geht heute inzwischen auch schon fast alles mit dem Smartphone (zumindest für die Nicht-Profis).

Niemand kennt meine private Email-Adresse

... oder schickt mir Emails dorthin, die ich dann sowieso nicht lesen würde. Natürlich habe ich dennoch eine, denn beim (Buchen von) Reisen geht es manchmal nicht ohne. Reinschauen tue ich alle drei bis sechs Monate. Dann lösche ich alles und fertig. Wer mich kontaktieren will, muss das über WhatsApp oder Facebook machen. Für Ersteres müsste man aber meine Nummer kennen und bei Letzterem kann ich keine Freunde mehr annehmen, da das Limit erreicht ist. Meine digitalen Coachings/Therapien mache ich per Telegram (das ich ausschließlich dafür nutze).
Wichtige Daten habe ich bei Evernote gespeichert. 99 % meiner Fotos lösche ich am Ende des Monats und behalte nur die Top-Schnappschüsse. Diese sichere ich in der Dropbox, neben evtl. wichtigen Dokumenten. Sollte ich mein Smartphone verlieren, ist mir das egal. Ich kaufe ein Neues, aktiviere meine Nummer wieder per E-SIM und mache weiter. Es ist ein Werkzeug. Fertig.

Wie zugemüllt ist Dein Smartphone?
Die Phones vieler meiner Klienten quellen meist über. Dann besprechen wir, was alles raus kann, was behalten wird und gesichert werden sollte. Dann geht es ab in die Hängematte oder aufs Sofa und zwar solange, bis das geschafft ist.
Mitunter dauert das Digital Cleaning Stunden, wenn nicht den ganzen Tag – weil viele Derartiges seit Erstehen des Geräts noch nie getan haben. Sollte das auch auf Dich zutreffen, dann kümmere Dich direkt noch heute darum. Dann stehst Du auch gleich viel besser da, wenn es heißt: Zeig mir Dein Smartphone – und ich sag Dir, wer Du bist.

Weitere Minimalismus-Tipps

- Wenn Du Dein Smartphone wechselst, dann übertrag nicht alles (am besten gar nichts) von Deinem alten. Eventuell nicht einmal Deine Kontakte. Starte komplett frisch. Neu. Speichere nur, wer sich von sich aus bei Dir meldet. Alle anderen sind egal. Downloade nur die Apps, die Du wirklich brauchst. Ignorier alles andere.
- Schütze Deine Handynummer und Email-Adresse. Gib sie niemandem – es sei denn, es ist wirklich wichtig (quasi nie). *Leg Dir im Bedarfsfall eine zweite Email-Adresse für Oberflächliches und Unwichtiges zu, damit Deine Haupt-Email-Adresse nicht zugespamt wird.*
- Genieß das echte Leben da draußen. Digital ist nützlich – aber kaum authentisch.

Und ganz wichtig:

- Lass Dich nicht stressen. Deaktiviere alle Notifications und schalte Dein Phone auf lautlos – immer, solange Du gerade nicht erreichbar sein musst (berufsbedingt). Was ansonsten wichtig ist, dringt schon zu Dir durch. Du schaust ohnehin zu oft in den Kasten. Und was neu ist, siehst Du, sobald Deine nervösen Finger es nicht lassen können, all die bunten Apps zu öffnen.
  Falls Du das jedoch für ein paar Stunden oder Tage nicht machst, geht die Welt auch nicht unter. Dein Parasympathikus wird sich jedoch bedanken. Wer Dich schätzt und auch ein eigenes Leben hat, der versteht das. Wer deswegen Stress macht, den löscht Du einfach. Fertig. #grenzensetzen

Es soll gesagt sein

... dass es natürlich auch sinnvolle digitale Tätigkeiten gibt. Ein gewichtiger Teil unserer Zukunft wird digital stattfinden, dezentral organisiert und global vernetzt sein. Das ist mächtig und lässt sich nicht aufhalten. Bist Du Teil davon?
Erschaffst konstruktive digitale Welten zum Wohle der Menschheit? Smarte Intelligenzen, dezentrale Lösungen, Reiseapps und Katzenvideos?

Dann weiter so ...
Falls nicht – warum nicht?
Vielleicht würde es Dir Freude bereiten.

Letzte Worte

… und was wirklich Müll ist, quasi das Gegenteil von Minimalismus, ist das grassierende Shoppingverhalten unerfüllter Konsumkinder, die sich täglich nach dem Zalandoboten verzehren, Tausende von Paketen bestellen, dann 99 % davon zurückschicken und damit exakt so viel Müll produzieren, wie sie unter seelischer Leere leiden.

Solltest Du Teil davon sein – lass es.
Solltest Du Zeuge davon werden – thematisier es.

Danke.

Abschließende Gedanken zum Thema „Selbstbefriedigung":
Womöglich fragst Du Dich, ob ich das Thema wirklich so kritisch sehe?
Nein, tue ich nicht. Jeder kann mit sich machen, was er will, solange er andere damit nicht belästigt oder schädigt. Darüber hinaus ist es eine Frage der Authentizität und Polarität.
Zu Ersterem: Wenn sich jemand für etwas schämt, dann hat das einen Grund – solche Reaktionen sind tief in uns verankert … und darin steckt auch eine tiefe, universelle Weisheit.
Je authentischer wir werden, desto weniger schämen wir uns für unser Leben, desto weniger verspüren wir den frustgetriebenen Drang zum Kompensieren und desto weniger „müssen" wir tun, wofür wir uns schämen.
Zur Polarität, und das ist nun rein biologisch: Männchen sind von Natur aus promiskuitiv veranlagt, Weibchen selektiv. Das liegt daran, dass ein Männchen mit einer Ejakulation ausreichend Spermien freisetzt, um damit über 50 Millionen Weibchen befruchten zu können. Sollte er sich gegen andere Männchen durchsetzen und wild durch die Welt vögeln, dann könnte er binnen neun Monaten die gesamte Weltbevölkerung an fruchtbaren Weibchen schwängern.

Biologisch gesehen, ist das seine instinktiv/genetisch programmierte Aufgabe – wie bei Dschingis Khan und seinen knapp 16 Millionen Nachkommen.
Ein Weibchen hingegen kann in diesen (beispielsweise neun) Monaten nur von einem einzigen Männchen schwanger werden und hängt dann erst einmal fest, mit diesem genetischen Risiko-Invest – und das mitunter für Jahre/Jahrzehnte. Hinzu kommen all die Gefahren, Komplikationen und Krankheiten, die mit Geschlechtsverkehr, Schwangerschaft und Geburt einhergehen. Wegen all dieser Gründe ist ihre instinktiv/genetisch programmierte Aufgabe: Selektivität.
Die Frau ist der empfangende Part im Spiel des Lebens. Sie entscheidet darüber, wen sie in ihr Haus lässt. Je besser sie hier selektiert, desto schöner, würdevoller, klarer, kraftvoller und geordneter sieht es dann darin aus. Je weniger selektiv sie ist, desto mehr wandelt sich das Heim in eine Müllkippe.
Männer hingegen lassen (meist) niemanden in ihr „Haus". Sie gehen raus. Woanders rein. Und wenn es dort nicht schön ist, wieder raus ... vielleicht auch wieder rein ... meist aber woanders hin. Sie ziehen weiter ... sind aber ebenso auf der Suche nach Vervollständigung wie Frauen – nur mit dem konträren Ansatz: dem Forschenden, Suchenden, Probierenden. So funktioniert Polarität. Gegensätzlichkeit. Sie bringt die Welt zum Tanzen. Denn nur Kontrast schafft Kraft.
Wenn nun eine Frau sich selbst befriedigt, dann genießt sie das Leben, tut etwas für ihre sexuelle Fitness/Gesundheit und das Wichtigste: Sie schützt ihren Tempel und ihre potenzielle Fruchtbarkeit für den richtigen Partner – im Einklang mit ihrer natürlichen Aufgabe und Polarität.
Systemisch geschieht nun Folgendes: Da sie sich im Einklang mit ihrer Natur und Polarität befriedigt, muss sie sich dafür nicht nur nicht schämen, nein, es ist auch völlig authentisch und natürlich gesehen „richtig". All das steigert ihren sexuellen Status und ihr Selbstwertgefühl.

Durch all das wird sie sich selbstbewusster und stabiler durch das Leben bewegen, gesellschaftlich erfolgreicher sein und damit attraktiver für potenziell ebenso potente Partner werden. Für sie ist all das – genetisch, persönlich, sozial, biologisch – eine Win-Win-Situation.
Wenn ein Mann sich selbst befriedigt, dann versagt er in Hinblick auf seine natürliche Aufgabe und Polarität. Anstatt die Welt zu befruchten, kompensiert er zuhause ins Taschentuch oder Klopapier. Klar kann er sich damit arrangieren … er kann aber auch verstehen, was da systemisch-psychologisch passiert, den Drang sublimieren, die Energie in sein Gehirn leiten, kreativ werden, seine Hausaufgaben machen, Wunderbares schaffen, die Welt positiv beeinflussen und durch all das attraktiver sowie erfolgreicher werden – was ihm wiederum sexuelle Erfüllung bereiten wird … weit mehr, als er es sich je hätte vorstellen oder selbst machen können.
Erstmalig las ich als Teenager bei Napoleon Hill über die Möglichkeit der „Transmutation der Sexualkraft" – die er übrigens auch Frauen empfiehlt:

> *„Unsere Philosophie des Erfolgs verlangt von ihren Adepten keineswegs, dass sie wie Mönche oder Nonnen leben! Und dies bedeutet konkret, dass sie weder alle Ihre sexuellen Impulse vergeistigen oder sublimieren müssen, noch erst recht, dass sie versuchen sollten, allen möglichen sexuellen Reizen aus dem Weg zu gehen. Wenn Sie das Leben wirklich erfolgreicher Menschen – Unternehmer, Politiker, Künstler, Sportler – studieren, werden Sie feststellen, dass sie durchaus sexuell aktiv waren und sind, und zwar meist sogar in überdurchschnittlichem Maße. Das Geheimnis ihres Energiehaushalts ist also nicht so sehr eine Selbstbeschränkung im Sexualverhalten als vielmehr die Fähigkeit, den Überschuss an Sexualenergie, der sich bei den meisten Menschen sinnlos*

– in Form von Aggression, Launenhaftigkeit oder Nervösität – entlädt, als Motor geistiger oder zumindest nichtsexueller physischer Aktivität zu nutzen."

Heutzutage geschieht diese sinnlose Entladung durch ungezügelte Online-Sucht, insbesondere bei Social Media und anderen Pornoseiten. Hill weiter:

> *„Eine solche Umwandlung des Sexualtriebs erfordert zwar eine beträchtliche Willensanstrengung, aber der Lohn ist auch entsprechend hoch. Der richtig – das heißt, bewusst zu einem bestimmten Zweck – eingesetzten Geschlechtskraft kann kein Hindernis standhalten. Unter dem Einfluss dieser motivierenden Kraft entfaltet der Mensch schier unglaubliche Energien. Die Transmutation stellt also das eigentliche Geheimnis aller Kreativität dar."*

Früher erntete ich bei dem Thema nur schiefe Blicke. Inzwischen hat diese Vorgehensweise jedoch dazu geführt, dass ich mit der freigesetzten Zeit und Energie einige Tausend Bücher lesen sowie mehrere Hundert Artikel, achtzehn Bücher und eine Doktorarbeit schreiben konnte – ganz abgesehen von täglichem körperlichen Training und einem turbulenten Reiseleben.
Wenn ich also Selbstbefriedigung bei Männern kritisiere, dann hab all das im Hinterkopf. Ich tue es nicht, um die Betroffenen anzugreifen oder abzuwerten. Im Gegenteil: Ich will sie auf-werten. Ich tue es, weil ich vermitteln will, was dort tagtäglich Millionenfach an maskulinem Potenzial im Klo heruntergespült wird – anstatt die Welt damit zu einem besseren Ort zu machen.
Es ist auch keine Verurteilung von Frauen, die gerne ihre Partner wechseln. Je mehr maskuline Energie sie in sich haben, desto mehr geschieht das automatisch.

Es gibt auch viele „Männer", die sich gerne an stärkere Frauen binden, weil sie eine Ersatzmama brauchen. Das sind alles individuelle Entscheidungen. Polarität ist kein Muss – nur ein Potenzial. Biologisch sinnvoll, evolutionär entstanden, systemisch etabliert.
In meinem bald erscheinenden Buch über die Dynamik in komplexen Systemen (aka Chaostheorie) erläutere ich das Potenzial sexueller Polarität umfassender, auf der Basis wissenschaftlicher Fakten. Solltest Du nicht bis dahin warten können oder Dir das alles eher abwegig vorkommen, empfehle ich Dir zum Einstieg die Lektüre des Buches „Warum macht Sex Spaß? Die Evolution der menschlichen Sexualität" von Jared Diamond.
Dort erfährst Du auch, warum es selbst für den maskulinen Mann evolutionsbiologisch Sinn macht, sich an die zu ihm passende Frau zu binden – weil das statistisch gesehen, zu den fittesten (gesündesten, stabilsten, überlebensfähigsten) Nachkommen führt. Entsprechend ist das auch so in seinen Instinkten/Genen einprogrammiert – was durch Liebe, Schwangerschaft und Geburt dann auch systemisch sowie epigenetisch aktiviert wird. So wandelt sich alles im richtigen Moment. #turningpoint

Das ist die magische Dynamik komplexer Systeme.
Nur wer sie versteht – der kann das Leben tanzen.

MASTURBATIONS-STRICHLISTE

*Starte am ersten eines Monats und pflege sie bis zum Ende desselben. Zeitgleich mach Dir Gedanken darüber, was Du mit all der Energie sonst so hättest anfangen können. Und falls Du Bock auf eine Challenge hast: dann lass es mal komplett für einen Monat ... und schau, was passiert. Solltest Du es ab und an dennoch nicht lassen können, dann notiere es hier – so behältst Du den Überblick.**

Monat/Jahr:

Striche:

**Und wenn Du das schaffst, dann klappt es mit der Enthaltsamkeit sicher auch online. Probier das mal ebenso für einen Monat (evtl. sogar am gleichen) – und schau, wie viele Bücher Du in der Zeit lesen kannst.*

SCHRITT NUMMER SIEBEN

Alles Wichtige ist gesagt. Entsprechend halte ich mich auch bei diesem Zusatzkapitel im Umfang zurück.

Sei Dir stets bewusst, was Sache ist: Solltest Du wöchentlich oder gar täglich mehrere Stunden am Smartphone verschwenden, dann flüchtest Du damit nur vor der Realität ... vor Dir selbst und Deinen Defiziten.
Macht Dich das wirklich glücklich? Fühlst Du Dich danach reifer, stärker, gebildeter? Ist Dein Leben aktuell signifikant besser als noch vor einem Jahr?

Falls nein, dann liegt das daran, dass Du einen gewichtigen Teil Deiner Zeit, Energie und Aufmerksamkeit verschwendest. Es zeigt: Dass Du aktuell keine richtige Vision von Dir, Deinem Leben und einer besseren Welt hast.

Ich könnte jetzt sagen: „Das ist in Ordnung. Rumzudaddeln und in digitale Welten zu flüchten ist ja irgendwie auch ganz nett."

Vielleicht ist es aber auch nur Müll
... und Du solltest ihn lieber rausbringen?

Deine Entscheidung.

Vielleicht managst Du Deine digitale Welt und Zeit jedoch schon sehr gut. Dann gelten die harten Worte nicht Dir. In vielen meiner Coachings und Therapien ist diese Kompensationsverhalten jedoch inzwischen zu einem der häufigsten und schlimmsten geworden. Nicht wenige verbringen über fünf Stunden täglich auf Youtube, Netflix oder Social Media … und haben dadurch nichts anderes erreicht, als die Auseinandersetzung mit sich selbst einen weiteren Tag vor sich herzuschieben.

Kicking the can down the street.
#deadend

LESETIPPS

- David Allen: „Wie ich die Dinge geregelt kriege“
- Manfred Spitzer: „Digitale Demenz“

„...und so umfingen sie einander
mit dem Gezweig noch liebend
nach der Verwandlung,
und es rauschte das Lob der Gottheit
durch die flüsternden Blätter."

AUSMISTEN IN DEINER FAMILIE

von Aline Hasler

Das Eingangszitat ist der letzte Satz aus Ovids Sage über Philemon und Baucis. Die beiden sind ein altes Ehepaar, sie bewohnen eine ärmliche Hütte am Rande einer Stadt. Die Stadt ist wohlhabend, alle haben genug Platz und Geld. Zeus und Hermes nehmen Menschengestalt in Form von Wanderern an und suchen dort Unterschlupf für eine Nacht. Leider gewährt ihnen niemand Einlass. Nur Philemon und Baucis öffnen wie selbstverständlich ihre Türen für die Fremden und fahren alles an Gastfreundschaft auf, was das kleine Hüttchen zu bieten hat. Dass die beiden es mit Göttern zu tun haben, dämmert ihnen zwischendurch, da sich der Weinkrug auf wundersame Weise immer wieder von selbst füllt. Gerade als Philemon und Baucis kurz davor sind, ihrer einzigen Gans den Hals umzudrehen, damit sie die Wanderer mit Fleisch bewirten können, lehnen Zeus und Hermes dankend ab und nehmen das ältere Ehepaar mit auf einen nahegelegenen Berg. Dort werden Philemon und Baucis Zeugen, wie die gesamte Stadt im Schlamm versinkt. Ciao Kakao. Ausgenommen natürlich ihre klapprige Hütte, die erwächst im selben Moment zu einem ansehnlichen Palast. Nun macht Zeus – vermutlich hatte er gerade ein Zippel-Buch gelesen – richtig breite Schultern, lächelt die beiden an und fordert das betagte Ehepaar auf, ihre Wünsche zu nennen, die er ihnen allesamt erfüllen wird.

Ich möchte, dass Du kurz nachdenkst und innehältst. Was hättest Du Dir anstelle von Philemon und Baucis gewünscht? Die Liste darf unendlich lang sein. Vor Dir steht immerhin Zeus mit einer zippelschen Attitüde.

Philemon und Baucis denken nicht lange nach und haben exakt zwei Wünsche. *Der erste Wunsch:* Den Rest ihres Lebens gemeinsam den Tempel hüten zu dürfen. *Der zweite Wunsch:* Sie möchten, dass keiner vor dem anderen sterben soll, damit niemand den anderen verlassen muss. Für Zeus ist das natürlich ein absoluter Witz. Die Geschichte, die sich nicht umsonst in einem Buch mit dem Titel „Metamorphosen" befindet, endet also wunschgemäß. Die beiden dienen in ihren letzten Jahren gemeinsam dem Tempel und eines Tages, in just demselben Moment, während sie alt und tatterig auf den Tempelstufen stehen, verwandeln sich beide in Bäume. Sie säumen seit diesem Moment den Tempeleingang *und „umfingen einander mit dem Gezweig noch liebend nach der Verwandlung".*

Mein Körper flutet mich gerade mit Glückshormonen, nur weil ich an diese Geschichte denke und sie niederschreibe. Warum tut er das? Es sind doch nur Worte. Zum einen, weil ich jahrelang an meiner Körper-Geist-Verbindung gearbeitet habe und diese mittlerweile zur vierspurigen Autobahn ausgebaut ist. Zum anderen, weil ich weiß, dass dies nicht nur eine Geschichte ist. Ich bin bis in die letzte Faser meines Körpers davon überzeugt, dass es diese Liebe gibt. Es gibt solche Verbindungen, die unglaublich tief sind und die durch nichts Irdisches aufgelöst werden können.

Hierzulande verspricht man sich beim Schließen einer Ehe, dass man erst vom Tod geschieden wird. Die Verwandlung in Bäume bleibt uns – soweit ich weiß – verwehrt und trotzdem kennst Du vielleicht auch Ehepaare, die sehr kurz hintereinander gestorben sind. Berühmtes Beispiel dafür sind Johnny Cash und June Carter. Johnny starb ziemlich exakt vier Monate nach dem Tod seiner großen Liebe June. Das Paar war 35 Jahre lang verheiratet.Johnny Cash und June Carter gelten bis heute als das Sinnbild einer tiefen Paarverbindung.

Cash starb nur wenige Monate nach dem Tod seiner großen Liebe June, als hätte das Leben ohne sie an Bedeutung verloren. Sie waren 35 Jahre verheiratet und teilten nicht nur das Leben sondern auch die Bühne. Ihn ihren gemeinsamen Auftritten wird spürbar, wie sehr gegenseitige Wertschätzung, Respekt und Aufmerksamkeit äußere Umstände verblassen lassen. Selbst ein einfaches Leben erhält durch diese Haltung innere Größe, und ein jeder von uns kann das auch in seiner Liebe schaffen. Bitte schau Dir ein Video zu einem ihrer gemeinsamen Lieder auf Youtube an. Gleich jetzt ... Mein erster Impuls ist, den beiden Künstlern zu raten, sich ein Zimmer zu nehmen, so sehr sprühen dort die Funken. Aber da ist bei genauer Betrachtung noch mehr zu spüren: Respekt, Bewunderung, Fokus, Zärtlichkeit ... Liebe.

Ausmisten in der Familie

So lautet die Überschrift meines Kapitels. Dabei möchte ich zunächst definieren, dass Ehe ein Teil einer Familie sein kann, aber nicht muss. Ich werde im Laufe der nächsten Seiten über beides schreiben. Über Ehen, wobei ich dabei Langzeitbeziehungen mit oder ohne Kinder direkt mitdenke, und über Familie, wobei ich dabei sowohl Kernfamilien als auch alle möglichen Patchworksituationen meine. Familie kann auch dann existieren, wenn die Ehe - oder eben Liebesbeziehung – der beteiligten Erwachsenen vorbei ist. Auch Freunde können Bestandteil von Familie sein und werden, genauso wie neue Lebensgefährtinnen und -gefährten. Das bedeutet, dass wir über ein komplexes Thema sprechen, innerhalb dessen viele verschiedene Bedürfnisse und persönliche Eigenschaften und Geschichten ihre Wirkungen entfalten. Umso wichtiger ist es, in der Familie regelmäßig Bestandsaufnahmen zu machen, aufmerksam zu bleiben und aufzupassen, dass man sich nicht zumüllt. Ballast sollte an bestimmten Stellen zu bestimmten Zeiten entsorgt werden. Ich werde über bedeutsame Themen schreiben und von Vorgängen, die von einer hohen Emotionalität begleitet werden. An einem gewissen Punkt sind auch dort Radikalität und Entscheidungswille gefragt. Dennoch plädiere ich dafür, der Radikalität etwas Einhalt zu gebieten. Es soll und wird niemals darum gehen, dass Du Deine Gefühle, Deine Liebe, Deine Wertschätzung, Deine Kinder oder andere Menschen und deren Gefühle „auf den Müll" bringen sollst. Ich möchte mit meinen Worten erreichen, dass Du die Chance hast, innerlich aufzuräumen, Dich zu sortieren, Dir klar zu werden über das, was wahrhaftig ist und Dir helfen die Stellen zu identifizieren, an denen Du Dich eventuell selbst belügst und Entscheidungen unnötig hinauszögerst. Denn innere Klarheit ist der rote Faden, der dazu führen wird, dass Du eine gesunde Familie hast. Mit oder ohne Liebesbeziehung. Philemon und Baucis, Johny Cash und June Carter habe ich erwähnt, um eine Orientierung zu geben über was wir im besten Fall sprechen. Und natürlich damit Du schauen kannst, was solche Legenden mit Dir machen. Schlägt Dein Herz schneller? Findest Du das lächerlich? Wird Deine Sehnsucht wach? Ich selbst finde die Ehe weder gut noch schlecht. Sie ist ein Modell des Zusammenlebens und ich denke, sie kann beides sein. Was sie jedenfalls nicht ist, ist ein starres System. Wie alles, bei dem Menschen involviert sind, ist sie einer ständigen Dynamik unterworfen. Mit dieser Dynamik gilt es zu tanzen und dabei emotional stabil zu bleiben. Ich möchte Dich bitten, den folgenden Text mit der Dir zur Verfügung stehenden größtmöglichen Offenheit zu lesen. Denn so agieren emotional stabile Menschen – sie sind offen für Neues und fühlen sich nicht von den Ansichten anderer bedroht. Sie schließen auch nicht von sich auf andere, und sie glauben nie daran, alles gesehen oder alles verstanden zu haben.

Klarheit & Liebe

Um auszumisten und den Müll rausbringen zu können, ist es unerlässlich, über die eigene Situation reflektieren zu können. Nur so kannst du dich frei und bewusst entscheiden. Wenn wir über Liebesbeziehungen reden, dann ist es Liebe, über die es sich zu reflektieren lohnt.
Liebe ist das Excalibur unter allen Schwertern dieser Erde. Liebe ist mächtig, Liebe ist magisch, Liebe überlebt und ja ... Liebe währet nicht immer fort. Deshalb nehmen wir doch den Faden von Philemon und Baucis noch einmal auf. In diesem Zusammenhang möchte ich Dir folgende Frage stellen: Liebst Du Deinen Ehepartner oder Deine Ehepartnerin? Und wenn Du planst, zu heiraten: Liebst Du den Menschen, den Du heiraten möchtest? Ich glaube es ist wichtig, dass Du an dieser Stelle einmal innehältst, um genau nachzuspüren, ob und auf welche Weise Du Deine Liebe fühlen kannst. Mach dir gerne Notizen, gleich hier. Was ist Dein *Warum* für diese Liebe?

Liebe & Sozialisierung

Wenn Du bisher dachtest, dass Du Deine Welt so nehmen musst, wie sie ist, und sowieso nichts ändern kannst, dann habe ich hier Breaking News für Dich: Wir konstruieren unsere Welt beziehungsweise unsere soziale Wirklichkeit selbst und in gewisser Weise jeden Tag neu. Auch Du. Deine Wirklichkeit, in der Du lebst, ist nicht starr und unflexibel, auch wenn es sich vielleicht manchmal so anfühlt. Es ist ein dynamisch-prozesshaftes System, was von Deinem Mindset, den daraus resultierenden Handlungen und den Menschen, mit denen Du Dich umgibst, maßgeblich mitbestimmt und verändert wird. Das bedeutet, es liegt in Deiner Hand - oder in Deinem Kopf – in welcher Wirklichkeit Du lebst und welche Wahrheit daraus für Dich entsteht. Die Frage ist, produzierst Du Deine soziale Wirklichkeit oder reproduzierst du sie nur? Reproduzieren ist das Wiederholen dessen, was du schon kennst, was du schon immer geglaubt und gelebt hast. Und unter diese soziale Wirklichkeit fallen auch unsere Vorstellungen und unsere Ideen von Liebe. Dabei kann so unglaublich viel Müll anfallen. Es passiert mitunter, dass sich Ideen von Liebe bei uns festsetzen, die wir aus Elternhäusern, Büchern, Liedern, Filmen oder Disney-Märchen ungefragt übernommen haben. Denn das ist das Hinkebein an unserer Sozialisierung: Wir werden mit dem, was uns umgibt, groß. Wir empfinden unsere Umwelt und alles, was dazu gehört, als normal, bis wir groß genug sind, um über den Tellerrand schauen zu können. Bei der Liebe kann es uns passieren, dass wir komische innere Überzeugungen mit uns herumtragen, die schon lange nicht mehr zu uns passen. Aufräumen und Ausmisten ist angesagt, eigentlich wissen wir das alle schon seit 1995 ...

Hör Dir dazu bei Spotify oder Youtube das Lied "love sucks" von den Fantastischen Vier an. Achte dabei besonders auf die Lyrics.

Wie also hört sich Liebe an? Sicher kennst Du viele weitere, mitunter kritische, Liebeslieder. Hast Du mittlerweile die oben stehende Frage nach Deinem *Warum* für Deine Liebe gefunden?
Ja? Gut. Nein? Auch gut.
Denn Liebe ist super, aber Liebe allein reicht nicht. Es geht auch um Kompatibilität zwischen Menschen. Und um Deine Kompatibilität mit jemand anderem herauszufinden, musst Du selbst erst ganz klar sein. Sonst gibt es nur Misch-Masch und irgendeine langweilige Suppe.

Deshalb – an erster Stelle: Bringe Deine fremden Gedanken, Deine übernommenen Vorstellungen und Rollenbilder, den vorgefertigten Disneystreifen und das immermüde, krampfig-aufgesetzte Dauerlächeln raus. Zusammen mit dem Müll. Auch wenn dafür eigentlich Dein Mann oder Deine Frau zuständig ist. Zumindest gemäß dem Plan, der am Kühlschrank hängt und der endlich für Gerechtigkeit sorgen soll. In Wirklichkeit sorgt dieser Plan nur für Un-Lust, Frust, Beziehungskalkulation und am Ende für tote Hose, dazu aber später mehr.

Sozialisierung & Lügen

Schaut man sich die Statistik des dafür zuständigen Bundesamtes an, genauer die Eheschließungen pro Monat, dann entdeckt man in diesem Balkendiagramm eine seltsame Dynamik. Selbstverständlich zeigen die Wonnemonate den deutlichsten Ausschlag. In den letzten drei Jahren wurden von Mai bis September über 50.000 Ehen besiegelt. Jeweils. Pro Monat. So weit – so logisch. Denn dann ist es warm, sonnig und man kann draußen feiern. Aber es gibt einen jährlich wiederkehrenden, krassen Sprung zwischen zwei Balken. Nämlich zwischen Dezember und Januar. Das ist doch seltsam, denn das Wetter im Dezember ist nicht erwartbar besser als das Wetter im Januar. Zudem haben wir im Dezember genug damit zu tun, neuen Müll ins Haus zu schleppen – ähm, zu verschenken. Warum werden also im Durchschnitt im Dezember immerhin noch über 30.000 Ehen geschlossen und im Januar noch nicht einmal 9.000? Eine Diskrepanz von 21.000 Eheschließungen und das konstant – alle Jahre wieder? Ich glaube nicht nur an die Macht der Liebe, sondern auch an die Macht von Statistiken. Statistiken lügen nicht. Diese Zahlen zeigen uns, worum es bei

einer Ehe noch gehen kann, denn falls du es nicht weißt: Heiratest du im Dezember, dann datiert Papa Staat alle Steuervorteile auf das gesamte Kalenderjahr zurück. Und ich finde wir sollte aufhören zu glauben, dass nur aus Liebe geheiratet werden darf und alles wahnsinnig romantisch und einzigartig sein muss. Viele Menschen sind in puncto Liebe viel schneller bereit, sich selbst zu belügen. Und das ist nicht nur schade, sondern auch unnötig. Du darfst alles tun, was Du willst: aus purer Liebe heiraten, heiraten, weil Du gerne denselben Nachnamen wie Deine Kinder hättest, heiraten, weil sich Erbe und Patientenverfügung einfacher regeln lassen, um Steuern zu sparen und heiraten im Dezember darfst du auch. Wichtig dabei ist, dass du authentisch bleibst und deine Wahrheit lebst. Es geht auch an dieser Stelle darum, Deine Sozialisation, Deine übernommenen Vorstellungen von Ehe zu überdenken und zu prüfen. Fakt ist, dass die gesetzliche Ehe beispielsweise Sexualität und Besitzverhältnisse reguliert (hat). Daneben gehen aus der Ehe bis heute die meisten Kinder, also Nachwuchsbürgerinnen, hervor. Gut Zwei Drittel aller Neugeborenen kamen 2023 als eheliche Kinder auf die Welt. Nur ein Drittel aller Kinder entfällt auf Eltern, die nicht miteinander verheiratet sind. Und das ist schon ein immenser Zuwachs, denn die Zahl der nichtehelichen Kinder lag in den 50er Jahren noch bei fünf Prozent. Es kann also gut sein, dass in Deinem Kopf noch verankert ist, dass eine Ehe zu einem vollwertigen Leben dazugehören sollte. Die Frage ist: deckt sich Deine Wirklichkeit mit Deiner Wahrheit?
Denn wenn nicht, dann belügst Du Dich. Und es steckt eine Gefahr in den Lügengeschichten, die wir uns erzählen, weil sie über kurz oder lang zu unserer Wirklichkeit werden. Wirklichkeit und Wahrheit sind aber leider nicht identisch (frag Kant!). Und oft scheuen wir uns davor, der Wahrheit ins Gesicht zu blicken und reden uns die Dinge meistens erstmal schöner als sie sind. Doch der Wahrheit entkommst

du nie. Es ist besser, sich ihr rechtzeitig zu stellen, denn Dein Glück wirst Du nicht unter einem Berg von Lügen und „Schönredereien“ finden. Und mir ist bewusst, während ich hier schreibe: Es gibt Menschen, die wollen aus ihrer Ehe oder auch ‚nur‘ ihrer Beziehung heraus, haben die Wahrheit erkannt und gleichzeitig denkbar ungünstige Bedingungen, um „auszusteigen". Andere haben es leichter, verfügen über mehr Ressourcen und ein komfortables Sprungbrett. Die Voraussetzungen für eine Trennung können sehr unterschiedlich sein. Aber ich bleibe dabei. Niemand muss in einer Beziehung verharren, in der er oder sie nicht sein will.

Lügen & Entscheidungen

Wenn Du in der Vergangenheit genau das gemacht hast: Lügen und Schönreden, dann ist das doof, aber für Dein Leben ab jetzt und in der Zukunft völlig egal. Denn das ändert nichts an Deiner Fähigkeit, Deine eigenen Entscheidungen treffen zu können. Mache Dir Gedanken und dann bringe raus, was nicht (mehr) zu Dir gehört. Hast Du einst aus „praktischen“ Gründen geheiratet? Oder weil Du Deinen Kindern ein stabiles Zuhause geben wolltest und dachtest, dass das mit einer Ehe besser funktioniert? Kann alles sein. Aber ab dem Zeitpunkt, an dem Du zu einer neuen, stabileren Erkenntnis gekommen bist, brauchst Du Dich nicht mehr auf Deine vergangenen Argumente berufen. Deine Vergangenheit hat NICHTS damit zu tun, dass Du auf ewig in diesem Zustand verharren musst.

> *„Das Leben ist ein Prozess des Werdens, eine Verbindung von Zuständen, die wir durchlaufen müssen. Das Versagen der Menschen liegt darin, dass sie den Wunsch haben, einen Zustand zu wählen und darin zu verbleiben. Das ist eine Art Tod.“* Emilia Roig

Löst dieses Zitat in Dir irgendetwas aus? Könntest Du Dir vorstellen oder weißt Du es sogar ganz genau, dass Du bisher eher versucht hast, Deine Beziehungen in einem Zustand zu konservieren, anstatt sie als etwas Prozesshaftes zu betrachten? Ich denke, dass hinter diesen Konservierungsversuchen sehr oft der Wunsch steckt, die schönen Momente und glücklichen Zeiten auf ewig festhalten zu wollen. Das ist genauso menschlich, wie es unmöglich ist. Aus Angst, dass uns die Exklusivität und Besonderheit unserer Verbindung verloren geht, fangen wir häufig an, in einem Zustand zu verharren. Und da stimme ich Emilia Roig völlig zu: Verharren ist gleichbedeutend mit dem Tod. Eine Ehe entwickelt sich immer, kommt nur drauf an, wohin ... Besonders ungünstig wird es, wenn ein Partner verharrt und der andere sich ent-wickelt. Im schlimmsten Fall kann durch die Diskrepanz viel Energie verloren gehen und jegliches Wachstum verhindert werden. Und zwar für beide Seiten.

Entscheidungen & Nicht-Entscheidungen

Ein alter weiser Mann hat mal zu mir gesagt: *„Keine Entscheidung ist auch eine Entscheidung.“* Oder: *„Du kannst Dich nicht nicht entscheiden.“* Und recht hat er gehabt. Denn was ist eigentlich mit den Paaren, die sich entscheiden, sich nicht zu trennen? Passiert das, weil diese Paare eine Entscheidung für die Beziehung treffen oder sind darunter Paare, die sich schlicht fürs Nicht-Entscheiden entschieden haben? Im Jahr 2022 blieben immerhin 65 Prozent der Eheleute miteinander verheiratet. Wie viele dieser Paare sind glücklich miteinander und würden direkt morgen noch einmal heiraten? Sich gegenseitig natürlich. Wie viele Paare davon glauben, dass bei einer Lüge nicht erwischt zu werden, dasselbe ist wie die Wahrheit zu sprechen? Ich glaube, dass wir als Gesellschaft dem Zusammenbleiben immer noch einen immens hohen Wert beimessen. Aber das

Zusammenbleiben an sich hat keinen Wert. Denn das Zusammenbleiben an sich ist keine Leistung. Es erfordert streng genommen keinen Einsatz. Zusammenbleiben funktioniert auch ohne Entwicklung und ohne Wachstum. Alles, was Du richtig gut beherrschen solltest, ist das Aushalten und das Verharren, dann klappt es auch mit der Silberhochzeit. Natürlich steckst Du dann nicht in der Ehe, die Du Dir wünschst. Aber die 25 Jahre gehen auch ohne weiteres Zutun über die Bühne. Aushalten, verharren, verdrängen, den Müll anhäufen, bis es zum Himmel stinkt. Das reicht vollkommen. Auch hier erinnere ich gerne noch einmal an Philemon und Baucis. Wir sollten nie aufhören, an die unendliche Kraft der Liebe zu glauben. Allerdings – auch mit Liebe, erfordert eine lebenslange, erfüllende Verbindung zwei Menschen, die so klar und aufgeräumt, sprich authentisch sind, dass Entwicklung, Sicherheit, tiefes Vertrauen und trotzdem eine Neugierde und Spannung auf den anderen behalten werden können. Dazu musst Du bereit sein, bei Dir anzufangen, an Dir zu arbeiten, Dich Deinen inneren Überzeugungen und Glaubenssätzen zu stellen und aus einem stabilen Selbst heraus in Verbindung mit anderen Menschen zu gehen. Das Ziel ist ein gemeinsames Erleben von Lebendigkeit, Leichtigkeit und Vibration, verbunden mit dem Gefühl ganz nah bei sich sein zu können, auch wenn man beim anderen ist. Denn aus diesem Gefühl der eigenen inneren Nähe und Verbundenheit heraus, kann erst echte, authentische, lebendige Verbindung entstehen. Christian Zippel nennt das „Jackpot-Partner". Dann, in einem solchen Fall, ist Zusammenbleiben in meinen Augen immer noch keine Leistung, aber ein riesiger Schatz, den man gefunden und beständig angehäuft hat und den man bereit ist, nach Kräften zu beschützen. So ein Zusammensein ist gekennzeichnet von Lebendigkeit und Wachstum. In vielen Ehen wiederum sind das einzig Lebendige und das Einzige, was wächst, irgendwann die Kinder. Du ahnst vielleicht den Zirkelschluss, der nun kommen muss – wenn wir anfangen über Kinder zu sprechen.

Nicht-Entscheidungen & Kinder

Kinder rangieren bei den Gründen, die Menschen von einer Scheidung abhalten, ganz weit oben auf der Liste. Diese Liste kann ergänzt werden um den Kredit, der noch abbezahlt werden muss, Sachwerte als solches, gemeinsame Firmen und vermeintlich gesellschaftliche Anerkennung. Wenn ich nun schreibe: *„Das muss alles auf den Müll. Zügig!"*, dann meine ich damit explizit nicht Deine Kinder oder Deine Firma. Ich meine Deine Idee davon, dass es sich dabei um dauerhaft tragbare Argumente für das Nicht-Entscheiden zur Trennung handelt. Besonders die Sache mit den Kindern ist mir eine Herzensangelegenheit. Eltern haben Angst, dass ihre Kinder durch die Scheidung Schäden erleiden, meist emotionaler beziehungsweise psychischer Natur, manchmal auch finanzieller oder den Lebensstandard betreffender Natur. Und weil alle Eltern das Beste für ihre Kinder wollen, stecken sie selbst zurück und datieren ihre Lebensfreude einfach mal um. Irgendwohin in die Zukunft. Meistens auf den Zeitpunkt, wenn die Kinder groß sind. Ich weiß noch, wie ich völlig verblüfft beim Kaffeetrinken mit einer befreundeten Mutter saß, die ganz selbstverständlich nach dem ersten Nippen am Espresso sagte: „Mein Mann? Nee, wenn Felix 15 ist, lasse ich mich scheiden. Mit dem bleibe ich doch nicht zusammen!". Leider war Felix zu diesem Zeitpunkt erst drei Jahre alt ... und es könnte sein, dass die Scheidung erst möglich ist, wenn Felix 25 wird, man will ihm ja nicht unnötig seinen Universitätsabschluss versauen. Die Entscheidung zur Trennung, die unbestritten große Auswirkungen auf Deine Kinder hat, solltest Du natürlich gut überdenken. Denn ja, für Kinder führt eine Trennung ihrer Eltern, egal wie, zu einer Veränderung ihrer bisherigen Lebensrealität. Ich arbeite jeden Tag mit mehreren hundert Kindern zusammen, ich habe selbst drei eigene Kinder. Kinder sind so unterschiedlich und individuell, keines gleicht dem anderen. Aber was alle Kinder eint, ist, dass sie gelernt haben, Erwachsene zu lesen und feine Antennen für Subtext, Mimik, Gestik und Tonlage zu entwickeln. Anders ausgedrückt: Wenn Du in einer unglücklichen Beziehung steckst, Ihr aber als Familie zusammenlebt und Du glaubst, dass Deine Kinder das nicht mitkriegen würden, bist Du völlig falsch gewickelt. Kinder sind Meister der Anpassung und Kinder sind das, was man in der Ethnografie als standortgebunden bezeichnet. Das, was Kinder erleben, wird zunächst zu ihrer Normalität, ihrer Form von „so funktioniert das Leben" und „so funktioniert Beziehung". Aber nur weil Deine Kinder DEIN „normal" am besten kennen, heißt dass doch noch lange nicht, dass sie am meisten geschützt, stabil und gesund sind, wenn sie in diesem „normal" bleiben (insbesondere wenn es lieblos und traurig geworden ist).

Kinder & Authentizität

Für Kinder gibt es nichts Wertvolleres als mit Erwachsenen Zeit zu verbringen, die in sehr gutem Kontakt mit sich selbst sind. Es gibt eine von Jes Bertelsen entwickelte Theorie, nach der Authentizität dann entsteht, wenn wir es schaffen, fünf sich ergänzende Bereiche in unser Selbst zu integrieren. Angeordnet sind diese in Form eines Pentagramms, dessen Mitte mit AUTHENTIZITÄT markiert ist. Der Moment, in dem wir es schaffen, in Kontakt zu sein mit uns selbst, ist der Moment, in dem diese Verbindung auch nach außen strahlt und ihre Wirkung im Kontakt mit anderen Menschen „automatisch" entfaltet. Die fünf Bereiche bei ihm sind:

- Körper
- Atmung
- Herz
- Kreativität
- Bewusstsein

Das ist zwar eine etwas andere Aufteilung, als Zippel sie beibringt, aber sie soll hier – und besonders in der Familie/bei Kindern – als Ergänzung dienen. Es gibt gute Bücher darüber und eine Vertiefung lohnt sich. Wichtig sind die zugehörigen Übungen, die die Fähigkeiten und Sinne in den fünf genannten Bereichen schärfen. Dieser Ansatz ist im pädagogischen Bereich stark verbreitet, beispielsweise baut der komplette familientherapeutische Ansatz rund um Jesper Juul darauf auf. Das Besondere daran: Es wird NICHT darauf abgezielt, die Kinder zu korrigieren, diagnostizieren oder analysieren. Es geht vielmehr darum, als Erwachsener seine Hausaufgaben zu machen und mit sich selbst so in Kontakt zu treten, dass Kinder spüren und erleben können, was es heißt, authentisch zu agieren.

Die Arbeit mit den eigenen Sinnen fliegt einem nicht zu und es gibt auch keinen Shortcut. Wenn Du also in einer Beziehung lebst, in der Du nicht authentisch sein kannst und Du trotz aller Bemühungen diesen Zustand nicht auflösen oder zumindest verbessern kannst, dann sollte Dir klar sein, dass das eine immense Auswirkung auf Deine Kinder hat. Ein derartiges Zusammenleben fortzuführen, ist unehrlich. Es erzeugt eine Fake-Welt für Deine Kinder mit einer Fake-Vorstellung von Liebe und allem, was dazu gehört: Verbundenheit, Zusammenhalt, Unterstützung, Zärtlichkeit, Lachen, Tanzen. Der Schaden, den Deine Kinder durch diese gelebten Lügen erleiden, ist um ein Vielfaches höher als eine klare, auf Vernunft und Liebe (ja, das geht!) basierende Trennung.

Authentizität & die Meinung anderer

Ich kenne niemanden, der sich eine Trennung leicht gemacht hat. Einer Trennung gehen in aller Regeln verschiedene Vorstufen an Entfremdung sowie Versuchen des Wieder-Zusammenfindens voraus. Sich zu trennen kostet Mut und Kraft, gerade wenn Kinder, Immobilien und andere Dinge eine Rolle spielen. Es kann passieren, dass plötzlich Ängste auftauchen, das „Scheidungs-Coming-Out" anderen mitzuteilen: Gemeinsamen Freunden, den eigenen Eltern, den Nachbarn, den Freunden der eigenen Kinder ... wie auch immer. Diese Ängste sind oft sogar begründet, es grüßt die bereits oben erwähnte Sozialisierung. Denn die Wahrscheinlichkeit, dass Dir irgendwer irgendwie einen übergriffigen Spruch mit auf den Weg gibt, ist hoch. Umso wichtiger, dass Du authentisch, innerlich klar und aufgeräumt für das einstehen kannst, was Dich und Dein Leben betrifft, ohne zu versuchen, es so klingen zu lassen, als ob Du das Einverständnis anderer bräuchtest. Es ist Dein Leben. Also lass Dich nicht verrückt machen und lass Dich nicht aufhalten von dem Gedanken, was andere über Dich denken könnten. Werd erwachsen.

Mit unliebsamen oder übergriffigen Aussagen ist es wie mit einem Geschenk. Nimm bitte einmal an, jemand möchte Dir unbedingt diesen einen Blumentopf schenken. In Deinen Augen handelt es sich dabei aber um ein Modell à la „Asbach uralt", der passt nicht in Dein schönes Zuhause. Ehrlicherweise brauchst Du gar keine neuen Blumentöpfe, Du bringst ja sowieso gerade den Müll raus. Also sagst Du höflich: *„Nein danke, das brauche ich nicht."* Der Blumentopf bleibt, wo er ist, oder wandert weiter. Während meiner Trennung habe ich keine dieser Aussagen mit nach Hause genommen. Hör auch Du auf, die Blumentöpfe anderer Menschen zu sammeln. Dann musst Du sie auch nicht umständlich wieder ausmisten. Und die, die Du schon hast, schmeißt Du am besten noch heute raus, denn: Dein Leben – Deine Entscheidung. Du solltest Dir von niemanden das Steuer aus der Hand nehmen lassen, wenn es um Dein Wohlbefinden und Deine Lebensgestaltung geht. Wie ich bereits sagte, darf man als außenstehende Person, und das ist in einer Paarbeziehung jeder außer dem Paar selbst, davon ausgehen, dass die Entscheidung wohl überlegt und nicht leichtfertig getroffen wurde. Das gilt in beide Richtungen. Es steht auch niemandem zu, über den Verbleib zweier Menschen in einer Ehe zu urteilen. Wir leben in einem Land, in dem davon auszugehen ist, dass jeder Mensch fähig und imstande ist, seine eigenen Entscheidungen ohne Angst vor Repressalien treffen zu können. Wenn dann die Entscheidung, die ich als Außenstehende treffen würde, nicht getroffen wird, darf ich mich entspannt zurücklehnen und auf die Eigenverantwortung der direkt Beteiligten setzen. Selbstverständlich sollte man als Freund, Freundin oder nahestehende Person mit einem Blick von außen helfen, nachfragen und sich vielleicht auch besorgt äußern. Aber bitte nicht in Form eines Urteils beziehungsweise Blumentopfs, von dem man erwartet, dass er uneingeschränkt übernommen wird.

Die Meinung anderer & Loslassen

Wobei man als Freundin/Freund sehr gut helfen kann, ist beim Loslassen. Also in dieser Phase, in der die Entscheidung zur Trennung gefallen ist und die Person, die sich trennt oder von der sich getrennt wird, Hilfe benötigt. Denn Phasen des Loslassens sind in aller Regel schwierig und von Trauer- und Heilphasen begleitet. Egal ob man verlassen hat oder wurde.
Vielleicht kennst Du diese Abbildung, wo eine Hand ein dickes Tau festhält an dessen anderem Ende offensichtlich gezogen wird. Die Hand scheint das schon eine Weile zu tun,

denn sie sieht verkrampft aus. Und dann gibt es zwei Folgedarstellungen: eine Hand mit Blessuren, Schürfwunden, die aber beginnt zu heilen, weil sie losgelassen hat. Und eine Hand, aus der das Blut tropft und die das Tau immer noch festhält und ihre Verletzungen dadurch immer weiter verschlimmert.
Ab einem bestimmten Punkt muss man loslassen, um heilen zu können. Das Loslassen ist eine Eigenleistung der Person, die das Tau in den Händen hält. Kein Freund, keine Freundin, kein Bruder und keine Schwester könnten oder sollten dabei helfen. Für Kinder kann es ein großer Gewinn sein, diese Prozesse an ihren Bezugspersonen mitzuerleben. Vorbilder, die Trauer authentisch durchleben gibt es viel weniger, als man denkt. Kinder können dabei lernen, dass man immer eine Wahl hat, auch wenn es noch so ausweglos oder kompliziert erscheint. Sie können beobachten, dass man sich trennen kann, ohne sich dabei oder danach hassen und verachten zu müssen. Selbstverständlich kann eine Trennung Gefühle von Unsicherheit, Angst und Trauer bei Kindern auslösen, mitunter sogar von Schuld. Wobei sich die Wissenschaft uneinig ist, welche Spätfolgen eine Scheidung für Kinder tatsächlich nach sich zieht. Das geht von höherer Infektanfälligkeit über ein erhöhtes Burnout-Risiko bis hin zu unsicherem Bindungsverhalten im Erwachsenenalter; welches selbst wiederum das eigene Scheidungsrisiko erhöht. Einig sind sich alle darin, dass die *Art und Weise* der Trennung und der Umgang miteinander als Elternpaar nach der Trennung den größten Einfluss hat. Apropos Einfluss ...

Loslassen & Verantwortung

Warum ist die Frage danach, dass man einem Kind die möglichen Folgen einer Scheidung nicht zumuten möchte, eigentlich so omnipräsent? Als wäre das der einzige Punkt, bei dem Eltern über das Schicksal Ihres Kindes bestimmen.

Dabei treffen alle Eltern lebensbestimmende Entscheidungen für ihre Kinder.
Eine unbeschwerte, gesunde Kindheit hängt davon ab, wie groß das elterliche Bewusstsein darüber ist und wie gut Eltern in die Verantwortung für ihre Entscheidungen gehen. Es hat Auswirkungen auf das (spätere) Leben Deines Kindes:

- wie Du Dich anderen Menschen/Kulturen näherst
- wie Du mit Konflikten und Kritik umgehst
- wie Du über Schwiegermutter denkst und redest
- wie Du mit Lügen umgehst
- ob Du selbst lügst und wann
- ob Du Dein Kind anlügst
- ob Du Dein Kind zum Schwimmkurs anmeldest
- welches Hobby Du bereit bist (bewusst oder unbewusst) zu fördern
- welche Schule Du für Dein Kind aussuchst
- wie Du mit Leistungsdruck, Fehlern und übergriffigen Lehrkräften umgehst
- wohin Du in den Urlaub fährst
- wie Du mit Geld umgehst, wie Du auf andere Menschen blickst
- wie Du politisch eingestellt bist
- ob Du einen Auslandsaufenthalt für Dein Kind in die Wege leitest
- ob Du Dich mit Geschenken von Schuldgefühlen freikaufst
- wie viel wirkliche Beziehungszeit Du mit Deinen Kindern verbringst
- wie Du Tiere behandelst
- ob du den Papierschnipsel aufhebst, der in der Fußgängerzone vor deine Füße geflattert kommt
- ob Du Dich für den Umweltschutz engagierst ...

Die Liste ist lang, sehr lang. Mit dem kleinen Unterschied, dass man selten zu hören bekommt:

> *„Oh, Du hast Luise jetzt zum Hockey angemeldet? Das könnte ich nicht ... Ich hoffe, dass Luise gut durch diese Zeit kommt und beim Hockey weder den Ball ins Gesicht kriegt, und eine lebenslange Narbe hat, noch gemobbt wird oder sich stresst, weil andere Kinder besser sind als sie."*

Dagegen könnte man immer noch halten, dass eine Scheidung länger und viel mächtiger auf Kinder wirkt. Aber auch dafür gibt es ein gutes Gegenbeispiel, das gerne vernachlässigt wird. Ich spreche von Ernährung. Denn dafür trägst Du die Verantwortung. Du bestimmst, was auf den Teller kommt, und das über einen sehr langen Zeitraum. Du hast mit Deiner Lebensweise und Vorbildfunktion einen erheblichen Einfluss auf die Gesundheit Deines Kindes, und zwar nicht nur auf die seelische, sondern auch auf die körperliche. Und als treue Zippel-Leserin kennst Du sicherlich den Grundsatz:

> *„Mens sana in corpore sano."*
> *Ein gesunder Geist in einem gesunden Körper.*

Die frischesten Daten, die ich dazu gefunden habe, stammen aus dem Bericht zu den Schuleingangsuntersuchungen in Niedersachsen 2022. Bei einer Schuleingangsuntersuchung sind die Kinder fünf oder sechs Jahre alt und jetzt halte dich bitte fest: Rund 15 Prozent dieser Kinder waren übergewichtig und weitere sieben Prozent waren adipös. Zusammengenommen hat also mehr als jedes fünfte Kind ein Problem mit seinem Gewicht. Eine Übergewichtigkeit bzw. Adipositas im Kindesalter führt häufig zu, laut RKI (Robert-Koch-Institut), Bluthochdruck, Fettstoffwechselstörungen und Insulinresistenzen. Hinzu kommen Stigmatisierungen mit der Folge psychosozialer Belastungen für die Kinder, die sich auf das Selbstwertgefühl und die sozialen Kontakte auswirken können. Das RKI stellt außerdem fest:

> *„Wer in jungen Jahren von Adipositas betroffen ist, bleibt es häufig auch im Erwachsenenalter."*

Was will ich damit sagen? Die Verantwortung, was und wie gegessen wird, liegt in Deiner Hand, nicht in der Deines Kindes. Schon gar nicht, wenn dieses erst fünf oder sechs Jahre alt ist. Genauso verhält es sich mit den Themen Bildung, Bewegung und Naturverbundenheit. Dein Kind tut das, was Du tust, und es tut das, was Du ihm ermöglichst. Als Kind isst man das, was auf den Teller kommt. Und darüber hinaus ist man auch das, was auf den Tisch kommt. Ganz abgesehen davon, ist man auch das, was um den Tisch herumsitzt und um den Tisch herum geschieht. Für diese Entscheidung, genauso wie für die Entscheidung mit wem und wie Du leben willst, trägst Du die Verantwortung.
Alles, was Du entscheidest, hat großen Einfluss auf die Seele, den Körper und damit die Zukunft Deines Kindes.

Verantwortung & Atmosphäre

Oft übersehen, aber besonders mächtig, sind die Atmosphäre und das Miteinander in der Familie. Das gilt bereits für die „kleinen" Dinge. Mit „klein" meine ich „groß": Deine Worte, Dein Tonfall, Deine Körpersprache, mit der Du anderen Menschen und Deinen Kindern begegnest. Dabei gilt von Anfang an: NUR DU bist dafür verantwortlich. Das bedeutet nicht, dass man Kindern alles nur noch im Sing-Sang vortragen sollte (Authentizität!). Das ist nämlich das nächste Missverständnis, dem viele Eltern aufsitzen. Gerade Eltern

meiner Generation verfolgen oft eine Form der bedürfnisorientierten Erziehung, die die eigenen Bedürfnisse völlig hintanstellt und nur die Bedürfnisse der Kinder in den Blick nimmt. Was passiert dann? Was glaubst Du?
Du wirst als Elternteil Deine Strahlkraft und Deine Funktion als Orientierungsfigur verlieren, weil Du nicht im Kontakt mit Dir selbst bist. Wenn sich alles nur noch um andere dreht, dann gerätst Du zwangsläufig in Stress, verlierst Deine Erdung, und Deine Anspannung schlägt sich nieder in Deinem Tonfall, Deinen Worten und Deiner Körpersprache. Heraus kommt eine unauthentische Person, die nicht mehr Nonsens von Wichtigem unterscheiden kann, keine Prioritäten mehr setzen kann und daraufhin anfängt, in einem Hamsterrad zu rennen und die Kontrolle verliert oder abgibt. Im schlimmsten Fall an die Kinder. Das ist das Gegenteil von dem, zu was ich Dich ermutigen möchte, denn es ist das Gegenteil von Authentizität. Mach Dir bewusst, dass das gilt, was der dänische Familientherapeut Jesper Juul so formulierte:

> *„Für die Atmosphäre in der Familie sind allein die Erwachsenen verantwortlich. Gefühle und Emotionen gehören ebenso dazu wie Körpersprache und Tonfall."*

Ich habe drei Kinder, die ich innerhalb von drei Jahren auf die Welt gebracht habe. Darunter befinden sich keine Zwillinge. Keine Pointe. Ich kenne diesen Stress, ich kenne Mittagessen, an dessen Ende man den Einjährigen vorm Erstickungstod retten muss, während die Zweijährige mit dem Gesicht Nudeln mit Tomatensoße isst, der Hund plötzlich anfängt zu kotzen und die „Große" fragt: *„Hab ich jetzt keinen kleinen Bruder mehr?"*
Das Leben mit Kindern ist nicht so idyllisch, wie es oft dargestellt wird. Kinder sind eine Lebensaufgabe und das Leben

mit ihnen beinhaltet Chaos, Ungewissheit, Sorgen und viel Arbeit. Der vielzitierte Spruch, dass das alles vergessen ist, sobald Dein Kind Dich anlächelt, hat zumindest auf mich nie zugetroffen. Ein Kinderlachen ist wunderschön, aber es führt nicht zur Amnesie. Also: Umso mehr Du im Flow und im Reinen mit Dir bist, umso leichter wird auch Dein Zusammensein mit Deinen Kindern. Du wirst wunderschöne, tiefe Momente mit Deinen Kindern erleben, die viel mehr sind als ein Kinderlachen.

Atmosphäre & Empathie

Ich hatte das große Glück eine zweijährige Ausbildung bei Helle Jensen, ehemalige Wegbegleiterin von Jesper Juul, absolvieren zu dürfen. Einer meiner Co-Ausbilder war Peter Hoeg, vielleicht hast Du sein Buch „Fräulein Smillas Gespür für Schnee“ gelesen. Innerhalb dieser intensiven Ausbildung habe ich erleben dürfen, wie sehr sich die Atmosphäre verändert, wenn man sie mit Menschen teilt, die ihr Selbst durchdrungen haben, dabei ständig im Prozess mit sich bleiben, und die Authentizität mit jeder Körperzelle leben. Oft fehlt es uns im Alltag an diesen Vorbildern und wir erleben fahrige Menschen, die schnell hektisch werden, viel plappern, wenig machen und sich immer wieder thematisch im Kreis drehen.
Es klingt so einfach und doch ist es eine hohe Kunst, bei sich zu bleiben. Das dänische Grundprinzip dazu lautet, dass Du mindestens 60 Prozent der eigenen Fühler nach innen und maximal 40 Prozent nach außen beziehungsweise zum Gegenüber strecken solltest. Die meisten Menschen verstehen „empathisch sein“ und „gut zuhören können“ demnach völlig falsch. Für viele geht es darum, komplett im Gegenüber abzutauchen und dann möglichst schnell und möglichst viel zu helfen. Natürlich mit den eigenen Ideen und Lösungen. Aber so funktioniert es nicht. Jeder Mensch kann nur sich

selbst helfen. Es kann sehr viel empathischer sein, auf eine traurige Nachricht zu sagen: *„Das tut mir leid. Ich weiß gar nicht, was ich sagen soll ...“*, als nur von sich zu plappern und Binsenweisheiten oder schnelle Lösungen aufzutischen. Es geht darum, einen Raum zu schaffen, in dem der andere Platz hat, gesehen zu werden und sich auszudrücken – ohne verurteilt, bewertet oder abgespeist zu werden. Auf Neudeutsch: Deine Aufgabe ist es die Situation zu hosten.
Es ist so, als würdest Du Besuch bekommen. Niemand verlässt in dem Moment, in dem der Besuch eintritt, das Haus. Rumi hat einst ein geniales Bild benutzt, indem er die menschliche Existenz mit einem Gasthaus verglich und dazu aufrief, alle Gäste, egal welcher Couleur, freundlich willkommen zu heißen:

> *„Das menschliche Dasein ist ein Gasthaus. Jeden Morgen ein neuer Gast. Sei dankbar für jeden, der kommt, denn alle sind zu Deiner Führung geschickt worden aus einer anderen Welt.“*

Sich bewusst zu machen, dass Gefühle kommen und gehen, so wie Gäste kommen und gehen, und dass die einen sehr freundlich und angenehm und die anderen asoziale Vandalen sein können, ist meiner Meinung nach der beste Weg zu einem authentischen Selbst. Dabei gibt es eine Verknüpfung zu den Kindern und den potenziell negativen Auswirkungen auf die Paarbeziehung: Sehr oft verlassen Eltern ihr eigenes Haus, nur weil die Kinder an der Tür geklopft haben. Und das kann für das eigene Selbst und die Verbindung zur Partnerin gefährlich werden. Denn mit Kindern ist im Zweifel schlecht Kirschen essen, die nehmen einem schlicht und ergreifend die Bude auseinander. Das ist nicht schlimm und kein Zeichen dafür, dass Deine Erziehung versagt hat, das ist einfach. Kinder sorgen dafür, dass ihre Bedürfnisse bestmöglich erfüllt werden, und das ist nicht nur legitim, sondern überlebensnotwendig. Aus meiner Sicht kein Grund zur Panik oder Sorge. Es ist Deine/Eure Verantwortung, dafür zu sorgen, dass dabei nicht alles untergeht und Deine/Eure Bedürfnisse und Grenzen(!) gewahrt bleiben.

Empathie & Grenzen

Um Grenzen setzen zu können, musst Du Deine Grenzen definieren. Umso genauer und feiner Du das kannst, umso besser lässt sich mit Distanz und Nähe spielen. Wenn Du beginnst, mit Dir selbst besser in Kontakt zu kommen, indem Du Dein Fühlen genau beobachtest, dann wird sich auch Dein Gefühl für Deine Grenzen verbessern. Diese Grenzlinie genau zu orten und für sie einzustehen, ist eine wichtige Voraussetzung für ein gelingendes Miteinander. Aber Vorsicht – auch wenn Deine Grenzen in viele Beziehungsthemen hineinspielen, heißt das nicht, dass die Arbeit an Dir zu einem gemeinsamen, partnerschaftlichen Projekt werden sollte. Es ist sogar besonders wichtig, dass gerade Paare ihre Unterschiede benennen und leben können. Der bekannte amerikanische Paar- und Sexualtherapeut David Schnarch spricht in diesem Zusammenhang vom „Grad der Differenziertheit“. Ich komme später noch einmal darauf zurück.
Es ist ein weit verbreiteter Fallstrick vieler Elternpaare, immer einer Meinung sein zu müssen und sich wahlweise, zum Beispiel in Erziehungsfragen, vor oder hinter den anderen Part zu stellen beziehungsweise zu verstecken. Das ist nicht ehrlich, das ist fake, das sorgt für negative Spannungen und Kinder glauben zwar bisweilen an den Weihnachtsmann und die Zahnfee, aber aufgesetztes Verhalten, hinter dem Erwachsene nicht wirklich stehen, das bemerken Kinder zehn Meter gegen den Wind. Und darüber hinaus: Kinder kommen mit unterschiedlichen Typen von Menschen und deren manchmal wirklich merkwürdigen Eigenheiten und

Regeln sehr gut zurecht. Ich sehe das jeden Tag in der Schule. Dort wechselt die Fokusperson stündlich. Ich kann mit viel Erfahrung und einem klaren Blick behaupten:

- Die Lehrkräfte, die den größten positiven Einfluss auf Schülerinnen und Schüler haben, sind die, die authentisch sind und die Fähigkeit besitzen mit dem Kind ganz im Hier und Jetzt zu sein. Sie bieten Kindern einen Spiegel, in dem die Kinder sich selbst gut erkennen und wachsen können.
- Kinder haben überhaupt keine Schwierigkeiten mit diesen Gangwechseln und den veränderten Regeln und Bedingungen, die die jeweils vorhandenen Erwachsenen aufstellen. Es wird auch, solange die Erwachsenen klar sind, nicht Frau Meyer gegen Herrn Müller ausgespielt.
- Fast am wichtigsten: Kinder profitieren unglaublich davon, mit unterschiedlichsten Menschen zusammenzukommen, da kann von streng bis überbehütend, von genervt bis muffelig alles dabei sein. Wichtig ist, dass es echt ist. Kinder schneiden sich, ganz ihrer Natur, immer das Stück vom Kuchen ab, was für sie gerade am besten passt.

Grenzen & Konsum

Authentische Grenzen und sich daraus ergebende natürliche Konsequenzen sind in meinen Augen die wichtigste Erziehungsmethode. Nach meiner Erfahrung gestaltet sich die Beziehung zwischen Eltern und Kindern, aber auch unter Geschwistern, umso leichtfüßiger, natürlicher und im Flow, umso klarer die Erwachsenen sich selbst und ihre Grenzen im Handeln zeigen. Wenn Erwachsene anfangen, immer und immer wieder neuen Müll ins Haus zu schleppen und bei Konflikten im Zweifel auf den jeweils anderen, die böse

Schule oder die Gesellschaft verweisen, dann fangen Kinder an zu schwimmen, werden unsicher und zeigen oftmals ein Verhalten, das die unklaren Grenzen massiv zu provozieren versucht. Das kann anstrengend werden.
Ein guter Gradmesser für gesunde Grenzen und ein hohes Maß an Authentizität in der gesamten Familie ist das Volumen vorhandener Spielzeuge und der Umgang mit Geschenken und Neuanschaffungen. Ein Überangebot an Konsumgütern ist immer eine Kompensationsstrategie für nicht geleistete innere Arbeit und einen verwaschenen Fokus auf die wichtigen Dinge des Lebens. Mitunter spielen dabei auch Schuldgefühle eine Rolle – weil Mama und Papa so viel arbeiten, noch so viel am Haus machen müssen, so viel streiten, nie Zeit und auch sonst irgendwie wenig Lust haben, sich mit den Kindern zu beschäftigen. Kinder brauchen das nicht, kein Kind wird glücklicher durch Spielzeuge. Und wenn, dann ist das nur kurz, oberflächlich und schon wieder fake.
Was Kinder brauchen, sind 15 intensive Minuten mit ihrer Bezugsperson pro Tag. Mehr ist besser, aber wenn das für Dich wenig klingt, dann kann ich nur sagen: 15 intensive Minuten pro Tag mit einem Elternteil ist viel mehr als den meisten Kindern zuteil wird, auch wenn die Kinderzimmer so voll sind, dass die Tür nicht mehr zu geht. Bring bitte diesen Müll raus. Gedanklich und in Form der unzähligen Spielzeuge. Verschenk das alles und trau Dich in echten Kontakt mit Deinen Kindern zu treten, bei dem Du keine künstlichen Ablenkungen mehr brauchst.

Konsum & tabuisierte Emotionen

Es gibt einige Emotionen, die vor allem im Umgang mit Kindern auf der Tabu-Liste stehen. Ich möchte hier ganz explizit über Langeweile und Traurigkeit sprechen.

Wenn meine Kinder zu mir kommen und mir berichten, dass sie gelangweilt sind, beglückwünsche ich sie. Ich sage:

> *„Herzlichen Glückwunsch, das ist doch ganz ganz toll! Dann kannst Du von dieser Stelle aus entdecken, was als Nächstes passiert. Niemand weiß es ganz genau, wie aufregend – viel Spaß dabei!"*

Das meine ich gar nicht sarkastisch, das meine ich ernst. Wäre ich ein Zen-Mönch, würde ich zu meinen Kindern sagen:

> *„Herzlichen Glückwunsch, Du hast deine Tasse geleert, jetzt kannst Du schauen, mit was du sie neu füllen möchtest!"*

Ich habe eine ganz wichtige Nachricht für Dich: Es ist noch kein Kind an Langeweile gestorben. Bedeutet, es gibt nichts, wovor du Angst haben müsstest. Ganz im Gegenteil, die Studienlage ist eindeutig. Langeweile fördert die Kreativität, Langeweile verhilft zu mehr innerer Ruhe und dann klappen auch soziale Kontakte viel besser (als wenn man ständig überreizt ist). Das gilt nicht nur für die lieben Kleinen, sondern auch für Mama und Papa.

Und bei der Traurigkeit verhält es sich so ...

Echte, wahrhaftige Trauer ist eine Emotion, die wir als Erwachsene oft nie gelernt haben zu fühlen beziehungsweise auszuhalten. Wir wissen nicht damit umzugehen. Wir sind ohnmächtig und hilflos und haben bei traurigen Situationen eine starke Schließungstendenz. SCHLIESSUNGSTENDENZ ist ein Begriff aus der Soziologie und meint, dass wir die Situation versuchen abzukürzen, um uns schnell herauszuhelfen. Problem: Einen Shortcut aus der Traurigkeit gibt es nicht.

Zwischen Eltern und Kind läuft beim Auftauchen von Traurigkeit üblicherweise folgendes Muster ab:

- Kind ist traurig (Teddy weg).
- Kind weint.
- Kind wendet sich mit seiner Traurigkeit an seine Bezugsperson(en): *„Mama/Papa, Frau Panda ist weg, ich habe sie verloren, ich habe sie auf das Geländer der Brücke gesetzt und dann ist sie einfach abgestürzt. Frau Paaaaaaanndaaaaaaaa!"*
- Bezugsperson „tröstet": *„Ist doch nicht so schlimm, du hast doch ganz viele Teddys!"*, oder (auch gut): *„Ja, man setzt ja auch keinen Teddy aufs Brückengeländer, Theodor!"*
- Kind weint weiter: *„Frau Paaaandaaa – ich vermisse dich!!"*
- Bezugsperson wird nervös: *„Ich hab jetzt echt keine Zeit dafür, Josefine! Es ist nur ein Panda, nimm dir einen neuen aus Deinem Zimmer!"*, oder: *„Ich weiß, wo es noch gaaaaanz viele Frau Pandas gibt, Süße, wir fahren jetzt zu diesem Möbelladen und dann essen wir lecker Nudeln und kaufen eine neuen Frau Panda!"*
- Kind geht den Deal ein und überspringt das Fühlen der Traurigkeit.

Die aufgezeigten Elternreaktionen führen dazu, dass der Trauerprozess unterbrochen wird. Das Kind lernt, dass Trauer am besten verarbeitet wird, wenn man sich schnell einen Ersatz oder eine Ablenkung sucht oder dass man am Traurigsein selbst schuld ist. Außerdem lernt das Kind noch, dass die Dinge, die es selbst für unersetzlich und einmalig hält, einfach ersetzbar sind und dass es völlig egal ist, welches Kuscheltier man hat, solange es nur ähnlich *aussieht*. Das ist

ein fataler Fehler und selbstverständlich eine Lüge. Absoluter Müll. Keine Trauer vergeht, indem man sie übergeht. Keine Frau Panda ist wie die nächste, kein Schnuffi wie der andere und es gibt keinen zweiten Tiggi auf der ganzen großen weiten Welt. Wenn die weg sind, warum auch immer, dann IST das sooo traurig.
Hör bitte auf, Deine Kinder damit zu trösten, dass etwas, was für sie wichtig ist, für Dich beliebig, austauschbar oder egal ist. Sofort auf den Müll damit! Wirklich sofort!
Erwachsene müssen in der Lage sein, Traurigkeit zu fühlen und aushalten zu können. Es ist ein pädagogisches Kapitalverbrechen, Kinder ihrer Gefühle zu berauben, nur weil man sie selbst nicht aushalten kann. Alle Gefühle sind wertvoll, keines ist richtig oder falsch, sie sind angenehm oder unangenehm. Wobei ich sagen würde, dass genau die, die Dir am unangenehmsten sind und die Du am liebsten unterdrücken würdest, Dir am meisten zeigen, in welche Richtung Du Dich bewegen solltest. Eine alte Zippel-Weisheit lautet nicht umsonst:

„Wo der Widerstand ist, da ist der Weg."

Tabuisierte Emotionen & Verletzlichkeit

Vorschlag: Fang noch heute damit an, radikal und kompromisslos die Gefühle zu fühlen, gegen die sich bei Dir alles sträubt. Du hast ohnehin keine Chance, denn entweder narkotisierst Du Dich komplett und dann fühlst Du alles wie unter einer Käseglocke, oder Du nimmst die Betäubung weg, machst Dich verletzlich und lebst endlich alle Gefühle in Reinkultur. Peter Mortensen, der nächste wundervolle Däne (neben Helle Jensen und Peter Hoeg), dem ich begegnen durfte, sagte einmal zu mir:

„The purpose of life is to increase our vulnerability."

Hör auf, Dich abzuschotten von Deinen Gefühlen, hör auf Dich unverletzbar zu machen (beziehungsweise es zu versuchen). Bring das auf den Müll. Es ist wertlos. Du bist immer noch ein Mensch und damit verletzbar und sterblich. Entschuldige bitte den Spoiler, aber nun ist es raus: Du wirst sterben. Also hör auf so zu tun, als hättest du ewig Zeit. Nimm das Ruder in die Hand, setz Dir den Kapitänshut auf und steuere Dich durch dieses wundervolle Leben. Tu das mit der Gewissheit, dass Dich alles verletzen, Dich aber nichts und niemand brechen kann.
Wenn Du so lebst, dann machen Dir auch Deine Gefühle keine Angst mehr. Benutze sie als Koordinaten. Deine Kinder werden es Dir danken. Denn dann kannst Du ihnen ihre Gefühle lassen. Es ist ihr Prozess, nicht Deiner. Um die obige Situation mit Frau Panda noch einmal aufzulösen, so könnte das aussehen:

- Kind weint.
- Kind wendet sich mit seiner Traurigkeit an seine Bezugsperson(en): *„Mama/Papa, Frau Panda ist weg, ich habe sie verloren, ich habe sie auf das Geländer der Brücke gesetzt und dann ist sie einfach abgestürzt. Frau Paaaaaaanndaaaaaaaa!“*
- Bezugsperson sagt: *„Oh nein, das tut mir leid. Das ist wirklich traurig.“*
- ENDE der Geschichte
- UND dann kommt, was auch immer kommen mag. Vielleicht nimmst Du Dein Kind in den Arm, vielleicht fragst Du: *„Was brauchst du jetzt?“, „Kann ich dir helfen?“*, vielleicht schreibt Ihr einen Abschiedsbrief für Frau Panda, keine Ahnung.

Jede Situation, die Du so bewältigst, bringt dich mehr zu Dir und gleichzeitig mehr in Kontakt mit Deinem Gegenüber. *It’s magic.* Alles kommt endlich ins Gleichgewicht und Du hörst auf, einen Acker zu bearbeiten, für den Du nicht zuständig bist. Damit tust du allen etwas Gutes und Du wirst merken, wie eine Portion Stress von Dir abfällt. Das funktioniert auch, wenn Deine Partnerin traurig ist oder der Kollege oder eine Freundin. Wenn beide Elternteile das so handhaben, kann damit ein Kreislauf aus ewigem Gerenne und „um die Kinder Gespringe" ein Ende finden. Aber wie angedeutet, derart in die Verantwortung zu gehen und bei Dir zu bleiben, erfordert Arbeit von Dir *an Dir*. Und bitte begehe nicht den Fehler, mit dem Finger auf Deinen Partner zu zeigen, weil der sich nicht so verhält, wie Du das gerne hättest. *You go first!* Es gilt: Alle Veränderung geschieht von innen heraus, sei Du die Veränderung, die Du Dir wünschst. Fokussiere Dich auf Deine Arbeit. Wirf den Rest auf den Müll!

Randnotiz 1: Es gibt noch eine wichtige Klammer, die ich um dieses ganze Thema, die Kinder betreffend, setzen möchte und die lautet: *„Die besten Eltern, die ich kenne, machen 30 Fehler am Tag."* Das ist von Jesper Juul und ich zitiere es oft in der professionellen Beratung von Eltern. Viele Eltern leiden unter Fehlern, die sie gemacht haben, drehen sich im Kreis, um ihre Schuldgefühle und dem Glauben, ein schlechtes Elternteil zu sein. Fehler passieren uns aber allen ständig. Auch im Umgang mit Kindern. Das ist in Ordnung, deshalb bist Du keine schlechte Mutter oder ein schlechter Vater. Sei einfach ehrlich und authentisch Du selbst. Entschuldige Dich bei Deinen Kindern für Deine Fehler, stelle kurz dar, was in Dir vorging. #fertig
Randnotiz 2: Dies gilt nur, wenn wir nicht von körperlicher oder psychischer Gewalt sprechen. Sollte Dir das gegenüber einem oder Deinem Kind passieren, suche Dir bitte sofort Hilfe beim Jugendamt oder der Polizei!

Und nun, zum Abschluss, kommen wir noch einmal zu Deiner Ehe zurück ...

Verletzlichkeit & Nähe

Ich habe es bereits weiter oben angedeutet. Bei all dem Ausmisten und Sortieren geht es in meiner Auffassung darum, die feine Linie zu finden, die Dich von anderen unterscheidet. Die auf der einen Seite Deine schützende Grenze darstellt und auf der anderen Seite Deine Andockstelle mit anderen Menschen ist. In der Physiologie würde man so eine Linie als SEMIPERMEABLE MEMBRAN bezeichnen:
Dein Kern ist sicher und kann Dir niemals verloren gehen und dennoch bist Du so offen, dass Du die Welt aus Dir heraus- und in Dich hineinlassen kannst.
Wenn man sich oder sein Inneres hermetisch abriegelt, ist man vielleicht schwerer verletzbar, dafür aber auch im Grunde genommen einsam. Du wärst nicht die erste Person, die durch zu starke, undurchdringliche Grenzen, die nie überdacht wurden, gar nicht fähig ist, wirklich in Kontakt und Beziehung mit anderen Menschen zu gehen. Wann immer Deine Ehe oder Beziehung ein Ende gefunden hat und egal, ob Du dieses Ende initiiert hast oder nicht, Deine oberste, dringlichste Frage an Dich sollte immer lauten:

„Was ist mein Anteil am Scheitern meiner Ehe?"

Das bedeutet nicht, dass Du nicht die Anteile des anderen klar benennen darfst. Aber wenn der Punkt erreicht ist, an dem die Trennung unvermeidbar ist, lohnt es sich, sehr viel mehr über Dich und Deine Anteile nachzudenken, als gedanklich immer wieder bei den Fehlern des anderen hängenzubleiben. Es ist wie bei einem Tennismatch.
Du hast mit Deinem Mann oder Deiner Frau dieses Spiel gespielt und aus verschiedenen Gründen möchtest Du oder die andere Person das Spielfeld verlassen. Die Spielart Deines Gegenübers und Deine eigene passen nicht (mehr) zueinander, es macht keine Freude, es kommt kein Flow und

keine Leichtigkeit (mehr) auf. Vielleicht ist auch der Platz völlig ruiniert, das Netz hängt durch oder der Belag passt nicht mehr. Warum auch immer; Du verlässt den Platz aus Gründen, die Du Dir gut überlegt hast. Hier ist es wichtig Deinen Anteil am Scheitern der Partie genau anzuschauen. Denn egal, wann Dein neues Match startet:
Du nimmst Dich und Deine Tennis-Skills immer mit. Nutze diesen Platzwechsel, um Dich zu verbessern, sonst kann es Dir passieren, dass Du auf einem neuen Platz, mit einem neuen Partner am Ende doch wieder das gleiche, krampfige Spiel erlebst. Dabei kann, wie im Tennis auch, ein Coach sehr hilfreich sein. Nicht minder wichtig sind ehrliche Freunde, die in der Lage sind, mehr als nur die Fehler Deines Partners in den Blick zu nehmen.

Nähe & Sexualität

Wenn wir über Liebesbeziehungen sprechen, gehört Sexualität dazu. Bei all dem vielen Ausmisten und auf den Müll bringen, bin ich entschieden dagegen, dass Du Deine Sexualität auf den Müll bringst. Das Gegenteil solltest Du tun und Deine Sexualität so sortieren und gestalten, dass sie Dein Leben bereichert und mit Lebendigkeit füllt. Mir ist bewusst, dass das Spektrum in diesem Gebiet riesig ist. Wohl einer der wichtigsten Bausteine einer erfüllten Sexualität in der Partnerschaft ist, innerhalb dieses Spektrums auf einigermaßen gleicher Höhe zu sein, was Vorlieben und Sexdrive angeht. „Sexdrive" ist ein anderes Wort für Libido und meint das individuelle Sexualverlangen. Dabei reicht die Bandbreite von asexuell bis zu sexsüchtig. Über diese Extrema möchte ich nicht sprechen, weil beides jeweils circa. ein Prozent der Menschen in Deutschland betrifft. Ich spreche ausdrücklich von den anderen 98 Prozent. Dabei wird innerhalb einer Partnerschaft der gemeinsame Sex oft instrumentalisiert und entweder als Waffe, Druckmittel oder Friedensangebot genutzt. Es gibt viele Partnerschaften und Ehen, in denen der gemeinsame Sex über Monate, teilweise Jahre ausbleibt. Selbst wenn nun die Libido der beiden Partner nicht komplett identisch ist, bin ich überzeugt davon, dass das Verschwinden der sexuellen Lust aufeinander immer ein Indiz dafür ist, dass an anderer Stelle etwas nicht mehr im Gleichgewicht ist. Aussagen wie: *„Für uns ist das totaaal in Ordnung, so wie es ist!“*, sind bei 98 Prozent der Paare eben nicht die Wahrheit. Die Wahrheit liegt unter Spielzeug und Stress begraben, sie verliert sich in vielen kleinen Grabenkriegen und Scharmützeln, im Plan an der Kühlschranktür (erinnere Dich an den Anfang dieses Kapitels). Die Wahrheit ist, dass mindestens einer von beiden unter dem ausbleibenden Sex leidet. Denn zur Wahrheit gehört in vielen Beziehungen auch, dass der partnerschaftliche Sex von der Person bestimmt wird, die das geringere Bedürfnis danach hat. Dieses asymmetrische Verhältnis ist meist ein Teufelskreis, aus dem es richtig schwierig werden kann, wieder auszusteigen. Die Ursachen sind eine Mischung aus allen Anteilen, die bereits beschrieben wurden. Verantwortung, Authentizität und Leichtigkeit spielen eine entscheidende Rolle in der Entstehung und Aufrechterhaltung von gegenseitiger sexueller Begierde. Wenn diese Parameter nicht stimmen und ständig neu verhandelt werden müssen, dann sorgt das für viel Stress in der Beziehung und Stress ist gleichbedeutend mit toter Hose. Hier appelliere ich erneut an Deine Eigenverantwortlichkeit ... Es gilt: Wer mit sich selbst zufrieden ist, wer sein authentisches Ich gefunden hat und es lebt, ist auch mit der Partnerschaft zufriedener. David Schnarch drückt es noch besser aus:

> *„Auch der beste Bergsteiger, kann niemals einen Berg ‚beherrschen‘, sondern immer nur sich selbst!“*

Dass die sexuelle Begierde abnimmt, sobald die eigene Unzufriedenheit steigt, man anfängt Berge bezwingen zu wollen, anstatt an seinen eigenen Bersteiger-Skills zu arbeiten, und das Miteinander mehr im Kampf- als im Liebesmodus stattfindet, das dürfte eigentlich niemanden verwundern. Das hat nichts damit zu tun, dass Du fein bist mit einem asexuellen, leidenschaftslosen Leben. Das ist eine Lüge, die Du auch daran merken dürftest, dass sich durchaus etwas bei Dir regt, wenn Dir Leidenschaft via Filmen, Büchern, Deiner Fantasie oder in Form anderer Menschen begegnet. Also bring, falls sie existiert, diese Lüge bitte auf den Müll.

Sexualität & Grad der Differenziertheit

Umso mehr jeder Teil der Verbindung für sich stehen kann, umso weniger Abhängigkeiten bestehen, umso größer ist die sexuelle Anziehung zwischen einander und umso weniger wird Sex instrumentalisiert und erfährt eine pathologische Dynamik, die keinem mehr Spaß macht, selbst wenn der Sex dann stattfindet. David Schnarch drückt es knallhart aus:

> *„‚Gnadenfick' ist ein Betrug an dem, was Sexualität sein kann. Ein Partner lässt den anderen ‚ran', um ihn sich vom Hals zu schaffen. Das Ziel ist nicht, den Partner zu ‚nehmen', sondern es ‚hinter sich zu bringen', damit man morgen verschont bleibt."*

Es ist Dein Grad der Differenziertheit, der maßgeblich über Deinen Sex entscheidet. David Schnarch hat diesen Begriff zwar in Deutschland bekannt gemacht, ursprünglich stammt er aber aus der Feder von Murray Bowen. DIFFERENZIERTHEIT (in diesem Kontext) ist, platt gesagt, Deine Fähigkeit bei Dir bleiben zu können, auch wenn die Situation schwierig wird. Es ist die Fähigkeit, die eigenen Grenzen zu wahren

und gleichzeitig echte Nähe zu anderen Menschen herzustellen. Das hatten wir gerade im Abschnitt zu Authentizität, Kindern und Traurigkeit #membran. Dadurch entsteht eine Verletzlichkeit, die gleichzeitig keine Angst hat, dass man untergehen könnte, weil Du genau weißt, wer Du bist. Du weichst Konflikten nicht aus, ganz im Gegenteil, Du kannst Nähe zu Deinem Gegenüber halten, auch wenn es ruckelig wird. Das ist ein feiner Charakterzug und absolut sexy.
Wenn Dein Differenzierungsgrad hoch genug ist, bist Du *„sexy as hell"*. Dir werden die Menschen, egal, ob potenzielle Sexpartnerinnen oder nicht, an den Lippen hängen und Deine Meinung zu allen möglichen Dingen wird gefragt sein. Wenn Du einen niedrigen Differenzierungsgrad hast, dann bist Du ein Wurm. Du bist extrem abhängig von der Meinung anderer und beim ersten Hauch eines Interessenkonflikts fängst Du an komisch zu werden: Entweder machst Du das Fähnchen-im-Wind-Ding und nimmst sofort die Meinung Deines Gegenübers an (Achtung, sorgt langfristig für Frust, siehe Authentizität) oder Du versuchst, so viel Druck auszuüben, dass andere Menschen Deine Meinung annehmen und danach handeln müssen. Das ist unglaublich ungeil. Niemand wird mit Dir schlafen wollen. Außer andere Würmer natürlich. Weil auch jede echte, tiefe Nähe dabei flöten geht. Bring das auf den Müll.
Der Witz ist, um dahin zu kommen, genügt es völlig, nur an Dir selbst zu arbeiten. Alles was Du brauchst, ist bereits da. Was Du noch tun musst, ist ausmisten, den Müll rausbringen, die guten Dinge behalten. Darin solltest Du – besonders mit Hilfe dieses Buches – ein Meister oder eine Meisterin werden. Dich auf den Weg machen, Dich selbst zu kennen und Dich immer näher an Deinen Kern heranzuarbeiten. Dabei lernen, Dich nicht einzuigeln, sondern verletzlich zu machen und zu bleiben. Jedes schwierige Gespräch, jede Emotion mit Freude anzunehmen oder aktiv zu suchen, weil du weißt, dass sie Deine besten Lehrmeister sind. Und egal,

ob Du denkst, dass Du das schaffst oder nicht: Du wirst in jedem Fall recht behalten.

In puncto Verantwortung

... möchte ich die begonnene Liste gerne hier um einen sehr wichtigen Punkt ergänzen: denn auch für Deinen Orgasmus bist Du selbst verantwortlich.
Es ist nur eine weitere, logische Schlussfolgerung aus allem, was ich bereits geschrieben habe. Es ist Deine Verantwortung Dich und Deinen Körper so gut zu kennen, dass Du ganz genau weißt, was Du brauchst. Das gilt für beide Geschlechter, aber vor allem bei Frauen habe ich den Verdacht, dass ein geringerer Sexdrive auch daher rühren könnte, dass sie beim Geschlechtsverkehr schlicht und ergreifend nicht kommen (können). Vorgetäuschte Orgasmen gehören, wie alles, was Fake und aufgesetzt ist, auf den Müll. Es liegt nicht in der Verantwortung des anderen zu wissen, was Du brauchst. Lerne Dich kennen und kommuniziere Deine Bedürfnisse. Natürlich sollte das nicht Deine Bereitschaft mindern, Dich auf Neues einzulassen und spielerisch Dinge auszuprobieren. Beim Sex geht es um Flow, Vibe und um Wahrhaftigkeit. Florence Given schreibt in ihrem Buch „Women don't owe you pretty", frei heraus:

„If you have a clitoris, get to know it!"

Ich habe dem Nichts hinzuzufügen. Außer eine Kleinigkeit: ein Orgasmus ist toll und gleichzeitig weder das Ziel noch ein Indiz für guten Sex. Es kann befreiend und aufregend sein, die Fixiertheit auf Deinen Orgasmus als Endresultat von Sex loszulassen. Aber im Gegensatz zum Sex braucht dieses Kapitel ein Ende. Auf der folgenden Seite findest Du die Zusammenfassung der für Dich wichtigsten Aspekte ...

SCHRITT NUMMER ACHT

Ich habe über hochemotionale Themen gesprochen. Dabei soll es jedoch niemals darum gehen, andere Menschen und deren oder Deine Gefühle auf den Müll zu bringen.
Mein Ziel war es, Dir aufzuzeigen, welche Grundlagen Du benötigst, um gute Entscheidungen rund um die Themen “Familie & Beziehung" treffen zu können. Dabei geht es vor allen Dingen um ein Mindset, das Deine Authentizität unterstützt und wachsen lässt und dafür sorgt, dass Du sowohl Dir selbst als auch anderen nah sein kannst. Denn diesen Zustand erreichst Du nicht über Harmonie und zahllose Kompromisse, sondern über gut definierte und klar kommunizierte Grenzen. Grenzen sollten nicht starr und unflexibel, sondern so gestaltet sein, dass Dir der Umgang mit ihnen spielerisch und leichtfüßig gelingt. Dies erfordert Arbeit an Dir selbst. Die fünf Komponenten des Pentagramms können Dir dabei helfen und dürfen Deine täglichen Begleiter werden: Arbeite kreativ mit Deinem Herz, Deinem Körper, Deiner Atmung und Deinem Bewusstsein.
Trau Dich, Deine Vorstellungen von Partnerschaft zu überdenken und ehrlich mit Dir zu sein. Welche Ideen sind nur übernommen, und was fühlt sich schon lange hohl und leblos an? Was gehört wirklich zu Dir, von welchen Dingen brauchst Du mehr? Trau Dich, Deine Erkenntnisse zu kommunizieren und wenn Du keine Verbesserung erreichen kannst oder willst, dann trau Dich, Deine Konsequenzen daraus zu ziehen. Beende jede Form von Fake in Deinem Leben. Orientiere Dich an den anderen Kapiteln von Dr. Z. Beziehe beim Nachdenken über Partnerschaft das Nachdenken über Sexualität mit ein. Folge dabei den gleichen Maßstäben. Hör auf damit, ständig Kompromisse zu machen.

In Bezug auf Deine Kinder: Begreife, dass ihr Leben und ihre Gefühle nicht Dein Leben und Deine Gefühle sind. Erkläre ihnen die Art, wie Du leben und mit Deinen Gefühlen umgehen möchtest. Lebe ihnen authentisch vor, was es bedeutet ein Mensch zu sein. Nehmt Euch noch heute einen großen Karton, geht durch alle Räume und räumt alles weg, was nicht wirklich von Wert für Euch ist. Nimm Dir Zeit für Deine Kinder, geh mit ihnen in die Natur, seid gemeinsam fasziniert von Sonnenstrahlen und Regenwürmern. Hör auf, Dir ständig Sorgen um Deine Kinder zu machen, richte Deinen Fokus auf die unzähligen wunderschönen Momente mit ihnen. Und bitte, versuche nie, nie wieder ihnen ein Gefühl wegzunehmen oder es zu neutralisieren. Das schaffen sie schon alleine – und Du kannst das auch.

LESETIPPS

- Alfie Kohn: „Liebe und Eigenständigkeit"
- Jesper Juul: „Vom Gehorsam zur Verantwortung"
- Helle Jensen: „Hellwach und ganz bei sich"
- Juul/Jensen/Hoeg: „Miteinander"
- David Schnarch: „Die Psychologie sexueller Leidenschaft"

„Drum o Mensch, sei weise,
pack die Koffer und verreise."
Wilhelm Busch

Das 1x1 DES AUSWANDERNS

von Sascha Heupel

In diesem Teil erfährst Du, worauf Du achten musst, wenn Du nicht nur den Müll rausbringen und Dein Leben ent-sorgen willst, sondern gleich alles. Herzlich willkommen zum Minimalismus- und Freiheits-Endgegner: Deinem aktuellen Wohnsitz.

Zuhause – Wo ist das eigentlich?

Wie bereits gelernt, sind Deine Authentizität und ein Leben gemäß Deiner Natur essenzielle Teile echter, wahrer Freiheit. Das geht allerdings unweigerlich mit Selbstverantwortung und der Frage einher: Wie soll mein Leben(sstil) aussehen? Wäre es nicht wundervoll, einfach dort zu leben, wo es Dir gefällt – wo der Vibe stimmt und die Lebensumstände so sind, dass sie Dich maximal beflügeln, Dir Power geben und Dich ent-wickeln? Du erinnerst Dich an die Lektionen aus den vorherigen Kapiteln? Stress, Druck, Sorgen, Ängste und Müssen abbauen, damit Flow, innere Resonanz, Deine Intuition und somatisches Feedback Dir auf Deinem Weg helfen, ein Leben gemäß Deiner Natur zu leben! Erinnerst Du Dich auch an Dr. Z's Worte zum Ausmisten im sozialen Umfeld? Selbiges gilt auch für das Land, die Kultur, den Vibe, die Stadt und die Wohnung, mit denen Du Dich umgibst. Alles nimmt bewusst und unbewusst Einfluss auf Dich – ob Du willst oder nicht. Es kann mit Dir und Deiner Natur resonieren, Dich beflügeln und bereichern – Energie geben – oder es kann Dich herunterziehen, klein halten und Energie rauben. #seidochbrav #impotent
Daher gehst Du ganz einfach dorthin, wo es Dir gefällt und bleibst im Idealfall so lange, wie Du willst. Wie ein Löwe, der lebt, wo er die besten Lebensvoraussetzungen für seine Natur findet und dann entspannt. Smarte Mietzekatze, oder?

Mit Deiner Auswanderung und der Auflösung Deines bisherigen Wohnsitzes solltest Du Dich auch vom Gedanken des klassischen Lebens oder Bürgers eines einzelnen Landes lösen. Mach Dir stattdessen bewusst, dass Dir ab jetzt nahezu alle Freiheiten und Möglichkeiten der gesamten Welt zur Verfügung stehen – ab jetzt bist Du, metaphorisch gesprochen: ein Weltbürger. „Weltbürger sein“ bedeutet kurz und knapp zusammengefasst:

„Zu Hause ist, wo der Schlüssel passt.“

Und der kann künftig in der Dschungel-Villa auf Bali, dem Tiny House in Norwegen, dem Penthouse in New York, dem Wolkenkratzer in Dubai oder auch der Hängematte auf Samoa passen. Samba lernt man in Brasilien, das perfekte Steak grillen in Argentinien und Gelato-Sommelier wird man in Italien – Du entscheidest. #digitalisierungbefreit
Das wichtigste Zuhause jedoch, wird immer in Dir selbst liegen und das Weltbürgertum unterstützt Dich dabei, dieses zu erforschen, zu entwickeln und noch mehr auszuleben – mit Spaß und Flow, hin zu Authentizität und Seelenfrieden in der dazu passenden Umgebung.
Parallel überwinden wir so ebenfalls die bekloppte Idee, Menschen nach Ethnien, Religionen und Staatsbürgerschaften zu kategorisieren, sondern stellen gemeinsame Werte, Leidenschaften und Visionen in den Vordergrund. Das andere Ende der Welt ist schließlich in nur ca. 19 Flugstunden erreichbar, aber es geht auch mit Auto, Van, Bus, Bahn, Schiff oder Rad in nähere Gefilde. Du kannst viele Länder pro Jahr besuchen, oder ganz entspannt nur drei. Du kannst wie ein König im Luxus leben oder spartanisch wie die 300. Du kannst tagelang am Strand liegen oder ein Backpacking-Abenteuer abreißen. Du kannst den Aufbau Deines Online-Businesses fokussieren, oder Urlaub priorisieren; neue Städ-

te erschließen oder die Natur genießen. Vielleicht kombinierst Du auch einfach ein paar der Dinge – Du entscheidest. #dieweltisteindorf #deindorf

Klassisches Auswandern vs. „Obdachlosigkeit"

Es gibt zwei Hauptarten der Auswanderung. Die erste ist das klassische Auswandern, wie es oft in Müll-TV-Reality-Shows aufgegriffen wird. Dabei wird der bisherige Wohnsitz ordentlich aufgelöst und dauerhaft in ein anderes Land verlegt – oft aus beruflichen Gründen oder wegen der Liebe (jetzt aber wirklich für immer). Natürlich kann man auch einfach wegen des Klimas auswandern, oder weil ein anderes Land besser zu den eigenen Lebensvorstellungen passt. #365dayssunshine
Oft spielen bei der Wahl des Auswanderungslandes auch die Gesetze, Kultur, Bürokratie und das Steuersystem eine Rolle – all das kann zusätzliche Vorteile bringen. Beispiel gefällig? Georgien etwa hat ein sogenanntes territoriales Besteuerungssystem, bei dem nur das innerhalb der Landesgrenzen erwirtschaftete Einkommen besteuert wird – ausländisches Einkommen ist hingegen steuerfrei. Deutschland und Österreich haben, wie die meisten Länder auf der Welt, eine Residenzbesteuerung – was (noch) einen Wegzug ermöglicht. Die USA hingegen besteuern ihre Bürger aufgrund der Nationalität mit ihrem gesamten Welteinkommen, egal wo sie sich aufhalten. #vonwegenliberty
Bei einer klassischen Auswanderung sind natürlich eine Arbeitserlaubnis sowie eine dauerhafte Aufenthaltserlaubnis notwendig. Die spezifischen Anforderungen und Antragsprozesse variieren je nach Land und dort geltenden Gesetzen. Hilfe gibt es hierfür unter anderem in Communities mit Menschen, die bereits in das Wunschland ausgewandert sind, oder durch Agenturen bzw. Berater, die mit den dortigen Gegebenheiten vertraut sind.

Allerdings führen sowohl Dr. Z als auch meine Wenigkeit ein Leben OHNE dauerhaften, festen Wohnsitz. Provokativ gesagt: „Obdachlose" – nur dass wir nicht auf der Straße schlafen. Wir haben unseren permanenten Wohnsitz in Deutschland an den Nagel gehängt, das klassische Leben eingesargt und nirgendwo anders auf der Welt einen neuen dauerhaften Wohnsitz begründet. Dies ist die zweite Hauptart der Auswanderung: ein wohnsitzloser und dauerhaft reisender Weltbürger werden. #kosmopolitismus
Ich gehe davon aus, dass Du, wenn Du derart radikal und kompromisslos den Müll rausbringst und minimalistisch auswandern willst, die Freiheit liebst – und daher erstmal so frei wie möglich reisen und leben willst. Entsprechend werde ich den folgenden Text auf ein Leben als wohnsitzloser, dauerhaft reisender Weltbürger ausrichten. Natürlich ist es aber auch möglich, wie bei der klassischen Auswanderung oder nach einigen Jahren des wohnsitzlosen Reisens, in einem Land Deiner Wahl sesshaft zu werden und dort einen neuen Wohnsitz zu begründen. Auch dann kannst Du natürlich noch die Welt im Sinne eines Weltbürgers oder Kosmopoliten bereisen und erforschen – nur eben mit einem oder gar mehreren Wohnsitzen und unter den dort geltenden Landesgesetzen.

Das wohnsitzlose Weltbürgertum

... lässt sich nahezu vollständig individuell auf Deine Wünsche, Träume und Bedürfnisse abstimmen. Es ermöglicht Dir, jedes Land zu erkunden, das Du schon immer einmal besuchen wolltest. Wenn Du einen Ort gefunden hast, der Dir besonders gefällt, kannst Du auch einfach länger bleiben oder wiederkehren. Wohnsitzlose Weltbürger reisen stets als Touristen, wodurch die Aufenthaltsdauer von den ge-

setzlichen Bestimmungen des Reiselandes oder der Gültigkeit des jeweiligen Touristenvisums abhängen – im Klartext: von Deiner Nationalität.
Als deutscher Staatsbürger variiert die genehmigte Aufenthaltsdauer zu touristischen Zwecken je nach Land zwischen etwa 14 Tagen und einem Jahr. Touristische Aufenthalte und Visa lassen sich oftmals sogar verlängern – teilweise mehrfach. Ein Visa-Run, das kurzzeitige Verlassen und Wiedereinreisen in ein Land, kann ebenfalls in einigen Ländern zur Erneuerung eines Touristenvisums genutzt werden. Da Dein neues Leben als Weltbürger aber ohnehin vorsieht, dass Du Spaß und Interesse am Reisen hast und die Welt kennenlernen willst, stellt meiner Erfahrung nach ein zeitlich befristeter Aufenthalt in einem Land keine spürbare Einschränkung dar. #muchtoexplore
Im Vergleich zur klassischen Auswanderung ersparst Du Dir als wohnsitzloser Weltbürger unter anderem die Beschaffung von Arbeitsvisa, Aufenthaltsgenehmigungen oder die tiefe Auseinandersetzung mit dem System und Gesetzen eines Landes. Stattdessen machst Du allerhand Erfahrungen, besuchst Städte, triffst Menschen, lernst Kulturen kennen und bist, wie ein Kosmopolit, nicht an ein einzelnes Land gebunden, sondern Teil einer globalen Gemeinschaft. Meiner Meinung nach: Die freieste und individuellste Art zu leben, die unsere moderne, digitale Welt zu bieten hat.
Egal ob klassische Auswanderung oder wohnsitzloses Weltbürgertum, in jedem Fall ist es eine riesige Chance in allen Bereichen Deines Lebens endlich den Müll rauszubringen und unnötigen Ballast loszulassen – und dieses Buch hilft Dir dabei. Apropos loslassen ... Meine einfache Besitz-Faustregel lautet: Alles, was Du in den letzten zwei Wochen nicht aktiv benutzt hast, ist überflüssig. Dr. Z würde sagen:

> *„Im Zweifel gegen den Angeklagten – und auch gegen die Unterwäsche."* #schuldig #kannweg

AMOR FATI – Die Eierstocklotterie hat Dich gezogen

Jetzt noch etwas Philosophisches, und von Herzen: Ist Dir eigentlich klar, dass Du einfach so mit dem glücklichen Schicksal Deiner Geburt in einem europäischen Land wie Deutschland, einen der größten „Vermögenswerte" Deines Lebens erhalten hast? Deine Staatsbürgerschaft und der damit einhergehende Reisepass! Derzeit ist es möglich, mit einem deutschen Reisepass mehr als unfassbare 170 der weltweit anerkannten 195 Länder visafrei zu bereisen. Dein Reisepass gehört zu den mächtigsten der Welt und öffnet Dir das Tor, um die wunderschönsten Ecken dieses 100.000 km/h schnellen Gesteinsballs zu erforschen – nutze ihn und lebe Dein Leben!
Wir merken uns: Die Eierstocklotterie hat Dich gezogen, und Du wurdest nicht gefragt – 23 Richtige; was für ein Glück!
Mach Dir bewusst, dass Freiheit auch im 21. Jahrhundert immer noch nicht in jedem Land der Welt eine Selbstverständlichkeit ist. Dir bietet sich hingegen eine „once in a lifetime-chance". #begrateful

> *„Having more control over your time and options is one of the most valuable currencies in the world."*
> Morgan Housel

Allerdings ist ein Leben ohne festen Wohnsitz in unserer Welt nicht wirklich vorgesehen und erfordert daher besondere Vorbereitung. Schließlich willst Du entspannt, legal, mit Leichtigkeit und einem Lächeln in Dein neues, freies Leben starten – oder etwa nicht?

Die 1x1-Auswander-Checkliste

Die folgenden Seiten sind als eine 1x1-Auswander-Checkliste gedacht – Punkte, die Du beachten oder organisieren musst, wenn Du auswandern und reisender Weltbürger werden willst. Auf den ersten Blick mag die Checkliste umfangreich und „trocken“ erscheinen, es ist jedoch wichtig, sorgfältig zu sein. Im schlimmsten Fall vergisst Du etwas oder machst etwas falsch, was zu großen finanziellen, zeitlichen oder rechtlichen Konsequenzen führen kann.
Ich gehe folgend von der deutschen Staatsbürgerschaft aus; für Österreicher und Schweizer ist es im Wesentlichen ebenso umsetzbar. Solltest Du eine andere Nationalität haben, sind die folgenden Punkte ebenfalls für Dich zu beachten, allerdings kann einiges aufgrund abweichender Gesetze Deines Heimatlandes variieren.
Das Folgende ist keine rechtliche oder steuerliche Beratung, sondern meine persönliche Perspektive und Erfahrung. Die entsprechenden Gesetze (Stand 2024) wandeln sich häufig. Deswegen solltest Du für Dich alles noch einmal selbst prüfen, Chancen und Risiken abwägen oder es im Zweifel mit einem Profi klären.

Ready for Weltbürgertum?
Let’s go!

Wohnsitzlosigkeit & Aufenthalt im Reiseland

Die wohl entscheidendsten Voraussetzungen für ein solches Leben als wohnsitzloser Weltbürger sind das dauerhafte Reisen, das Leben ohne festen Wohnsitz und das ortsunabhängige, digitale Arbeiten (mehr dazu im Abschnitt „Ortsunabhängiges Arbeiten & digitales Nomadentum"). Das heißt, Du solltest bereit sein, Deinen bisherigen Wohnsitz, gewöhnlichen Aufenthalt und Lebensmittelpunkt in Deutschland ordentlich aufzulösen und nirgendwo in der Welt einen neuen zu begründen (mehr dazu im Abschnitt „Ordentliches Abmelden & Aufenthalt im Heimatland").
Da Du fortan dauerhaft reist, sollte Dir ein Leben auf Reisen natürlich gefallen – was sich individuell gestalten lässt. Wenn Du Dir zu Beginn nicht sicher bist, ob der Lifestyle der Richtige für Dich ist, dann reise erstmal häufiger und länger mit bestehendem Wohnsitz. Mache so Erfahrungen und fühle in Dich hinein, ob Du Dir ein Leben als wohnsitzloser Weltbürger vorstellen kannst. Denn: Das solltest Du – Weltbürgertum sollte keine halbherzige Flucht, Kompensation oder ein Schnellschuss zwischen zwei Bier sein *kling*. Sondern: Eine potente Entscheidung in Richtung Freiheit, Freileben und Selbstverantwortung.
Noch etwas vorweg: Nein, natürlich verlierst Du als wohnsitzloser Weltbürger nicht Deine Staatsbürgerschaft – das ist Unsinn. Wichtig ist, dass Du stets als Tourist reist, nur vorübergehend in einem Land bleibst und keinen Wohnsitz, Lebensmittelpunkt oder gewöhnlichen Aufenthalt im Reiseland begründest. Andernfalls giltst Du dort schnell als wohnhaft und steuerlich ansässig, was nervige Bürokratie, Aufenthalts- und Arbeitserlaubnisse, Steuerpflichten und mehr nach sich ziehen kann – aber das alles wollen wir hinter uns lassen. #letgo

Die maximale touristische Aufenthaltsdauer ist von den gesetzlichen Bestimmungen des Reiselandes und Deiner Nationalität abhängig. Innerhalb dieser Einreisebestimmungen passt Du Deine Aufenthaltszeit und den Wechsel der Reiseländer ganz nach Deinen Wünschen an. Derzeit ist es mit einem deutschen Reisepass möglich, 170 von 195 Länder der Welt visafrei zu bereisen. Viele der verbleibenden 25 Länder bieten ein einfaches Visa bei Ankunft. Alles gar nicht so kompliziert, denn die notwendigen Informationen für Dein Reiseland findest Du auf der Webseite des Deutschen Auswärtigen Amtes.
Es sei gesagt, dass in dieser Welt ein Leben als freier Weltbürger – ohne festen Wohnsitz – nicht der vorgesehenen Norm entspricht. Denn: Du tanzt zwischen verschiedenen Ländern, ihren Systemen und eigenen Welten.

Ortsunabhängiges Arbeiten & digitales Nomadentum

Als Weltbürger ohne festen Wohnsitz, bist Du digitaler Nomade und arbeitest ortsunabhängig. Laptop, Smartphone und das Internet reichen, um Deine Arbeit von überall aus der Welt zu erledigen – sei es in einem Café in Paris, einem Strandhaus auf Ko Phangan oder einem Coworking-Space in Buenos Aires. Dennoch lebt nicht jeder digitale Nomade zwangsläufig ohne festen Wohnsitz oder ist selbständig. Jobs, die ortsunabhängiges Arbeiten ermöglichen, sind unter anderem: Webentwickler, Grafikdesigner, Content-Creator, Online-Marketer, E-Commerce-Spezialist, Social-Media-Manager, freiberuflicher Schreiber, Übersetzer, virtueller Assistent, Video-Editor, Lehrer oder Tutor, Buchhalter, Coach, Berater, Therapeut, App-Entwickler, Reiseblogger, Trader, Analyst, usw.

Solltest Du bereits einen ortsunabhängigen Job ausüben und als Einzelunternehmer oder Freiberufler selbstständig tätig sein – wunderbar, dann steht Dir nichts im Weg. Wandere aus und genieße Dein neues Leben als Weltbürger. Falls Du noch nicht ortsunabhängig arbeitest, könnte Dir, abhängig von Deinem aktuellen Beruf, auch folgende Möglichkeit offenstehen: Kündige Deinen Arbeitsvertrag, wandere aus, wechsel so von Deiner Anstellung in die Selbstständigkeit und Dein vorheriger Arbeitgeber wird zu Deinem Kunden. Häufig funktioniert das in der Praxis gut, da bereits ein starkes Vertrauensverhältnis besteht. Zudem bietet dieses Modell finanzielle Vorteile für beide Seiten – keine Sozialversicherungsabgaben mehr für Deinen aktuellen Arbeitgeber und eventuell sogar keine Einkommenssteuer mehr für Dich. #winwin

Solltest Du derzeit noch keinen ortsunabhängigen Job haben, wähle einen aus, der Dich interessiert, und beginne dort zuerst mit dem Erwerb der notwendigen Fähigkeiten und Kenntnisse. Ein guter Einstieg kann die Arbeit als Content-Creator, Social-Media-Manager oder virtueller Assistent sein. Solltest Du bereits ausreichend Fachkenntnisse und Fähigkeiten in einem bestimmten Bereich haben, könntest Du diese beispielsweise als selbständiger Coach oder Berater anbieten. Darüber hinaus gibt es häufig Online-Kurse und Aus-/Weiterbildungsangebote für die genannten Berufe – frag mal Google. In der Praxis sieht es zum Beispiel so aus: Ein selbständiger Online-Marketer arbeitet dauerhaft für ein bis drei Auftraggeber. Ein Coach gewinnt seine Klienten über die sozialen Medien oder Kundenempfehlungen. Ein Trader kümmert sich gar nicht um die Kundengewinnung, sondern wartet darauf, dass die Kurse steigen. Alternativ kannst Du natürlich auch von Deinen Ersparnissen leben und reisen. Die Finanzierung des Lifestyles ist für viele Auswanderer eine essenzielle Grundvoraussetzung und hat hohe Priorität, weshalb Du sie vorab klären solltest. Du kannst Deine ortsunabhängige Tätigkeit auch von unterwegs auf- oder ausbauen – oft sogar besser und mit mehr Flow. Wie das steuerlich ablaufen kann, erfährst Du in den folgenden Abschnitten. Beachte, dass ich davon ausgehe, dass Du Einzelunternehmer oder Freiberufler bist. Falls Du Anteile an einer Kapitalgesellschaft besitzt, solltest Du bezüglich Deiner Auswanderung mit einem hierauf spezialisierten Steuerberater sprechen, da in diesem Fall weitere Gesetze wie etwa die Wegzugsbesteuerung zu beachten sind.

Ordentliches Abmelden & Aufenthalt im Heimatland
(Wohnsitz, gewöhnlicher Aufenthalt, 183-Tage-Regel)

Als Auswanderer verlässt Du das deutsche System. Um dies rechtlich ordentlich zu tun, solltest Du die unbegrenzte Steuerpflicht in Deutschland dauerhaft auflösen. Hierfür ist es notwendig, dass Du keinen Wohnsitz, gewöhnlichen Aufenthalt oder Lebensmittelpunkt in Deutschland hast – auch nicht bei Besuchen. Das bedeutet im Wesentlichen, dass Du Dich nur vorübergehend (nicht dauerhaft) in Deutschland aufhalten darfst und keine Handlungen vornehmen solltest, die einen Wohnsitz, gewöhnlichen Aufenthalt oder Lebensmittelpunkt begründen oder argumentierbar machen. Ab einem zeitlich zusammenhängenden Aufenthalt von mehr als sechs Monaten pro Kalenderjahr liegt aber in jedem Fall ein dauerhafter und gewöhnlicher Aufenthalt vor (183-Tage-Regel) – kurzfristige Unterbrechungen (ca. weniger als drei Wochen) bleiben dabei unberücksichtigt. Die Aufenthaltsdauer (183-Tage-Regel) ist ein relevantes Kriterium für die Bestimmung der steuerlichen Ansässigkeit in vielen Ländern der Welt (darunter auch Deutschland, Österreich und viele Länder Europas). Wenn Du also in einem Land mit 183-Tage-Regel weniger als sechs Monate im Kalenderjahr bist, wirst Du dort normalerweise nicht als steuerlich ansässig betrachtet. Wenn Du somit Deine Reiseländer smart wählst (zum Beispiel innerhalb Europas) und nur als Tourist reist, sind nur mindestens drei Landeswechsel pro Jahr nötig, um nirgendwo eine unbeschränkte Steuerpflicht auszulösen. Jedoch ist es ein Irrglaube, dass Dich die reine Einhaltung der 183-Tage-Regel bei Aufenthalten in Deutschland (ggf. auch anderen Ländern) immer automatisch von der Steuerpflicht befreit, da es auch bei weniger Tagen im Land zu einer steuerlichen Ansässigkeit kommen kann. Daher solltest Du, wenn Du die unbeschränkte Steuerpflicht in Deutschland auflösen willst, neben der Einhaltung der 183-Tage-Regel unter anderem auch folgende Dinge vermeiden, da diese bereits ebenfalls einen Wohnsitz, gewöhnlichen Aufenthalt oder Lebensmittelpunkt (und damit einen Steuersitz) begründen können:

- Arbeit in einem festen Anstellungsverhältnis
- Aktive Mitgliedschaften in lokalen Vereinen
- Regelmäßiges Zurückkehren (z.B. für wöchentliche/monatliche Aktivitäten im Sportverein oder medizinische Behandlungen)
- Im Land verbleibende minderjährige Kinder oder Ehepartner (begründen oft einen Lebensmittelpunkt)
- Zugang zu einer offensichtlich Dir zugehörigen Wohnung, einem Haus oder Zimmer, inklusive Schlüsselgewalt

Zum letzten Punkt in aller Deutlichkeit: Wenn Du Dich abmeldest und auswanderst, aber weiterhin mit Deiner Partnerin oder Deinem Partner zusammenwohnst, dort noch Möbel und persönliche Dinge von Dir vorhanden sind und Du noch Zugriff/Schlüsselgewalt für die gemeinsame Wohnung oder das Haus behältst, kann dies trotz Auswanderung einen Wohnsitz und unbeschränkte Steuerpflicht in

Deutschland begründen. Ähnliches gilt, wenn Du ein eigenes Zimmer inkl. Schlüsselgewalt im Elternhaus beibehältst. Wichtig: Du solltest ernsthaftes Interesse daran haben, aus Deutschland dauerhaft auszuwandern und Dich abzumelden. Falls Du in den vorherigen Sätzen daran gedacht hast, dem Staat so „eins auszuwischen", ihn „verarschen" oder „übervorteilen" zu können, dann gilt: Think twice.
Ja, das deutsche Steuergesetz ist alt, komplex und teilweise unpräzise. Das geht mit Auslegungs-, Ermessens- und Argumentationsspielraum einher, so dass es oftmals um Gewichtung und Abwägung der vorliegenden Situation geht. Dir sollte daher klar sein, dass im seltenen Fall einer Prüfung, Du möglichst starke Argumente präsentieren solltest, die dafür sprechen, dass Du keinen Wohnsitz, gewöhnlichen Aufenthalt oder Lebensmittelpunkt mehr in Deutschland hast. Darüber hinaus klafft jedoch ein großer Unterschied zwischen steuerlicher Theorie und tatsächlicher Praxis: Wohnsitzlose Weltbürger sind nach ordentlicher Auswanderung für das deutsche Finanzamt oft „uninteressant und unbekannt". Es ist schlicht zu unklar, undurchsichtig, aufwändig, teuer und nicht lohnenswert, jeden Auswanderer über viele Jahre bis ins letzte Detail zu „verfolgen". Außerdem ist es aufgrund der offenen europäischen Grenzen schwierig, die genaue Aufenthaltszeit in Deutschland und vielen anderen Ländern nachzuverfolgen. Für den seltenen Fall, dass dennoch jemand fragt, solltest Du Deinen nur vorübergehenden Aufenthalt mit Visastempeln, Hotel-, Flugbuchungen oder Kreditkartenabrechnungen belegen können – bewahre diese auf. Natürlich kannst Du, idealerweise zu reinen Besuchszwecken, Zeit bei Deinen Freunden und Deiner Familie in Deutschland verbringen und dort sogar übernachten. Hotels oder Apartments zu mieten ist auch okay. Bis zum Tag Deiner Ausreise unterliegst Du der unbeschränkten Steuerpflicht in Deutschland (nicht bis zum Tag der Wohnsitzabmeldung beim Bürgeramt). Ab dem Tag der Ausreise

sind, falls überhaupt vorhanden, nur lokal verankerte Einkünfte aus bestimmten Einkommenskategorien beschränkt und erweitert beschränkt steuerpflichtig (z.B. Gehälter, Mieteinnahmen, Zinsen, Dividenden, Renten, Lizenzen, darstellende Künste/Sport).
Eine (konservative) Zusammenfassung, um wohnsitzloser Weltbürger zu werden/bleiben und keinen Wohnsitz, gewöhnlichen Aufenthalt oder Lebensmittelpunkt in Deutschland zu begründen:

- Ehrlich und vollständig Deine Zelte in Deutschland abbrechen inkl. Einhaltung der 183-Tage-Regel und Berücksichtigung aller oben genannten Punkte (kein Wohnsitz, gewöhnlicher Aufenthalt oder Lebensmittelpunkt in Deutschland).
- Nach der Auswanderung für mindestens sechs Monate nicht nach Deutschland zurückkehren.
- Keine Anstellung, Selbstständigkeit und Betriebsstätte in Deutschland haben (z.B. kein Büro).
- Bestenfalls nur bis zu drei Monate im Jahr (von maximal sechs) und zwei Monate am Stück in Deutschland aufhalten (ideal: Aufenthalt zu reinen Besuchszwecken).
- Zwischen Besuchen in Deutschland mindestens eine dreiwöchige Unterbrechung planen.
- Flugtickets, Hotelbuchungen und Kreditkartenabrechnungen sammeln.
- Mindestens zwei Jahre auswandern vor dauerhafter Rückkehr nach Deutschland (Rückkehr ist grundsätzlich jederzeit möglich – siehe Abschnitt „Dauerhafte Rückkehr nach Deutschland“).
- Keinen Wohnsitz, gewöhnlichen Aufenthalt oder Lebensmittelpunkt im Ausland begründen und nur als Tourist reisen (auch keinen Job vor Ort suchen).

Steuer- & Bürokratiefreiheit

Ohne Wohnsitz, gewöhnlichen Aufenthalt oder Lebensmittelpunkt in Deutschland oder irgendwo anders in der Welt, lebst Du nicht nur frei, sondern eventuell auch nahezu komplett bürokratie- und steuerfrei. Für viele ist das der Hauptgrund, weshalb sie auswandern oder wohnsitzloser Weltbürger werden und zudem eine Auslandsfirma smart integrieren. Wenn Du beispielsweise 4.000 Euro brutto pro Monat verdienst und es schaffst, diese Dienstleistung selbständig anzubieten und zeitgleich ohne Steuersitz zu sein, dann gilt: Brutto gleich Netto. Im Klartext: Für die gleichen Arbeitsstunden mehr Netto auf Deinem Konto oder für das gleiche Nettogehalt weniger Arbeitsstunden und mehr Freizeit. #mehrfreiheit

Machst Du gerne Steuererklärungen, sammelst Belege oder hast nervige Bürokratie in Deinem Leben? Durch das wohnsitzlose Weltbürgertum ist die Zeit komplizierter und nerviger Bürokratie, Steuererklärungen, Korrespondenzen mit Ämtern, Buchhaltung und anderen Kopfschmerzen vorüber. Aber Achtung: Wenn Deine Hauptmotivation, auszuwandern oder wohnsitzloser Weltbürger zu werden, die Steueroptimierung sein sollte, weil Du endlich dicke Kohle verdienen willst oder unbedingt Konsum-Luxus für Dein Ego brauchst, dann weißt Du ja schon Bescheid: Think twice! Schließlich wollen wir den Müll rausbringen und nicht wieder unnötigen Ballast, Besitz oder Bullshit in unser Leben holen. Und by the way: Mache nicht den massiven Fehler, Geld mit Freiheit oder Selbstwert zu verwechseln. Ein gefülltes Konto ist nicht automatisch ein erfülltes Leben.

Bürgerrechte/-pflichten & Sozialleistungen

Wenn Du keinen Wohnsitz oder gewöhnlichen Aufenthalt in Deutschland hast, geht das berechtigterweise mit Einschränkungen von Bürgerrechten einher. Als Auswanderer nimmst Du nicht mehr am deutschen Sozialsystem teil und hast keine klassische deutsche Sozialversicherung mehr (Krankenversicherung, Pflegeversicherung, Unfallversicherung, Rentenversicherung und Arbeitslosenversicherung) – falls Dir das überhaupt wichtig ist. Auch das Recht auf andere Sozialleistungen, wie zum Beispiel Bürgergeld, Kindergeld, Krankengeld, Wohngeld, Elterngeld und BAföG entfällt. Bisher eingezahlte Rentenansprüche verfallen nicht, sondern werden eingefroren und können im Rentenalter geltend gemacht werden. Alternativ gibt es internationale Kranken- und Haftpflichtversicherungen, die nicht nur deutlich günstiger als die gesetzliche/private Versicherung in Deutschland ausfallen können, sondern sich auch noch individueller an Deine Bedürfnisse anpassen lassen. Wenn Du gesund bist, derzeit keinen Arzt benötigst und verstanden hast, dass Du selbst die lebenslange Verantwortung für Deine physische und psychische Gesundheit trägst, dann kann der Austritt aus der klassischen Sozialversicherung sogar vorteilhaft sein: Du sparst Geld, da Du weder für ungenutzten Leistungen, noch das deutsche Krankheitssystem weiter zahlst. „Aber was ist, wenn ich auf Reisen einen Unfall habe?“ Dann greift Deine internationale Krankenversicherung (mehr dazu im Abschnitt „Internationale Kranken- & Haftpflichtversicherung“).
Selbiges gilt für eine funktionierende Altersvorsorge – kümmer Dich selbst. Vorsorge ist schon ein sehr deutsches Wort: Weshalb sollte ich mir in meinem Leben schon mal vorträglich Sorgen machen? – wäre nicht Vorfreude viel schöner? Hier erkennt man, worüber sich die amerikanische

Literatur der existenziellen Psychotherapie schon lange kaputtlacht: The German Angst!
Investiere selbst – beispielsweise in Aktien, ETFs, Edelmetalle, Kryptowährungen und vor allem: in Dich. In Fähigkeiten, die Dir Spaß machen, mit denen Du auch im Alter Geld verdienen kannst. Glaubst Du wirklich, Du wirst von der gesetzlichen deutschen Rente noch etwas abbekommen? Warum willst Du eigentlich überhaupt jemals in Rente gehen – was gefällt Dir an Deinem derzeitigen Leben denn nicht?
Du merkst schon, aus philosophischer Sicht stellt sich an dieser Stelle folgende Frage: Was willst Du? – die Maximierung von Freiheit und Individualität oder die Maximierung von Sicherheit?
Solltest Du immer noch der Illusion von absoluter Sicherheit hinterherjagen, dann kannst Du diesen Lebensstil vergessen. Solltest Du beides wollen, dann gilt: Zielkonflikt und Illusion – choose one! Und behalte im Hinterkopf, was Benjamin Franklin dazu gesagt hat:

> *„Wer bereit ist, Freiheit zu opfern, um Sicherheit zu gewinnen, verdient weder das eine noch das andere, und wird am Ende beides verlieren."*

Finanzamt & Selbstständigkeit

Beende Deine Selbstständigkeit in Deutschland. Solltest Du ein angemeldetes Gewerbe haben, erfolgt die Abmeldung beim Gewerbeamt Deiner Stadt. Informiere Dich auch hier vorab über das Prozedere (Vor-Ort-Termin, E-Mail, Formular) und vereinbare gegebenenfalls rechtzeitig einen Termin. Erledige noch offene geschäftliche Jahresabschlüsse am besten mit einem Steuerberater, dem Du auch eine Empfangsvollmacht für das Finanzamt erteilen solltest. Durch die Abmeldung Deines Gewerbes und Wohnsitzes wird das Finanzamt normalerweise automatisch informiert.

Trotzdem solltest Du Deinem zuständigen Finanzamt eine E-Mail senden, in der Du Deine Beendigung der Selbstständigkeit und Deine Auswanderung mitteilst. Füge, falls vorhanden, die Gewerbeabmeldung bei und bitte um eine Bestätigung der Kenntnisnahme per E-Mail. Frage ebenfalls, ob weitere Informationen von Deiner Seite benötigt werden. Erledige auch alle noch ausstehenden Steuererklärungen. Beachte, dass die Einkommensteuererklärung für das laufende Jahr erst im Folgejahr erstellt werden kann; setze Dir daher eine Erinnerung. Erst wenn Du Deine Selbstständigkeit ordnungsgemäß beendet hast und alle Steuererklärungen sowie ausstehende Zahlungen abgewickelt sind, bist Du steuerlich vollständig raus. #einletztesmal
Es ist möglich, dass Du einen Fragebogen zur steuerlichen Erfassung erhältst. Unter anderem ist es wichtig, dass Du darin keinen Hauptwohnsitz, Zweitwohnsitz oder Selbstständigkeit in Deutschland angibst – sei ehrlich. Notiere stattdessen, dass Du zukünftig „ohne festen Wohnsitz" leben wirst und lass Dir im Zweifel beim Ausfüllen professionell helfen. Sonst besteht die Gefahr, dass Du weiterhin zur Steuer in Deutschland veranlagt wirst.

Eigenheim & Eigentumswohnung

Besitzt Du ein Eigenheim oder eine Eigentumswohnung in Deutschland, musst Du diese vor der Auswanderung nicht zwingend verkaufen. Stattdessen kannst Du sie langfristig vermieten und solltest einen Mietvertrag von mindestens sechs Monaten vorlegen können, um nachzuweisen, dass Du die Immobilie nicht selbst nutzt und dort keinen Wohnsitz oder gewöhnlichen Aufenthalt hast. Eine Eigennutzung könnte bedeuten, dass Du in Deutschland wohnst und damit unbeschränkt steuerpflichtig wirst. Findest Du keinen Käufer oder Mieter, reicht es aus, glaubhaft zu zeigen, dass

Du Dich um Verkauf oder Vermietung kümmerst, zum Beispiel durch die Beauftragung eines Maklers oder das Schalten von Anzeigen – so kannst Du bereits eher auswandern. Mieteinnahmen unterliegen trotz Auswanderung der beschränkten Steuerpflicht in Deutschland. Wenn das auf Dich zutrifft, kümmere Dich akkurat darum oder lass diese Steuererklärung von einem Steuerberater erstellen.

Ehepartner & Kinder

Um die unbeschränkte Steuerpflicht in Deutschland zu vermeiden, sollten sowohl Du als auch Dein Ehepartner sich abmelden und auswandern. Es ist in der Regel nicht möglich, dass einer im Land bleibt, da dies trotzdem einen Lebensmittelpunkt in Deutschland für beide begründet. Es ist eine Scheidung oder anwaltliche Beurkundung der Trennung erforderlich, um einen Lebensmittelpunkt über die Ehe zu vermeiden. Wenn Ihr als Paar lebt und minderjährige Kinder habt, könnt Ihr trotzdem gemeinsam Weltbürger werden und reisen. Meldet ebenfalls Eure Kinder ab und nehmt sie einfach mit. Ihr könnt sie etwa per Homeschooling unterrichten oder in internationalen Privatschulen im Ausland anmelden.
Wenn Du geschieden bist und das geteilte Sorgerecht für ein minderjähriges Kind hast, müsste auch das Kind, für das Du das Sorgerecht hast, mit Dir auswandern, da sonst Dein Lebensmittelpunkt am Wohnsitz des Kindes in Deutschland begründet werden kann. Alternativ könntest Du das Sorgerecht abgeben und so den Lebensmittelpunkt in Deutschland vermeiden. Dir muss klar sein, dass damit auch regelmäßige (zum Beispiel wöchentliche oder vierzehntägige) Besuchsaufenthalte für Dich nicht mehr möglich sind, um Deine Kinder zu sehen, da diese ebenfalls einen Lebensmittelpunkt oder gewöhnlichen Aufenthalt begründen können. Lass Dich hierzu im Zweifel von einem Profi beraten.

Terminplanungen & Dauer der Auswanderung

Wie lange eine Auswanderung dauert, hängt von Deiner individuellen Situation ab – ob Du zum Beispiel Kündigungsfristen einhalten musst oder ob Du Dich voll auf den Auswanderungsprozess konzentrieren kannst, statt ihn neben einem Vollzeitjob zu bewältigen. Terminverfügbarkeiten bei Ämtern, Wartezeiten und Fristen beeinflussen ebenfalls die Dauer. Eine sorgfältige Planung und Priorisierung der notwendigen Schritte und deren zeitlicher Abfolge ist daher wichtig, um schnell und effizient voranzukommen.
Um längere Bearbeitungs- und Wartezeiten zu vermeiden, solltest Du folgende Punkte so früh wie möglich planen bzw. erledigen:

- Wohnung und/oder Anstellung kündigen
- Personalausweis und/oder Reisepass verlängern
- Ausreisedatum klären und Abmeldung beim Bürgeramt
- Abmeldung beim Finanzamt
- eventuelle Arztbesuche
- Hausstand auflösen
- KFZ abmelden und/oder verkaufen

Wohnung & Anstellung kündigen

Prüfe die Kündigungsfristen Deines Mietvertrages und Deiner Anstellung und kündige entsprechend zu Deinem gewünschten Auswanderungstermin fristgerecht. Falls Du selbstständig bist oder nicht der Mieter Deiner Wohnung, entfällt die jeweilige Kündigung für Dich.

Personalausweis & Reisepass

Falls Dein Personalausweis nicht mehr lange gültig ist, kannst Du ihn verlängern. In der Reisepraxis ist er jedoch nicht sonderlich von Bedeutung, da das relevante Dokument der Reisepass ist. Ist Dein Reisepass weniger als fünf Jahre gültig, beantrage besser einen neuen (mit der doppelten Seitenanzahl). Der ist für zehn Jahre gültig und nicht so schnell voll. Beide Dokumente beantragst Du beim Bürgeramt Deiner Stadt. Die Fertigstellungszeit ist unterschiedlich – frag einfach Deinen Sachbearbeiter/Deine Sachbearbeiterin. Es gibt für den Notfall auch Express-Möglichkeiten, die aber mit zusätzlichen Kosten verbunden sind. Bevor Du zum Bürgeramt gehst, recherchiere, wie die Terminvergabe abläuft, da dies je nach Stadt unterschiedlich gehandhabt wird. Oft kannst Du einfach vorbeigehen, eine Nummer ziehen und (laaange) warten. In anderen Fällen musst Du möglicherweise online einen Termin vereinbaren, der nicht sofort verfügbar ist. Denke daran, dass Du für Deinen neuen Personalausweis oder Reisepass ein biometrisches Passfoto benötigst, also kümmere Dich rechtzeitig darum. Wenn Du Deinen Reisepass während Deiner Reise verlierst, er abläuft oder voll gestempelt ist, kannst Du einen neuen Reisepass bei einem deutschen Honorarkonsulat oder der Botschaft in Deinem Reiseland beantragen. Gegebenenfalls musst Du Deine deutsche Staatsbürgerschaft über eine internationale Geburtsurkunde nachweisen. Du kannst einen neuen Reisepass nach Abmeldung aber auch bei jedem Bürgeramt in Deutschland beantragen – ist allerdings ebenfalls mit zusätzlichen Kosten verbunden, da keine direkte Zuständigkeit besteht. Du musst einen wichtigen Grund für die Beantragung außerhalb Deines Wohnsitzes angeben – in Deinem Fall die Wohnsitzlosigkeit. Als Nachweis nutzt Du hier die Abmeldebestätigung des Bürgeramtes. Dein Reise(s)pass ist das Wichtigste (Dokument) – take care of it!

Internationaler Führerschein & Fortbewegung auf Reisen

Dein klassischer deutscher Führerschein wird im Ausland oft akzeptiert, aber manchmal ist ein internationaler erforderlich. Wenn Du etwa regelmäßig Mietwagen oder Roller außerhalb Europas nutzen möchtest, lohnt sich die Beantragung des internationalen Führerscheins. Er ist meist drei Jahre gültig, erfordert ein Passfoto und einen Termin beim Straßenverkehrsamt. Recherchiere hier ebenfalls vorab, wie die Terminvergabe bei Deinem Straßenverkehrsamt funktioniert.
Nutze zur Fortbewegung auf Reisen lokale Bus- und Bahnverbindungen. In vielen Ländern der Welt ist der Fern- und Nahverkehr mit Bus/Bahn nicht nur besser als in Deutschland, sondern auch noch pünktlich. Navigation und Orientierung sind in der Regel am einfachsten mit Google Maps – sofern die App nicht wie in China geblockt ist. Hierüber kannst Du zum Beispiel auch Restaurants, Cafés und Attraktionen finden. Alternativ gibt es in vielen Städten Fahrservices wie Uber, Bolt oder Grab; hier buchst und bezahlst Du Deine Fahrt per App und Dein Fahrer holt Dich ab – super einfach. Auch Car-Sharing per App kann verfügbar sein und ist eine gute Alternative zum klassischen Mietwagen. Recherchiere vorab, welcher Personenverkehr und welche Fahrservice-Apps in Deinem Reiseland verfügbar sind.

Internationale Geburtsurkunde & Heiratsurkunde

Eine internationale Geburtsurkunde und Heiratsurkunde beantragst Du beim Standesamt Deiner Stadt. Die Bearbeitungszeit ist in der Regel nur wenige Tage. Erkundige Dich vorab, wie die Beantragung abläuft (Vor-Ort-Termin, E-Mail). Im Reisealltag benötigst Du eine internationale Geburtsurkunde nicht. Allerdings ist sie das weltweit offiziell anerkannte Dokument, um Deine Staatsbürgerschaft und

Herkunft zu belegen – zum Beispiel, wenn Du Deinen Reisepass verloren hast und in der deutschen Botschaft Deines Reiselandes einen neuen beantragst.

Arztbesuche & Internationaler Impfpass

Denke rechtzeitig daran, ob Du vor Deiner Auswanderung noch Arztbesuche planen möchtest. Vereinbare ggf. Termine für Impfungen, Blutbilder oder Besuche bei anderen Fachärzten, solange Du noch klassisch in Deutschland krankenversichert bist (Zahnarzt, Augenarzt, Gynäkologen, Dermatologen, Radiologen, Orthopäden usw.). Lange Wartezeiten sind möglich, also kümmere Dich rechtzeitig um die Termine. Lass Dir einen aktuellen internationalen Impfpass von Deinem Hausarzt ausstellen und nimm ihn auf Reisen mit. In einigen Ländern können bei Einreise spezielle Impfungen nachzuweisen sein (z.B. Gelbfieber) – informiere Dich vorab im Internet und bei Deinem Hausarzt.

Hausstand & Besitz

Wenn Du Deinen Wohnsitz auflöst, hast Du die einmalige Möglichkeit, in Deinem gesamten Besitz den Müll rauszubringen und Dich zu befreien – genau darum geht es ja in diesem Buch. Frage Dich, was ist es wirklich wert, behalten und eingelagert zu werden. Denke daran: Weniger ist mehr! Verkaufe, verschenke oder entsorge den Großteil Deines Hausrats rechtzeitig, um Zeit und Stress zu sparen. Kleinanzeigenportale oder Hausflohmärkte können hilfreich sein. Starte die Auflösung frühzeitig – sie ist der mit Abstand am meisten unterschätzte Zeitfresser; außerdem lassen sich so oft Tausende von Euros zusammenbringen – nettes Sümmchen. Die wenigen Dinge, die Du unbedingt behalten willst, lagerst Du einfach bei Familie, Freunden oder in einem gemieteten Lagerraum ein.

KFZ-Abmeldung

Vor der Auswanderung musst Du Dein KFZ beim Straßenverkehrsamt abmelden. Recherchiere vorab, wie die Terminvereinbarung funktioniert (Vor-Ort-Termin, Online-Terminverein-barung). Solltest Du Dein Auto oder Motorrad verkaufen wollen, kann es sinnvoll sein, dies möglichst spät im Auswanderungsprozess zu machen, um Deine Mobilität lange zu erhalten. Achte jedoch darauf, das Verkaufsinserat rechtzeitig zu schalten, da der Verkauf einige Wochen dauern kann. Greife gegebenenfalls kurz vor der Auswanderung auf einen Mietwagen oder ein Auto von Freunden zurück. Du kannst Dein KFZ auch an eine Vertrauensperson verschenken oder verkaufen. Das kann den zusätzlichen Vorteil bieten, dass Du es möglicherweise bei Besuchen weiterhin nutzen kannst.

Bisherige Versicherungen & Verträge

Erstelle eine Liste aller bestehenden Versicherungen und Verträge. In der Praxis handelt es sich häufig um folgende:

- Gesetzliche/private Krankenversicherung
- Haftpflichtversicherung
- Rentenversicherung
- Private Altersvorsorge
- Berufsunfähigkeitsversicherung
- Zusatzversicherungen
- Sparverträge
- Internet-, Telefon- & TV-Anschluss
- Fitnessstudio
- Sportverein
- und so weiter ...

Wahrscheinlich kannst Du keine Deiner Versicherungen weiterführen, da sie einen festen Wohnsitz voraussetzen (im Zweifel mit der Versicherung abklären). Du kannst daher von einem Sonderkündigungsrecht Gebrauch machen, sobald Du die Abmeldebestätigung Deines Wohnsitzes vom Bürgeramt hast. Auch bei der privaten oder gesetzlichen Krankenversicherung musst Du Dich mit Vorlage der Abmeldebestätigung selbst abmelden. Sende einfach eine kurze E-Mail an die Versicherungen mit der Bitte um Sonderkündigung/Abmeldung wegen Wohnsitzauflösung und hänge die Abmeldebestätigung des Bürgeramtes als Beleg an. Wenn Du eine Rückerstattung erwartest, gib auch Deine private Kontonummer in der E-Mail an und bitte um Auszahlung. Falls eine der bisherigen Versicherungen sagt, dass eine Sonderkündigung nicht möglich sei oder der Vertrag weitergeführt werden könne, dann solltest Du Dir explizit schriftlich geben lassen, dass Deine Versicherungspolice im Schadensfall auch vollumfänglich greift, wenn Du keinerlei dauerhaften Wohnsitz hast – weder in Deutschland noch irgendwo in der Welt.
Kündige auch Deine Verträge und aktive Mitgliedschaft etwa im Sportverein oder Fitnessstudio – dadurch könnte sich ein gewöhnlicher Aufenthalt und steuerliche Ansässigkeit in Deutschland begründen. Auch hier sind häufig Sonderkündigungen möglich. Abos und Mitgliedschaften wie etwa für Online-Tools, Netflix, Spotify und Amazon kannst Du meist problemlos weiterlaufen lassen – solange Du brav Deine Beiträge zahlst.

Mobilfunk & Smartphone

Möglicherweise kannst Du Deinen bisherigen Mobilfunkvertrag auch ohne Wohnsitz und nur mit einer Postadresse europaweit weiterführen – kläre dies mit Deinem Anbieter.

Am günstigsten und einfachsten ist wohl eine Prepaid-SIM, die Du aktivierst, sobald Du in Europa bist und ansonsten ruhen lässt. Das Abschließen eines Mobilfunkvertrags in Deutschland begründet normalerweise keinen Wohnsitz oder gewöhnlichen Aufenthalt. Solltest Du kündigen wollen, dann kannst Du das mit Sonderkündigungsrecht per E-Mail und mit Deiner Wohnsitzabmeldung im Anhang tun.
Im besten Fall solltest Du einen Mobilfunkanbieter haben, der Dir eine eSIM-Karte ausstellen kann – das kann also auch ein Grund für einen Wechsel sein. Eine eSIM ist eine digitale SIM-Karte, die in moderneren Smartphones installiert werden kann. Sie funktioniert wie jede physische. Verwendest Du als Haupt-SIM-Karte eine digitale eSIM, ist der physische SIM-Karten-Slot Deines Mobiltelefons frei. Auf Reisen außerhalb der EU kannst Du eine lokale SIM-Karte kaufen und in diesen freien Slot einsetzen. Dann sind zwei SIM-Karten installiert (deutsche/europäische eSIM plus lokale physische SIM). So vermeidest Du das Durcheinander mit Deinen SIM-Karten, und Deine Haupt-SIM-Karte samt Telefonnummer (als eSIM) geht nicht verloren. Bei Verlust, Diebstahl oder Defekt Deines Smartphones, kannst Du einfach ein neues Gerät kaufen und eine neue eSIM-Karte vom Mobilfunkanbieter ausstellen lassen. Diese ist in der Regel innerhalb weniger Minuten per E-Mail verfügbar und kann durch das Scannen eines QR-Codes auf Dein neues Handy installiert werden. So bist Du sofort wieder unter Deiner bisherigen Telefonnummer erreichbar und kannst Dich in alle relevanten Accounts einloggen, da die Zwei-Faktor-Authentifizierung über die Telefonnummer wieder funktioniert. Versuch das mal mit einer physischen SIM-Karte aus Deutschland, wenn diese per Post ans andere Ende der Welt geschickt werden muss.

Bankkonten & Broker

Vor Deiner Ausreise ist es wichtig, ein smartes, international einsetzbares Bankkonten-Setup einzurichten. Das ermöglicht Dir kostengünstige Zahlungen und Bargeldabhebungen in Fremdwährungen. Eine weitere Kredit- oder Debitkarte als Reserve sichert zudem Deine Zahlungsfähigkeit, falls ein Konto gesperrt wird oder Du eine Karte verlierst. Aber keine Sorge, Kontensperrungen sind selten, solange Du die Konten sorgfältig verwendest, private und geschäftliche Finanzen trennst und Dich vor der Auswanderung um alles kümmerst. Vor Deiner Auswanderung solltest Du mindestens zwei, besser drei Bankkonten mit zugehörigen Kredit- oder Debitkarten besitzen – idealerweise sowohl deutsche als auch internationale. Ein privates Bankkonto begründet keine Steuerpflicht in Deutschland. Wähle Bankanbieter, deren Konten und Karten geringe oder keine laufenden Kosten haben und deren Gebühren für Zahlungen in Fremdwährungen nah am Interbanken-Wechselkurs liegen. Klassische Hausbanken bieten diesen Vorteil oft nicht. Betrachte auch sogenannte FinTech-Banken mit ihrem App-basiertem Online-Banking, die oft keine laufenden Kosten und günstige Währungsumrechnungen bieten. Hier erhältst Du auch eine IBAN und eine international einsetzbare Kredit-/Debitkarte. Du musst Deine bisherigen privaten Bankkonten allerdings nicht zwingend vor der Auswanderung schließen, doch kann dies sinnvoll sein, um laufende Kosten oder hohe Gebühren zu vermeiden. Hebe im Ausland am Geldautomaten Bargeld ab – in Wechselstuben sind die Wechselkurse oft schlechter. Achte sowohl am Automaten als auch bei Kartenzahlungen darauf, in der lokalen Währung zu zahlen. Die oft angebotene Möglichkeit, in Deiner Heimatwährung belastet zu werden, ist teurer. Wenn Du geschäftliche Bankkonten hast, solltest Du diese vor Deiner Auswanderung schließen, um die Argumentation einer bestehenden gewerblichen Tätigkeit in Deutschland auszuschließen. Beachte, dass das Auflösen Deines Wohnsitzes ohne Meldung dieser Veränderung gegen die AGB einiger Banken verstoßen und theoretisch zu einer Kontosperrung führen kann. Selbiges gilt auch für bestehende Broker-Konten/Aktien-Depots oder deren Neueröffnung. Zudem werden diese in der Regel weiterhin in Deutschland mit Abgeltungssteuer besteuert, da die Banken die Steuer automatisch an den deutschen Staat abführen (Quellensteuer) und Du Dich dort nicht als Steuerausländer führen lassen kannst – solange Du andernorts keinen nachweisbaren Steuerwohnsitz begründest.

Kredite & Schulden

Wenn Du Dich abmeldest und keinen festen Wohnsitz mehr hast, können Kredite sofort fällig werden – spich vorab mit Deiner Bank. Viele Auswanderer informieren ihre Bank nicht über ihre veränderte Wohnsituation und bedienen ihre Kredite einfach weiter; was funktionieren kann, aber normalerweise gegen das Vertragswerk verstößt. Schulden sind kein Hindernis, um Weltbürger zu werden – solange Du Dich darum kümmerst, dass alles geregelt ist.

Digitalisierung & IT-Sicherheit

Ich empfehle Dir, alle wichtigen Daten extern/dezentral zu sichern und Deine Passwörter systematisch und sicher zu organisieren. Mach darüber hinaus Fotos von wichtigen Dokumenten und sichere diese ebenfalls extern/dezentral, am besten in einem Cloud-Speicher, um sie jederzeit online abrufen zu können. Zu den relevanten Dokumenten zählen unter anderem:

- Passbild
- Reisepass
- Führerschein bzw. internationaler Führerschein
- internationale Geburtsurkunde
- Krankenversicherungskarte
- internationaler Impfpass
- Unterschrift
- Wohnsitzabmeldung
- Gewerbeabmeldung
- Unterlagen vom Steuerberater oder Finanzamt

Für zusätzlichen Schutz Deiner Mobilgeräte im Internet empfiehlt sich ein kostenpflichtiger VPN-Client. Er verschlüsselt Deine Kommunikation, was besonders in ungesicherten WLAN-Netzwerken wichtig ist. Mit einem VPN kannst Du auch lokale Inhalte auf Plattformen wie Netflix oder Amazon in deutscher Sprache ansehen und auf in bestimmten Ländern gesperrte Seiten zugreifen. Beachte jedoch, dass der Einsatz von VPNs in einigen Ländern verboten sein kann und auf eigenes Risiko erfolgt.

Internationale Kranken- & Haftpflichtversicherung

Mit Deiner Auswanderung aus Deutschland entfällt die gesetzliche Krankenversicherungspflicht. Als wohnsitzloser Weltbürger musst Du keine neue internationale Krankenversicherung abschließen – dann zahlst Du im Krankheitsfall alles privat, was in vielen Ländern der Welt günstiger als in Deutschland sein kann (Stichwort Medizintourismus). In der Praxis solltest Du aber zumindest für teure Notfallbehandlungen und Unfälle international abgesichert sein. Reisekrankenversicherungen zum Beispiel über Kreditkarten sind meist ebenfalls an einen Wohnsitz und oft an das Bestehen

einer gesetzlichen Krankenversicherung gebunden und gelten nur für zeitlich begrenzte Auslandsaufenthalte – ersetzen daher keine internationale Krankenversicherung. Aber keine Sorge, es gibt günstige und flexible Optionen von internationalen Kranken- und Haftpflichtversicherungen, die sich perfekt an die Bedürfnisse von digitalen Nomaden und wohnsitzlosen Weltbürgern anpassen lassen. Das Wichtigste: Für Deine Reisen als Weltbürger brauchst Du eine internationale Krankenversicherung, die auch OHNE festen Wohnsitz und für einen unbegrenzten Zeitraum im Schadensfall voll greift. Informiere Dich über vertrauenswürdige Anbieter und entscheide Dich für einen Deinen Ansprüchen entsprechenden Tarif. Die Beiträge variieren je nach Anbieter, Tarif, abgedeckten Ländern, Eigenanteil, optionalen Modulen, Deinem Alter und Deinen Vorerkrankungen. Sie können zwischen etwa 1.000 Euro und über 5.000 Euro pro Jahr liegen. Eine solide Basisabsicherung, die vor Unfällen, Notoperationen, Krebs und anderen schweren Krankheiten schützt, ist aktuell für etwa 1.000 bis 1.700 Euro pro Jahr erhältlich. Schließe eine internationale Krankenversicherung im Idealfall vor Deiner Ausreise ab (kann aber auch noch nach der Ausreise abgeschlossen werden). Bei der Beantragung ist unter anderem ein medizinischer Fragebogen auszufüllen. Ich rate Dir wärmstens, alle Angaben ordnungsgemäß und korrekt zu machen, um zukünftige Probleme oder gar Zahlungsverweigerungen bei der Kostenübernahme zu vermeiden. Je nach Vorerkrankungen können zusätzliche Unterlagen bei Antragstellung beizubringen sein. Leistungserweiterungen und die Buchung optionaler Module sind jederzeit möglich, auch wenn Du bereits ausgewandert bist und die Versicherung aktiv ist.
Es gibt auch internationale private Haftpflichtversicherungen, die ohne festen Wohnsitz greifen. Diese sind weniger komplex, da keine Tarife oder optionale Module auszuwählen sind.

Mitunter kannst Du Deinen Partner kostenfrei mitversichern. Alle Versicherungsabschlüsse und Angaben erfolgen online und Erstattungsanträge werden in der Regel über eine Smartphone-App eingereicht.

Postadresse & Nachsendeauftrag

Ohne feste Wohnadresse solltest Du eine Postadresse bei einer Vertrauensperson wie einem Freund oder Deinen Eltern einrichten, wo Dein Nachname am Briefkasten steht. Alternativ ist ein Post-Scan-Service online möglich. Zukünftige Post wird an diese Adresse geliefert, und Deine Vertrauensperson kann Dir Fotos davon via Smartphone senden. Alle Rechnungen solltest Du von Post auf E-Mail umstellen. Falls nötig, richte bei der Post ab dem Zeitpunkt Deiner Auswanderung einen Nachsendeauftrag ein (Gültigkeit ein Jahr), um die noch eintreffende Post von Deiner Wohnadresse an Deine Postadresse weiterzuleiten. Nach einem halben bis einem Jahr erhältst Du in der Regel keine Post mehr. Die Postadresse nutzt Du auch für Hotel-, Flug- und Apartmentbuchungen sowie für eventuelle nachträgliche Korrespondenzen mit Ämtern und Behörden in Deutschland. Nein, eine Postadresse begründet dabei keinen Wohnsitz, gewöhnlichen Aufenthalt oder Lebensmittelpunkt.

Finanzen & Budget auf Reisen

Wenn Du budgetorientiert reisen möchtest, empfehle ich, Deine Ausgaben in einer einfachen Excel-Liste oder Finanz-App zu verfolgen und im Laufe Deiner Reisen zu optimieren. Die Kosten für einen dauerhaften Reisestil variieren stark je nach Reiseland, Lebensstandard, Reisezeit und Ort. Backpacking oder Übernachtungen in Hostels sind beispielsweise günstiger als ständige Aufenthalte in Fünf-Sterne-Hotels – klar, Dubai ist teurer als Bali. Einige Weltreisende kommen mit etwa 800 Euro pro Monat aus, aber natürlich gibt es nach oben keine Grenzen. Mit einem durchschnittlichen Monatsbudget von 2.000 bis 3.000 Euro kannst Du komfortabel die ganze Welt bereisen. Die Gesamtkosten gleichen sich übers Jahr meist aus, da Du sowohl teure als auch günstigere Länder besuchst. Zusätzlich kannst Du neben zeitlicher Flexibilität und variablem Lebensstandard auch durch längere Aufenthalte und die Nutzung von Treueprogrammen erheblich sparen (siehe Abschnitt „Reiseplanung & Gepäck“). Du kannst auch von Geo-Arbitrage profitieren, um finanzielle Vorteile zu erzielen. Das bedeutet, in einem Land mit niedrigeren Lebenshaltungskosten zu leben oder zu arbeiten, während Du weiterhin hohes Einkommen aus einem Land mit höheren Lebenshaltungskosten beziehst. Beispielsweise könntest Du in Thailand, Vietnam oder Indonesien reisen und leben, während Du digital Geld in Europa verdienst. Länder mit günstigen Lebenshaltungskosten sind ideal, wenn Du budgetorientiert reist – aber selbst in teuren Ländern wie Israel, den USA oder Australien kannst Du Deine Reisekosten massiv durch einen flexiblen Lebensstandard und die genannten Punkte reduzieren.

Reiseplanung & Gepäck (Flüge & Unterkünfte)

Leg Dein erstes Reiseziel und das Datum Deiner Ausreise fest. Oft ist dies mit dem Kauf eines Flugtickets und der Buchung einer Unterkunft verbunden. Falls Du noch kein Ziel hast, nimm Dir Zeit für die Recherche. Auf der Webseite des Auswärtigen Amtes kannst Du herausfinden, ob Du ein Visum benötigst. Falls ja, informiere Dich über den Bearbeitungszeitraum und die erforderlichen Unterlagen – meist sind es nur wenige Tage. Glücklicherweise sind mit einem deutschen Reisepass die meisten Länder dieser Welt visumfrei oder mit Visum bei Ankunft bereisbar. In manchen Ländern ist bei der Einreise ein Weiterflugticket erforderlich.

Sorge dafür oder nutze Anbieter, die temporäre Weiterflugtickets zu günstigen Preisen anbieten. Für die Suche und Buchung von Unterkünften nutzen viele Reisende Plattformen wie Airbnb, Trip.com, Booking.com oder die Google Hotelsuche. Flüge findest Du etwa auf Trip.com, Booking.com oder Skyscanner – vergleichen lohnt sich. Um beim Reisen zu sparen, buche möglichst früh. Flüge sind statistisch gesehen drei Monate vor Abflug am günstigsten – mitunter gibt es aber auch das ein oder andere Schnäppchen für Spontane. Airbnb bietet bis zu 50% Rabatt für Langzeitaufenthalte ab 28 Tagen. Auch durch regelmäßige Buchungen auf Plattformen wie Booking.com oder Trip.com kannst Du im Rahmen von Treueprogrammen bis zu 20% sparen. Buchungen über die Smartphone-App sind oft günstiger als am Laptop und auch der Einsatz eines VPNs, um aus einem anderen Land zu buchen, kann den Preis senken. Den größten Spareffekt erzielst Du jedoch durch zeitliche Flexibilität und Reisen außerhalb der Touri-Hochsaison. #flexibilityisking

Budget-Tipp: Miete oder verlängere Unterkünfte direkt vor Ort und spreche persönlich mit dem Vermieter, um noch mehr zu sparen. Lokale Angebote lassen sich in Facebook-Gruppen oder durch Kontakte mit Einheimischen finden. Bei Langzeitaufenthalten, auch in Hotels, lohnt es sich, nach Rabatten zu fragen. #travelhacking

Überlege, wie Dein Reisegepäck aussehen soll: normaler Koffer oder nur Handgepäck? Handgepäck bietet Vorteile wie günstigere Flugtickets, da kein Aufgabegepäck nötig ist, und erspart Dir Wartezeiten am Check-in Schalter und Gepäckband. Außerdem bist Du schneller, leichter und flexibler unterwegs. Überdenke auch, welche Elektronik, Kleidung und Kosmetik Du wirklich brauchst; minimiere, wo es geht – weniger ist mehr. Schau Dir dazu die entsprechenden

Kapitel hier im Buch an. Denk daran, dass Du Kleidung, Kosmetik und andere Dinge auch unterwegs kaufen kannst – ja, die haben auch Läden. Es ist also nicht notwendig, große Mengen an Ballast mitzunehmen. #lightweightbaby

Wohnsitzabmeldung beim Bürgeramt

Deinen Wohnsitz meldest Du einfach mit Deinem Personalausweis beim Bürgeramt Deiner Stadt ab, was in der Regel erst eine Woche vor Ausreise möglich ist. Informiere Dich auch hier vorab über das Prozedere (Vor-Ort-Termin, E-Mail, Formular) und vereinbare gegebenenfalls rechtzeitig einen Termin. Es kann sein, dass Du zusätzlich Dein Ausreiseticket (Flug-, Zug-, Busticket) und in seltenen Fällen auch eine Auszugsbescheinigung des Vermieters vorlegen musst.
Falls eine E-Mail zur Abmeldung ausreicht, sendest Du diese einfach mit der Bitte um Wohnsitzabmeldung zum entsprechenden Datum eine Woche vor Deiner Ausreise. Stelle sicher, dass Du eine Bestätigung der Wohnsitzabmeldung erhältst; sie ist entscheidend für weitere Schritte beim Auswandern (zum Beispiel außerordentliche Vertragskündigungen) und Dein Beleg. Reise spätestens eine Woche nach der Abmeldung aus Deutschland aus, denn erst dann gibst Du Deinen Wohnsitz und gewöhnlichen Aufenthalt wirklich auf – nicht durch die reine Abmeldung beim Bürgeramt. Es ist möglich, dass die Sachbearbeiterin/der Sachbearbeiter Dich nach einem Auswanderungsgrund, Auswanderungsland und Adresse fragt. Diese Angaben sind nicht verpflichtend. Gib der Einfachheit halber und um Missverständnisse zu vermeiden an, dass Du eine „Weltreise auf unbestimmte Zeit" machst. Für die Adressangabe könntest Du die Adresse der Unterkunft/des Hotels Deines ersten Reiselandes angeben, die eines Bekannten im Ausland oder einfach keine.
Weitere Reisedetails, etwa zur Route, Dauer oder Finanzierung, sind privat und gehen niemanden etwas an.

Unternehmensgründung im Ausland

Ob eine Auslandsfirmengründung sinnvoll ist, hängt von Deinen individuellen Gegebenheiten, Wünschen und Vorstellungen ab. Wichtig ist auch, wie Du Deinen Lebensstil als reisender Weltbürger umsetzen willst. Möchtest Du weiterhin angestellt bleiben und lediglich ortsunabhängig arbeiten (nicht wohnsitzlos und steueroptimiert), benötigst Du keine Auslandsfirma. Entscheidest Du Dich für das wohnsitzlose Weltbürgertum und erbringst selbständig Dienstleistungen für Endkunden (ohne Rechnungsstellung), kannst Du ebenfalls ohne Auslandsfirma auskommen – hier kann alles privat laufen. Auslandsfirmen sind dann sinnvoll, wenn Du klassisch auswanderst oder als wohnsitzloser Weltbürger reist und in Deiner Selbstständigkeit Rechnungen für Geschäftskunden ausstellen willst, die vom Finanzamt Deines Kunden als Betriebsausgabe akzeptiert werden sollen. Einige der vielen Möglichkeiten können dabei sogar nahezu bürokratie- und steuerfrei sein. Bei Gründung einer Auslandsfirma sind natürlich die gesetzlichen Bestimmungen des Landes und die daraus resultierenden Verpflichtungen für Dich persönlich als auch für die Firma zu beachten. Diese können beispielsweise Deinen Aufenthalt, Deine bürokratische und steuerliche Situation sowie Dein Portemonnaie beeinflussen. Daher ist es ratsam ein Business-Setup zu wählen, das kosteneffizient ist und bestmöglich zu Deinem Weltbürger-Lifestyle passt, ohne dadurch persönliche, steuerliche, finanzielle oder bürokratische Nachteile zu haben oder faule Kompromisse einzugehen. Dabei sollten neben Gründungs- und laufenden Betriebskosten auch etwa Einreisepflichten und Buchhaltungspflichten beachtet werden. Lasse Dich im Zweifel von einem Profi dabei unterstützen, um Probleme zu vermeiden.

Emotionale Unterstützung & Loslassen

Der Auswanderungsprozess ist oft auch ein emotionaler Lösungsprozess – das wird gerne vergessen und unterschätzt. Du beginnst einen neuen Lebensabschnitt und dabei können unerwartete Emotionen, Widerstände oder Themen in Dir auftauchen, welche Dich überfordern oder den gesamten Prozess gefährden können. In solchen Momenten solltest Du nicht verzweifeln, sondern tief durchatmen, gelassen bleiben und bei Bedarf auf erfahrene Hilfe zurückgreifen. Im Rahmen meiner Coachings habe ich beispielsweise erlebt, dass Klienten Teile ihres Hausstands nicht verkaufen konnten, weil diese emotional stark mit ihrer Vergangenheit verbunden waren – und so alles in Frage stand. Auch emotionale Widerstände und Anfeindungen von Familie, Freunden und im Umfeld sind häufig, da sie oft Angst haben, Dich gehen zu lassen oder gar „zu verlieren". Es ist jedoch Dein Leben, Deine Verantwortung – und auch Deine Freiheit. #aufwärts #immerzursonne

Dauerhafte Rückkehr nach Deutschland

Es ist grundsätzlich kein Problem, dauerhaft nach Deutschland zurückzukehren. Daher halte ich das „Risiko", ein Leben als Weltbürger zu wählen, für gering. Nach Deiner Rückkehr kannst Du oft problemlos eine sozialversicherungspflichtige Anstellung eingehen und so arbeitslosen- und krankenversichert sein oder wieder eine Selbständigkeit aufnehmen. Wenn Du mehrere Jahre keinen Wohnsitz oder gewöhnlichen Aufenthalt in Deutschland hattest, fallen bei Rückkehr keine steuerlichen Nachzahlungen an. Es gibt keine vorgeschriebene Mindestdauer für die Auswanderung, aber ich empfehle, mindestens zwei Jahre ohne festen Wohnsitz zu leben. #warumsokurz #dieweltistgroß

Ein Steuerzertifikat, das belegt, in welchem Land Du während Deiner Abwesenheit Steuern gezahlt hast, ist bei dauerhafter Rückkehr selten nötig, besonders wenn Du zuvor in Deutschland nicht selbstständig oder nur kleiner Einzelunternehmer warst. Wenn Du jedoch zuvor in Deutschland mit Deiner Selbständigkeit bereits dem Finanzamt negativ aufgefallen bist, Dich dann abgemeldet hast, ausgewandert bist und nach einigen Jahren dauerhaft zurückkehrst oder Deine Rückkehr innerhalb von zwei Jahren nach Auswanderung erfolgt, kann ein Steuerzertifikat sinnvoll sein, um Rückfragen und Missverständnisse zu vermeiden. Dafür müsstest Du jedoch in einem anderen Land eine steuerliche Ansässigkeit begründet haben. Solltest Du bei Deiner Rückkehr zurück in die private Krankenversicherung wollen, kann sich bei Kündigung der Abschluss einer Anwartschaftsversicherung lohnen – um Nachzahlungen oder eine erneute Gesundheitsprüfung zu vermeiden. In die gesetzliche Krankenversicherung musst Du verpflichtend aufgenommen werden, solange keine akute Erkrankung, die der Grund für Deine Rückkehr ist, vorliegt. Zudem ist bei Aufnahme einer sozialversicherungspflichtigen Beschäftigung die Wiederaufnahme in die gesetzliche Krankenkasse stets garantiert. Wenn Du im Ausland eine Firma gegründet hast, prüfe vor Deiner Rückkehr, ob eine Auflösung sinnvoll ist, um eine steuerliche Einstufung dieser in Deutschland zu vermeiden.
Es ist völlig in Ordnung, wenn Du den Lebensstil als Weltbürger nur für eine gewisse Zeit verfolgst. Oft endet dieses Lebensmodell aus familiären Gründen wie Nachwuchs, der Pflege eines Angehörigen oder weil Du Deinen idealen Lebensort gefunden hast und dort dauerhaft bleiben möchtest. #dieweltistschön

Nun aber, soll es ja erst einmal losgehen ...

SCHRITT NUMMER NEUN

Jetzt geht's ab! Nutze die folgende Checkliste für Deine Auswanderung und Abmeldung. Hake die Punkte ab, wenn Du sie verstanden und erledigt hast. Lies bei Bedarf die Details noch einmal nach und tracke Deinen Fortschritt. Befreie Dich schnellstmöglich von belastendem Besitz und committe Dich für Dein neues Leben als Weltbürger. Kündige noch heute Deine Anstellung oder Deinen Mietvertrag, verkaufe Dein Bett und prüfe, ob Du einen neuen Reisepass benötigst, denn: Freedom is calling ...

Checkliste Auswandern & Abmelden:

- Finanzierung geklärt
- Keinen Lebensmittelpunkt mehr in Deutschland
- Wohnsitzabmeldung beim Bürgeramt
- Abmeldung beim Finanzamt
- Abmeldung Gewerbeamt
- Selbständigkeit beendet
- Steuererklärungen privat & geschäftlich
- Abmeldung/Verkauf KFZ
- Bankkonten eingerichtet
- Um alle Versicherungen gekümmert
- Wohnung & Anstellung gekündigt
- Postadresse festgelegt
- Nachsendeauftrag erstellt
- Reisepass & Personalausweis erneuert
- Hausstand aufgelöst
- Persönliche Dinge eingelagert
- Versicherungen und Verträge gekündigt

- Mobilfunkvertrag geklärt & eSIM installiert
- Geburtsurkunde/Heiratsurkunde beantragt
- Impfpass vorhanden
- Abmeldung/Verkauf KFZ
- Arztbesuche erledigt
- Reise & Gepäck geplant
- Abflug

LESETIPPS

- Rolf Potts: „Weltenbummeln – Vagabonding: Das ultimative Handbuch für Langzeitreisen durch die ganze Welt“
- „Das ultimative National Geographic Weltreisebuch: 500 Reiseziele, die Sie nie vergessen werden“

„Die Basis einer gesunden Ordnung
ist ein großer Papierkorb.“
Kurt Tucholsky

LOS GEHT'S

Ent-sorge Dein Leben – auf allen Ebenen. Trenn Dich von allem, was Dich belastet, bremst, kastriert und frustriert. Schmeiß alles raus, was Deiner Entfaltung und Entwicklung im Wege steht.
Raus mit dem Müll. Sei kein Messie. Sortier regelmäßig aus. Faste. Mach eine 80/20-Analyse. Schaff Ordnung und erhalte sie. Die Entropie schläft nie – wie Unkraut überwuchert sie jeden ungepflegten Garten.
Je mehr Du Dein Leben im Griff hast, desto einfacher wird alles andere. Der Müll in Deinem Geist, in Deinem Körper, im Besitz, sozialen Umfeld, der Arbeit, bei den Finanzen, in Deiner digitalen Welt und in Deiner Familie steht dem noch im Wege. Beseitige ihn radikal – so radikal wie möglich.
Hättest Du bereits früher radikaler aussortiert, dann müsstest Du Dich heute nicht mit so vielen Kompromissen herumschlagen. Lass Dir das eine Lehre sein. Lerne daraus ... für die Zukunft. Denn vieles liegt noch vor Dir.

Viel von dem, was Du anstrebst

... hast Du noch nicht erreicht, aber viel von dem, was Du bereits jetzt hast – was Du denkst, glaubst, kaufst, tust, konsumierst und mit wem Du Dich umgibst –, das ist schon zu viel. Es ist Müll. Je mehr Du Dich daran klammerst, desto weniger wirst Du Deine Ziele erreichen: Freiheit, Leichtigkeit, Fitness, Flow, Stabilität, Glückseligkeit. Je mehr Ballast Du sammelst, desto schwerer wird Dein Leben – Gift für jedes Streben.
Je mehr Mittelmäßiges und Minderwertiges Du in Deinem Leben akzeptierst, desto mehr sinkt auch die durchschnittliche Qualität desselben.

Also auf ein letztes Mal ...

Bring den Müll raus. Tu Dir den Gefallen und setz auf Qualität: Für einen klaren Geist in einem reinen Körper in einer stilvollen, pragmatischen Umgebung, in einer liebevollen Familie und einer wertvollen Gesellschaft inmitten gesunder Natur. Alles andere ist inakzeptabel, dumm und dreckig. Friedrich, irgendwelche letzten Worte?

> *„Verbrennen musst Du Dich wollen in Deiner eignen Flamme: Wie wolltest Du neu werden, wenn Du nicht erst Asche geworden bist!"*

Klar auf den Punkt gebracht und wundervoll radikal. Ok, schließen wir das Buch. Liebe aufmerksame Leserin, lieber kritischer Leser, herzlichen Dank für Deine Aufmerksamkeit! Anmerkungen, Korrekturen und Kritik sind herzlich willkommen (Kontaktmöglichkeiten vorne im Impressum). Und solltest Du dieses Buch mit einer positiven Rezension bei Amazon oder sonst einem Medium würdigen, dann freut uns das besonders.

Für das Ausmisten

... wünschen wir Dir viel Herzblut und Kraft. Ja, es ist ein radikales Thema, aber *radix* ist die Wurzel und manches Übel muss man an der Wurzel packen und es komplett herausreißen, auch wenn es schmerzhaft ist. Die Entscheidung liegt bei Dir – wie bei einem faulenden Zahn:

Lieber mit den pochenden Schmerzen „leben", die sich wie ein dunkler Schleier über alles legen, oder durch den einmalig großen Schmerz gehen und sich ganz davon befreien?

Deine Entscheidung – doch eines können wir Dir versprechen: Besser wird es nicht von allein. Also sitz nicht alles aus.

Im Zweifel – schmeiß es raus!

Diese letzten Worte zur 3. erweiterten und überarbeiteten Auflage schreibe ich in einem Waldhäuschen in Japan, am Fuße des Fujiyama-Vulkans. Schlafe auf einem Futonbett am Boden und esse mit Stäbchen; ja, sogar die Suppe. Die Einlage wird herausgefischt und die Brühe getrunken. Ansonsten gibt es Tee, Reis, Nüsse, Früchte, Fisch. Das Meer dazu wabert vor meinen Augen. Weit und breit keine anderen Häuser, Straßenverkehr oder sonstiger Lärm. Die Vögel zwitschern, die Bienen summen und niemanden stört es, wenn man pupst.
Es war allerhöchste Zeit, das Skript zu überarbeiten. Nicht nur einmal wurde es von prominenter Seite gelobt, was zu steigenden Verkaufszahlen und positiven Rezensionen führte. Als ich selbst einmal wieder hineinschaute, war ich jedoch regelrecht beschämt. Dachte nur (inzwischen waren Jahre vergangen):

> *„Christian, das kannst Du aber besser.*
> *Ist ja ganz nett, irgendwie aber auch Müll."*

Auch Dir wird es so ergehen: Was Dir heute richtig und wichtig erscheint, mag Dir in in Bälde kaum noch etwas bedeuten oder gar missfallen – und dann darfst Du es rausschmeißen ... oder Du investierst etwas Herzblut und machst etwas Kraftvolleres und Schöneres daraus. Denn manches im Leben – das ist es wert behalten zu werden. Ich wünsche Dir ausreichend Weisheit, um das eine von dem anderen zu unterscheiden. Erinnerst Du Dich an Steven von den ersten Seiten?

Er hatte diese Weisheit nicht. Er ist schlussendlich an dem Müll ertrunken, der täglich aufs Neue von der Müllkippe des Universums in sein Leben gerutscht ist. #entropie
Halte deswegen stets im Blick: bis wohin der Müll Dir gerade steht ... und dann schmeiß ihn rechtzeitig raus. Lass ihn los, lass ihn gehen. Oft ist er nur da, weil Du selbst Dich noch an ihn klammerst – weil Du womöglich Angst hast, vor dem, was danach kommt. Vor der Ungewissheit und der Leere. #horrorvacui
Erinnere Dich dann stets an das, was Aline geschrieben hat: Leere ist etwas Wundervolles. Die kannst Du dann nämlich füllen – und zwar mit etwas Schönem. Auch nicht schlecht, oder?
Und sollte Dein Leben gar gänzlich einer Müllkippe gleichen, dann schau vielleicht noch einmal bei Sascha im Kapitel vorbei. Ein kompletter Neustart, ein Reset, ist unter Umständen eine besonders mächtige – da radikale – Lösung. Mir hat sie große Freude bereitet und ermöglicht, dass ich immer genau dort sein kann: wo es gerade schön ist (z.B. zur Kirschblüte in Japan). Meine Vermieterin hat wohl den zum Buch passendsten Job überhaupt:

„I teach city people how to tidy up their life"

– und so schließt sich der Kreis, für ein Buch über Ausmisten und Minimalismus, vollendet in einem simplen japanischen Haus im Wald, dessen Besitzerin genau das lehrt und lebt, worum es sich dreht. Ein Augenzwinkern vom Universum.

O-Genki De
#allesgute

Dein Dr. Z

Dieses Buch wurde in Übereinstimmung mit den GPSR-Richtlinien der EU zur Sicherheit von Produkten erstellt.

Die Verordnung über die allgemeine Produktsicherheit ist der aktualisierte Rahmen der Europäischen Union, um sicherzustellen, dass alle Verbraucherprodukte, einschließlich Bücher, für Verbraucher sicher sind.

Dieses Buch wurde von CPI books GmbH gedruckt. Der Drucker hat Sicherheitszertifikate für die verwendeten Materialien wie Tinte, Papier und Kleber ausgestellt.

Die Produktkennung ist: 9789403855097

Der Autor ist für den Inhalt des Buches verantwortlich und hat das Buch von Bookmundo produzieren lassen.

Sollten Sie Fragen zur Sicherheit des Produkts haben, kontaktieren Sie uns bitte.

Bookmundo
Delftsestraat 33
3013AE Rotterdam
Die Niederlande
info@bookmundo.com

FSC
www.fsc.org
MIX
Papier | Fördert
gute Waldnutzung
FSC® C083411

Kolibri 360 GmbH
Ferdinand-Jühlke-Straße 7
99095 Erfurt, Deutschland
produktsicherheit@kolibri360.de